北京大学口腔医学教材

住院医师规范化培训辅导教材

口腔生物学

Oral Biology

（第3版）

主　　编　甘业华　陈霄迟

副 主 编　王衣祥　陈　峰

编　　委（按姓名汉语拼音排序）

陈　峰　陈霄迟　丁　冲　甘业华

葛兮源　李小彤　邱晓彦　王晓灵

王衣祥　闫志敏　张　丁　张　萍

张筱林

北京大学医学出版社

KOUQIANG SHENGWUXUE

图书在版编目（CIP）数据

口腔生物学 / 甘业华，陈霄迟主编 . —3 版 . —北京：北京大学医学出版社，2022.1
ISBN 978-7-5659-2428-6

Ⅰ. ①口… Ⅱ. ①甘… ②陈… Ⅲ. ①口腔科学－生物学－高等学校－教材 Ⅳ. ① R780.3

中国版本图书馆 CIP 数据核字（2021）第 106272 号

口腔生物学（第 3 版）

主　　编：甘业华　陈霄迟
出版发行：北京大学医学出版社
地　　址：（100191）北京市海淀区学院路 38 号　北京大学医学部院内
电　　话：发行部 010-82802230；图书邮购 010-82802495
网　　址：http://www.pumpress.com.cn
E-mail：booksale@bjmu.edu.cn
印　　刷：北京信彩瑞禾印刷厂
经　　销：新华书店
责任编辑：刘　燕　　**责任校对**：靳新强　　**责任印制**：李　啸
开　　本：850 mm×1168 mm　1/16　　**印张**：12.5　　**字数**：342 千字
版　　次：2022 年 1 月第 3 版　2022 年 1 月第 1 次印刷
书　　号：ISBN 978-7-5659-2428-6
定　　价：50.00 元

北京大学口腔医学教材编委会名单

第 3 版序

八年制口腔医学教育是培养高素质口腔医学人才的重要途径。2001 年至今，北京大学口腔医学院已招收口腔医学八年制学生 765 名，培养毕业生 445 名。绝大多数毕业生已经扎根祖国大地，成为许多院校和医疗机构口腔医学的重要人才。近 20 年的教学实践证明，口腔医学八年制教育对于我国口腔医学人才培养、口腔医学教育模式探索以及口腔医疗事业的发展做出了重要贡献。

人才培养离不开优秀的教材。第 1 轮北京大学口腔医学长学制教材编撰于 2004 年，于 2014 年再版。两版教材的科学性和实用性已经得到普遍的认可和高度评价。自两轮教材发行以来，印数已逾 50 万册，成为长学制、本科五年制及其他各学制、各层次学生全面系统掌握口腔医学基本理论、基础知识、基本技能的良师益友，也是各基层口腔医院、诊所、口腔科医生的参考书、工具书。

近年来，口腔医学取得了一些有益的进展。数字化口腔医学技术在临床中普遍应用，口腔医学新知识、新技术和新疗法不断涌现并逐步成熟。第 3 轮北京大学口腔医学教材在重点介绍经典理论知识体系的同时，注意结合前沿新理念、新概念和新知识，以培养学生的创新性思维和提升临床实践能力为导向。同时，第 3 轮教材新增加了《口腔药物学》和《口腔设备学》，使整套教材体系更趋完整。在呈现方式上，本轮教材采用了现代图书出版的数字化技术，这使得教材的呈现方式更加多元化和立体化；同时，通过二维码等方式呈现的视频、动画、临床案例等数字化素材极大地丰富了教材内容，并显著提高了教材质量。这些新型编写方式的采用既给编者们提供了更多展示教材内容的手段，也提出了新的挑战，感谢各位编委在繁忙的工作中，适应新的要求，为第 3 轮教材的编写所付出的辛勤劳动和智慧。

八年制口腔医学教材建设是北京大学口腔医学院近八十年来口腔医学教育不断进步、几代口腔人付出巨大辛劳后的丰硕教育成果的体现。教材建设在探索中前进，在曲折中前进，在改革中前进，在前进中不断完善，承载着成熟和先进的教育思想和理念。大学之“大”在于大师，北京大学拥有诸多教育教学大师，他们犹如我国口腔医学史上璀璨的群星。第 1 轮和第 2 轮教材共汇聚了 245 名口腔医学专家的集体智慧。在第 3 轮教材修订过程中，又吸纳 75 名理论扎实、业务过硬、学识丰富的中青年骨干专家参加教材编写，这为今后不断完善教材建设，打造了一支成熟稳定、朝气蓬勃、有开拓进取精神和自我更新能力的创作团队。

教育兴则国家兴，教育强则国家强。高等教育水平是衡量一个国家发展水平和发展潜力的重要标志。党和国家对高等教育人才培养的需要、对科学知识创新和优秀人才的需要就是我们的使命。北京大学口腔医院（口腔医学院）将更加积极地传授已知、更新旧知、开掘新知、探索未知，通过立德树人不断培养党和国家需要的人才，加快一流学科建设，实现口腔医学高等教育内涵式发展，为祖国口腔医学事业进步做出更大的贡献！

在此，向曾为北京大学口腔医学长学制教材建设做出过努力和贡献的全体前辈和同仁致以最崇高的敬意！向长期以来支持口腔医学教材建设的北京大学医学出版社表示最诚挚的感谢！

俞光岩　郭传瑸

2020 年 6 月

第 2 版序

2001 年教育部批准北京大学医学部开设口腔医学（八年制）专业，之后其他兄弟院校也开始培养八年制口腔专业学生。为配合口腔医学八年制学生的专业教学，2004 年第 1 版北京大学口腔医学长学制教材面世，编写内容包括口腔医学的基本概念、基本理论和基本规律，以及当时口腔医学的最新研究成果。近十年来，第 1 版的 14 本教材均多次印刷，在现代中国口腔医学教育中发挥了重要作用，反响良好，应用范围广泛：兄弟院校的长学制教材、5 年制学生的提高教材、考研学生的参考用书、研究生的学习用书，在口腔医学的诸多教材中具有一定的影响力。

社会的发展和科技的进步使口腔医学发生着日新月异的变化。第 1 版教材面世已近十年，去年我们组织百余名专家启动了第 2 版教材的编写工作，包括占编委总人数 15% 的院外乃至国外的专家，从一个崭新的视角重新审视长学制教材，并根据学科发展的特点，增加了新的口腔亚专业内容，使本套教材更加全面，保证了教材质量，增强了教材的先进性和适用性。

说完教材，我想再说些关于八年制教学，关于大学时光。同学们在高考填报志愿时肯定已对八年制有了一定了解，口腔医学专业八年制教学计划实行“八年一贯，本博融通”的原则，强调“加强基础，注重素质，整体优化，面向临床”的培养模式，目标是培养具有口腔医学博士专业学位的高层次、高素质的临床和科研人才。同学们以优异成绩考入北京大学医学部口腔医学八年制，一定是雄心勃勃、摩拳擦掌，力争顺利毕业获得博士学位，将来成为技艺精湛的口腔医生、桃李天下的口腔专业老师抑或前沿的口腔医学研究者。祝贺你们能有这样的目标和理想，这也正是八年制教育设立的初衷——培养中国乃至世界口腔医学界的精英，引领口腔医学的发展。希望你们能忠于自己的信念，克服困难，奋发向上，脚踏实地地实现自己的梦想，完善人生，升华人性，不虚度每一天，无愧于你们的青春岁月。

我以一个过来人的经历告诉你们，并且这也不是我一个人的想法：人生最美好的时光就是大学时代，二十岁上下的年纪，汗水、泪水都可以尽情挥洒，是充实自己的黄金时期。你们是幸运的，因为北京大学这所高等学府拥有一群充满责任感和正义感的老师，传道、授业、解惑。你们所要做的就是发挥自己的主观能动性，在老师的教导下，合理支配时间，学习、读书、参加社团活动、旅行……“读万卷书，行万里路”，做一切有意义的事，不被嘈杂的外界所干扰。少些浮躁，多干实事，建设内涵。时刻牢记自己的身份：你们是现在中国口腔界的希望，你们是未来中国口腔界的精英；时刻牢记自己的任务：扎实学好口腔医学知识，开拓视野，提高人文素养；时刻牢记自己的使命：为引领中国口腔的发展做好充足准备，为提高大众的口腔健康水平而努力。

从现在起，你们每个人的未来都与中国口腔医学息息相关，“厚积而薄发”，衷心祝愿大家在宝贵而美好的大学时光扎实学好口腔医学知识，为发展中国口腔医学事业打下坚实的基础。

这是一个为口腔事业奋斗几十年的过来人对初生牛犊的你们——未来中国口腔界的精英的肺腑之言，代为序。

徐 韬

二〇一三年七月

第 1 版序

北京大学医学教材口腔医学系列教材编审委员会邀请我为 14 本 8 年制口腔医学专业的教材写一个总序。我想所以邀请我写总序，也许在参加这 14 本教材编写的百余名教师中我是年长者，也许在半个世纪口腔医学教学改革和教材建设中，我是身临其境的参与者和实践者。

1952 年我作为学生进入北京大学医学院口腔医学系医预班。1953 年北京大学医学院口腔医学系更名为北京医学院口腔医学系，1985 年更名为北京医科大学口腔医学院，2000 年更名为北京大学口腔医学院。历史的轮回律使已是老教授的我又回到北京大学。新中国成立后学制改动得频繁：1949 年牙医学系为 6 年，1950 年毕业生为 5 年半，1951 年毕业生为 5 年并招收 3 年制，1952 年改为 4 年制，1954 年入学的为 4 年制，毕业时延长一年实为 5 年制，1955 年又重新定为 5 年制，1962 年变为 6 年制，1974 年招生又决定 3 年制，1977 年再次改为 5 年制，1980 年又再次定为 6 年制，1988 年首次定为 7 年制，2001 年首次招收 8 年制口腔医学生。

20 世纪 50 年代初期，没有全国统一的教科书，都是用的自编教材；到 50 年代末全国有三本统一的教科书，即《口腔内科学》《口腔颌面外科学》和《口腔矫形学》；到 70 年代除了上述三本教科书外增加了口腔基础医学的两本全国统一教材，即《口腔组织病理学》和《口腔解剖生理学》；80 年代除了上述五本教科书外又增加《口腔正畸学》《口腔材料学》《口腔颌面 X 线诊断学》和《口腔预防 · 儿童牙医学》,《口腔矫形学》更名为《口腔修复学》。至此口腔医学专业已有全国统一的九本教材；90 年代把《口腔内科学》教材分为《牙体牙髓病学》《牙周病学》《口腔黏膜病学》三本，把《口腔预防 · 儿童牙医学》分为《口腔预防学》和《儿童口腔病学》,《口腔颌面 X 线诊断学》更名为《口腔颌面医学影像诊断学》，同期还增设有《口腔临床药物学》《口腔生物学》和《口腔医学实验教程》。至此，全国已有 14 本统一编写的教材。到 21 世纪又加了一本《𬌗学》，共 15 本教材。以上学科名称的变更，学制的变换以及教材的改动，说明新中国成立后口腔医学教育在探索中前进，在曲折中前进，在改革中前进，在前进中不断完善。而这次为 8 年制编写 14 本教材是半个世纪口腔医学教育改革付出巨大辛劳后的丰硕收获。我相信，也许是在希望中相信我们的学制和课程不再有变动，而应该在教学质量上不断下功夫，应该在教材和质量上不断再提高。

书是知识的载体。口腔医学教材是口腔医学专业知识的载体。一套口腔医学专业的教材应该系统地、完整地包含口腔医学基本知识的总量，应该紧密对准培养目标所需要的知识框架和内涵去取舍和筛选。以严谨的词汇去阐述基本知识、基本概念、基本理论和基本规律。大学教材总是表达成熟的观点、多数学派和学者中公认的观点和主流派观点。也正因为是大学教材，适当反映有争议的观点、非主流派观点让大学生去思辨应该是有益的。口腔医学发展日新月异，知识的半衰期越来越短，教材在反映那些无可再更改的基本知识的同时，概括性介绍口腔医学的最新研究成果，也是必不可少的，使我们的大学生能够触摸到口腔医学科学前沿跳动的脉搏。创造性虽然是不可能教出来的，但是把教材中深邃的理论表达得深入浅出，引人入胜，激发兴趣，给予思考的空间，尽管写起来很难，却是可能的。这无疑有益于培养大学生的创造性思维能力。

本套教材共14本，是供8年制口腔医学专业的大学生用的。这14本教材为:《口腔组织学与病理学》《口腔颌面部解剖学》《牙体解剖与口腔生理学》《口腔生物学》《口腔材料学》《口腔颌面医学影像学》《牙体牙髓病学》《临床牙周病学》《儿童口腔医学》《口腔颌面外科学》《口腔修复学》《口腔正畸学》《预防口腔医学》《口腔医学导论》。可以看出这14本教材既有口腔基础医学类的，也有临床口腔医学类的，还有介于两者之间的桥梁类科目教材。这是一套完整的、系统的口腔医学专业知识体系。这不仅仅是新中国成立后第一套系统教材，也是1943年成立北大牙医学系以来的首次，还是实行8年制口腔医学学制以来的首部。为了把这套教材写好，教材编委会遴选了各学科资深的教授作为主编和副主编，百余名有丰富的教学经验并正在教学第一线工作的教授和副教授参加了编写工作。他们是尝试着按照上述的要求编写的。但是首次难免存在不足之处，好在道路已经通畅，目标已经明确，只要我们不断修订和完善，这套教材一定能成为北京大学口腔医学院的传世之作!

张震康

二〇〇四年五月

第 3 版前言

近 10 年来，口腔基础医学各分支发展迅速，尤以口腔微生物学、口腔细胞生物学及口腔分子生物学的研究成果最为显著，为修订第 3 版八年制《口腔生物学》奠定了良好的基础。第 3 版的编者中增加了数位中青年研究者。他们从各自的研究领域出发，为本教材的修订提供了前沿内容。本教材的宗旨是介绍基础医学相对成熟的知识与少量前沿成果，为同学们更好地理解与学习口腔临床专业课，也为将来可能从事的口腔医学研究打下一定的基础，起到抛砖引玉的作用。

本次修订保持了第 2 版的框架。根据教学中的各种反馈，本版删除了错误内容，并适当增加了一些新的研究成果。在第一章中，增加了由陈峰老师撰写的口腔微生物与全身疾病内容，尤其是高通量测序技术的广泛应用。这些内容极大扩展了我们对口腔微生物组在健康和疾病中所扮演角色的认识，提示口腔微生物对消化系统、免疫系统、心血管系统、内分泌系统和神经系统可能产生的影响。此外，在第一章中，还增加了由闫志敏老师撰写的口腔真菌方面的内容。这将有助于同学们进一步理解口腔念珠菌病的临床诊断与治疗。第二章由丁冲老师及王晓灵老师分别修订了相应内容。丁冲老师重新梳理了牙及周围组织的化学组成，更新了唾液的成分及功能；王晓灵老师主要在生物矿化部分增加了非胶原蛋白和胶原蛋白在矿化中的作用，并介绍了仿生矿化的研究进展。第四章主要由葛兮源老师及甘业华老师修订，更新了口腔分子生物学的新发现与进展，删除了基因多态性研究策略，增加了非编码 RNA 在口腔肿瘤中的作用，以及口腔遗传性疾病的分子生物学基础内容。第五章由张萍老师及王衣祥老师做了较大修订，从发育和干细胞角质，重新撰写了口腔细胞生物学内容，介绍了牙源性干细胞以及口腔干细胞的生物学特性及潜在临床应用价值。第六章由李小彤老师修订，增加了骨代谢通路的研究进展和在口腔领域的实际应用。

尽管新的研究成果不断涌现，但要恰当地概括这些成果于本教材中也非易事。本教材难免存在不足、疑问，乃至错误。我们恳切地请读者指正，并且尽量将在重印时予以纠正，以免贻误更多读者。

我们由衷地感谢参与本书前两版编写的老师。他们贡献了自己宝贵的知识及精力，为本书奠定了良好的基础。我们也衷心地感谢参与此版修订的诸位老师。他们在本职工作极为繁忙的情况下接受邀请，认真参与编写。最后，我们真诚地感谢北京大学医学出版社的编辑为本书出版所提供的尽职尽责的支持和帮助。

甘业华　陈霄迟

2022 年 1 月

第2版前言

口腔生物学与基础医学的联系比其他口腔医学基础学科更加密切，内容也更加宽泛和活跃。本课程宗旨很明确：成为基础医学知识与口腔临床医学教学之间的桥梁，引导并帮助学生适应口腔专业课程学习，同时要有助于他们从事科研工作。

北京大学医学出版社出版的第1版《口腔生物学》已在本院和其他学校使用了7年。在此期间各使用院校反馈给编者的信息比较积极，因此第2版教材沿承第1版的框架，再依据学科进展对内容做适当的修订。此外，细胞学理论与应用已成为近年来口腔医学研究中的热点，进展迅速，并且可能对口腔临床治疗方向有潜在影响。第2版从细胞学角度增加了口腔上皮细胞和结缔组织细胞的相关知识，并将其单列为第五章。虽然该章篇幅不大，但是其内容对学生和青年医师必定非常有益。

第2版第一章“口腔微生物学”和第六章“口腔骨组织生物学”分别新增了本院陈霄迟和李小彤两位编者。他们在首都医科大学杨圣辉教授、国家自然科学基金委员会徐岩英教授及北京协和医学院张丁教授编写的第1版内容的基础上完成了第2版的编写，并且在编写过程中得到了上述几位老师的具体指导。陈霄迟老师还承担了第2版的副主编工作。

在2版工作完成之际，我们由衷地感谢参与本书编写的所有老师，特别是更加感谢院外的杨圣辉教授、徐岩英教授、贾弘禔教授、邱晓彦教授和张丁教授。没有他们的贡献和奠定的良好基础，就没有这本书。在此我们还想超出前言惯例，对杨圣辉教授曾经不计名利、不辞辛苦地帮助我院完成数年教学任务表示由衷的敬意。本书的再版也体现了医学教育承前启后的特点，既有对后辈的提携，更有对前辈的感激。同时，我们真诚地感谢北京大学医学出版社刘燕编辑在本书第1版和第2版出版过程中给予的尽职尽责、卓有成效的支持和帮助。

本书的每一位编者都十分努力、认真，力求介绍内容准确、严谨。但是在这个信息爆炸的时代，生物学科快速发展，基本理论和基本知识日益更新。我们再努力、再认真，也受限于吸纳知识的时间和范围，编写的内容难免出现疏漏和谬误。对于可能出现的错误，我们恳切地请读者予以指正。我们一定做到有质疑必解答，有错误必纠正。期待第2版教材对读者学习口腔医学基础理论有更大的裨益。

张筱林　陈霄迟

2013年7月

第 1 版前言

口腔生物学是为了便于教学，将几门口腔医学基础学科组合起来的一门课程。它起着连接基础医学和口腔医学专业临床的桥梁作用。迄今，口腔生物学的形式及内容均无固定模式。作为长学制教材，本书的编写原则是比较全面地介绍医学微生物学、生物化学、免疫学、分子生物学以及骨生物学中与口腔医学专业关系密切的基础理论和基本知识。目的是使这些理论和知识既有助于读者学习口腔临床课程，又有助于他们从事科学研究工作。

全书分为 5 章，依次是口腔微生物学、口腔生物化学、口腔免疫学、口腔分子生物学和口腔骨组织生物学，分别由校内外的 9 位专家编写：

第一章　第 1—5 节：杨圣辉；第 6 节：徐岩英

第二章　第 1—5 节：贾弘禔、徐蓬；第 6 节：王晓灵

第三章　第 1—2 节：张筱林；第 3 节：张筱林、邱晓彦

第四章　李盛林

第五章　张丁

各章内容不同，风格不同。每一章都有简短的介绍，此处不再重复。

在编写过程中，每一位作者都非常努力，希望尽自己所能编撰出内容丰富的高水平教材；每一位作者都特别认真，希望在教材中没有疏漏和谬误。然而，我们的学识和能力都未达到能够实现这两个希望的水平。对于难免出现的不足、疑问，乃至错误，我们恳切地请读者指正，并将采取可能的措施予以纠正，以免贻误更多读者。当然，我们也期待本书对读者学习口腔医学基础理论有所裨益。

最后，我由衷地感谢参与本书编写的诸位老师在本职工作极为繁忙的情况下接受邀请，并给予极其努力而认真的合作。如果没有他们的支持，就不可能完成此项任务。同时，我真诚地感谢北京大学医学出版社的刘燕编辑为本书出版所提供的尽职尽责的支持和帮助。

张筱林

2005 年 4 月

目　录

第一章　口腔微生物学

Oral Microbiology

口腔微生物学是研究口腔微生物及其与机体关系的科学，是口腔医学范畴的一门基础学科，与口腔常见疾病的诊断、治疗密切相关。

生命分类已经存在了几个世纪，最初根据生物的形态和生长特点，生物被分为动物界和植物界。随着科学的发展，生物被分为五界：原核生物界、原生生物界、植物界、真菌界和动物界。现代科学根据遗传学相关性，将所有生命体分为三界：古菌、细菌和真核生物。病毒不包括在这些分类之中，有关病毒是否属于生命尚存在争论。

人体中存在的微生物总数量约有 10^{14} 个，相当于人体细胞总数的 10 倍。这些微生物绝大多数是正常菌群（normal flora），主要以生物膜（biofilm），确切地说是以微生物膜（microbial biofilm）形式存在于人体腔系及表面，参与宿主的生理活动，与宿主形成相互依赖、相互制约的生态关系，是机体不可分割的一部分。

口腔内正常存在的微生物称为口腔正常菌群（oral normal flora），也称为固有菌群（indigenous flora）或常驻菌群（resident flora），在口腔形成一个特有的生态环境。对人体内存在的微生物而言，人体为总生态系统（whole ecosystem），口腔则是亚生态系（sub-ecosystem），也称为口腔生态系（oral ecosystem）。口腔内组织解剖形态复杂，各有特点，如牙、黏膜、龈沟液及遍布口腔的唾液，通常称为生境（niche，habitat），也是各种微生物的栖息地。在这些生境的不同组织结构和局部环境中生存着不同的微生物群落。各生境内、生境间、微生物群落之间、微生物群与宿主之间保持着动态平衡。若平衡被破坏，则可能发生疾病。

第一节　口腔生态系

Oral Ecosystem

一、口腔生态系的构成及特点

口腔生态系由牙、黏膜表面、唾液和龈沟液四个生境以及在这些生境中栖息的微生物构成。

（一）牙

牙表面是口腔内微生物附着的硬组织，结构稳定，易于微生物附着，不易脱落。在固体表面上生长的微生物群落称为生物膜。牙或义齿表面聚集着大量微生物及其细胞外产物，称为菌斑（dental plaque）。菌斑是生物膜的特例。出生数月后乳牙开始萌出，直到 3 岁左右，乳牙列发育完成。6 岁左右开始乳、恒牙交替，大约在 12 岁时完成此过程。这期间局部生态环境发生变化，影响正常菌群的组成。所有牙列存在不同的微生物滞留区：窝沟、光滑面、邻面及牙颈部等。发生牙周炎时，牙周袋或龈袋形成，牙根面也成为滞留区。由于各滞留区局部环境差异，导致不同部位菌斑内栖息的优势微生物种类不同。如窝沟菌斑以口腔链球菌，特别是变异链球菌为主；邻面菌斑以革兰氏阳性杆菌为主；龈下菌斑以革兰氏阴性厌氧菌为主。

（二）黏膜表面

对微生物定植而言，口腔黏膜表面近似于消化道黏膜。由于上皮剥脱，因而微生物难以附着，但口腔有一些特殊的表面位置适于多种微生物定植。舌背有乳头状结构，微生物易于滞留。另外，舌苔的存在使舌背部形成一个适合革兰氏阴性厌氧菌生存的低氧化还原电位环境。这些细菌与牙周疾病和口臭相关。口腔内微生物的生境特点见表1-1。

表1-1 口腔内微生物的生境特点

生境	特点
唇、颊、上颚	由于上皮剥脱，限制了生物量 一些表面有特定类型的宿主细胞
舌	乳头状表面 绝对厌氧菌菌库
牙	固体表面，能够使大量微生物聚集，形成菌斑 牙的特殊表面有利于微生物定植。各表面特点不同，所定植优势微生物的种类也不同

（三）唾液

唾液在口腔内通过流动形成约0.1 mm厚的薄膜，使口腔保持潮湿与润滑，是微生物赖以生存的重要因素。通常所说的唾液是由腮腺、下颌下腺、舌下腺、小黏液腺的分泌液以及从龈沟渗出的龈沟液组成的混合唾液（whole saliva）。唾液通过清洁食物及中和缓冲菌斑产生的酸性物质维护牙列的完整性。碳酸氢盐是唾液缓冲系统中的主要成分。唾液中还含有磷酸盐、蛋白质和肽。唾液平均pH在6.75～7.25。唾液的pH和缓冲能力随流速变化，在睡眠期间流速最低，预防作用减小，因此应避免睡前摄入糖类饮食。

唾液的主要有机成分是蛋白质和糖蛋白，如黏蛋白。这些有机成分通过下列因素影响微生物：

1. 吸附于牙表面，形成坚固的薄膜［获得性膜（acquired pellicle）］，决定何种微生物能附着于牙表面。
2. 是正常菌群的初级营养来源（糖类和蛋白质）。
3. 聚集外源性微生物，利于通过吞咽清除这些微生物。
4. 抑制外源性微生物的生长。

唾液提供的氮源性物质包括尿素和一些氨基酸。口腔微生物的生长需要氨基酸，但并不是所需氨基酸都存在于唾液中。一些氨基酸通过微生物蛋白酶和肽酶降解唾液中的蛋白质和肽获得。唾液中游离糖类的浓度很低，大多数细菌产生糖苷酶，降解宿主糖蛋白的糖侧链。

唾液中的抗微生物因子包括溶菌酶、乳铁蛋白和唾液过氧化物酶系统。这些物质对控制细菌和真菌在口腔中的定植起着重要作用。可以检测到抗体，分泌性IgA（secretory IgA，SIgA）是主要的免疫球蛋白。也可检测到IgG和IgM，但浓度很低。唾液中的部分肽也具有抗生物活性，包括富含组氨酸的多肽、半胱氨酸蛋白酶抑制剂和防御素。

（四）龈沟液

血清中的物质借助血清样液体流穿过龈沟中上皮结合进入口腔。健康位置的龈沟液流速很慢［0.3毫升/（牙·小时）］，在牙龈炎症时上升147%，在进行性牙周病时期升高30倍。在炎症期 pH 从正常上升到 7.25～7.75，一些牙周病导致病菌嗜好碱性环境。这些机会致病菌中与毒力因子相关的蛋白酶在碱性环境下活力增加。

龈沟液能够影响微生物生态系，其流动性可除去部分非附着性微生物，同时诱导宿主防御物质，特别是 IgG 和中性粒细胞，以及其他免疫球蛋白如 IgM 和 IgA。在白细胞中有 95% 是中性粒细胞，其余为淋巴细胞和单核细胞。中性粒细胞可以吞噬龈沟中的微生物。这些防御物质对健康和病损处龈沟中的微生物调节均起重要作用。

龈沟液中含有来自吞噬细胞和龈下微生物的胶原酶和弹性蛋白酶。这些酶降解宿主组织，与牙周疾病破坏进程有关。一些酶已作为诊断牙周病活跃期的生物学标志物（biomarker）。

龈沟液也是正常菌群的营养来源，在龈下菌斑中许多细菌有蛋白质水解功能，其相互协同作用破坏宿主蛋白质和糖蛋白，以提供用于生长的肽、氨基酸和糖类。生长的必需辅因子包括产黑色素厌氧菌所需的血红素，可以通过降解转铁蛋白、血红素结合蛋白和血红蛋白获得。

二、口腔微生物生长的影响因素

有许多因素影响微生物生长，以下因素与口腔环境密切相关。

（一）温度

口腔内正常温度为 35～36℃，适合绝大多数微生物生长。温度影响 pH 变化、离子活性和微生物凝集等。牙周袋内的温度在炎症活动期可升高到 39℃。高温可以使一些蛋白质表达下降，如可以使牙龈卟啉单胞菌（*Porphyromonas gingivalis*，Pg）的附着力降低，但可增加涉及毒素氧化代谢的超氧化物歧化酶的合成，并影响龈下菌斑一些菌种的比例。

（二）氧化还原电位

氧化还原电位是指水溶液中所有物质表现出来的宏观氧化-还原性，用 Eh 表示。氧化还原电位越高，则氧化性越强；电位越低，则氧化性越弱。电位者为正，表示溶液显示出一定的氧化性；若为负，则说明溶液显示出还原性。

口腔是消化系统和呼吸系统的共同通道，氧浓度约为 20%，与空气相当。口腔内的兼性厌氧菌（facultatively anaerobic species）和专性厌氧菌（obligately anaerobic species）多于需氧菌（aerobic species）。另外，还有一些嗜二氧化碳（capnophilic）和微需氧菌种（microaerophilic species）。牙表面初期定植的细菌为需氧菌。当菌斑不断堆积，需氧菌消耗了局部的氧时，菌斑深层出现低氧及无氧状态，形成了有利于厌氧菌生长的环境。如釉质表面初期细菌定植时的 Eh 为＋200 mV。菌斑形成 7 天后，其深层 Eh 可达－140 mV。

口腔内不同部位含氧量不同。光滑面 Eh 高，邻面、颊皱及舌苔下较低，龈袋（牙周袋）最低。健康龈沟 Eh 一般为＋50 mV 以上。牙周炎患者牙周袋内 Eh 平均为 －50 mV 甚至更低。低 Eh 适合专性厌氧菌的生长。

（三）pH

口腔内通过唾液薄膜进行 pH 的调节，主要由碳酸盐和磷酸盐缓冲系统维持 pH 恒定在 6.75～7.25。中性环境适于微生物生长，过酸或过碱都会影响其生存。不同部位的 pH 不同：上颚为 7.34，舌是 6.8，口底为 6.5，颊黏膜是 6.3。

细菌蛋白质分解代谢的产物氨基酸和尿素等可以使 pH 升高，牙周袋内分解蛋白质的致病菌可使袋内 pH 升高到 7.8。高 pH 环境有利于革兰氏阴性厌氧菌生长，牙龈卟啉单胞菌的最适生长 pH 为 7.5。产酸菌代谢糖类产生的乳酸和乙酸等产物可使 pH 下降至 5.0。酸性环境是使牙表面脱矿的危险因素。

（四）营养

微生物群体中的大多数菌种生长所需的营养只是来源于其生存的生境，因此，只有生境中具备某种微生物必需的营养要素，此种微生物才可以生存。

1. 内源性营养（endogenous nutrients） 指唾液及龈沟液内的蛋白质、糖蛋白、微量元素和气体等成分。内源性营养为口腔内维持微生物生存的最基本营养物质，也是菌斑形成初期的营养来源。

2. 外源性营养（exogenous nutrients） 食物中含有的蔗糖、淀粉和乳糖等糖类有利于菌斑内产酸菌代谢产酸，可以被合成胞内多糖和胞外多糖，促进菌斑形成及龋的发生。蛋白质和氨基酸食物有助于分解蛋白质的细菌生长。

（五）抗菌剂和抑菌剂

正常情况下，混合唾液内含有抑菌蛋白质成分，有维持口腔生态平衡的作用。一些抗菌药物或牙膏、含漱剂中的抗菌斑物质等可以出现在口腔或龈沟液中，适当使用抗菌剂可以控制菌斑，消除炎症。若使用不合理，则促使耐药菌株增多，造成不良后果，也可使有益菌减少，造成菌群失调，出现再感染现象。

（六）宿主遗传因素

牙周病研究显示性别、宿主基因和种族能够影响疾病易感性，局部免疫的一些变化显示宿主遗传因素也影响许多微生物状态。到目前为止，这些遗传特异性与微生物之间的相关性还不是很清楚。例如，与宿主遗传相关的IgG2免疫球蛋白在一些牙周病中升高。基因多样性相关的白介素-1（interleukin-1, IL-1）或其他细胞因子的增加能够预示某些关键牙周致病菌的出现，提示此人群易患牙周炎。

在双胞胎人群中进行的研究显示一起生活的双胞胎口腔菌群构成与其他同龄孩子相比更相似，同卵双生较异卵双生的相似度更高，认为或许某些遗传因素在起作用。

（七）宿主防御

健康的口腔依赖于黏膜和牙的完整性，这层物理屏障能防御微生物的入侵。宿主还有许多其他防御机制来维护口腔表面的完整，有些机制不止有一种作用。例如，唾液黏蛋白能在口腔上皮表面形成亲水性、黏弹性的防御胶质层，同时也可以作为细菌聚合因子。这些防御因子包括非特异性因子和特异性因子（表1-2）。前者像一些抗体，能提供持续的广泛防护，而不需要有抗原暴露才可激活。就学术名词而言，非特异性因子与特异性因子分别为先天性免疫和获得性免疫。

1. 先天性免疫 健康状态下唾液中存在10^8 CFU/ml的各种微生物，并时刻分裂增生，通过咀嚼和唾液流动清除的微生物由吞咽动作使其数量减少。吞咽是重要的防御微生物增生的机制。当唾液流动减少后，如麻醉后未清醒的重症监护患者，其口腔菌群中革兰氏阴性菌增生，能够导致肺部并发症的发生。

黏蛋白能够聚集微生物，通过吞咽减少口腔微生物的数量而充分发挥作用。另外，黏蛋白也可作用于一些外源性致病菌或病毒，如金黄色葡萄球菌、铜绿假单胞菌和流感病毒等。

溶菌酶能聚集革兰氏阳性细菌和革兰氏阴性牙周致病菌，通过水解细胞壁坚硬的成分——肽聚糖溶解细菌。在酸性条件下，通过单价阴离子增强细胞溶解作用。

唾液中的几丁质酶能够破坏酵母菌的细胞壁。

乳铁蛋白是多功能蛋白，具有抑菌、杀菌（包括真菌）、抗病毒、抗炎和免疫调节等功能。它是对铁有高亲和性的糖蛋白。铁是微生物的生长要素，宿主通过控制游离铁含量来限制微生物的侵入。不含有铁的乳铁蛋白一旦附着在细菌表面，则对一些革兰氏阳性和阴性细菌具

表 1-2　口腔中的特异性及非特异性宿主防御因子

防御因子	主要功能
非特异性因子	
唾液流动	物理性去除微生物
黏蛋白、凝集素	物理性去除微生物
溶菌酶-蛋白酶-阳离子	细胞溶解
乳铁蛋白	隔离微生物与铁
缺铁乳铁蛋白	杀菌
唾液过氧化氢酶系统	次硫氰酸盐产物（中性 pH） hypocyanous acid 产物（低 pH）
富组蛋白	抗真菌，抗细菌活性
防御素（α- 和 β-）	抗生物性和免疫调节活性
胱蛋白、分泌型白细胞蛋白酶抑制剂和 TIMP	半胱氨酸、丝氨酸和金属蛋白酶抑制剂
几丁质酶和嗜铬粒蛋白	抗真菌
抗菌肽	抗生物
钙网蛋白	抗生物
特异性因子	
上皮内淋巴细胞和朗格汉斯细胞	细胞屏障组织穿透的细菌与抗原
SIgA	干预微生物黏附和代谢
IgG、IgA、IgM	干预微生物黏附，并可作为调理素和补体激活剂
补体	激活中性粒细胞
中性粒细胞、巨噬细胞	吞噬作用

有杀菌作用。

唾液过氧化氢酶系统在有 H_2O_2 的中性环境下生成次硫氰酸盐，或是在酸性条件下生成次硫氰酸。这两种物质都可以抑制菌斑糖酵解。H_2O_2 是正常菌群的一些微生物如血链球菌和轻缓链球菌的代谢终产物。作为炎症宿主反应的一部分，多形核粒细胞进入龈沟，生成髓过氧化物酶。其数值可以作为总的过氧化氢酶活性测量指标。

唾液中含有一定数量的抗菌肽。抗菌肽所含氨基酸的数量通常小于 50 个，抗菌肽依赖阳离子。抗菌肽包括富组蛋白和防御素。抗菌肽的作用是协助其他天然防御机制，不仅抑制外来病原菌，同时也控制正常菌群中过度生长的微生物。抗菌肽还具有免疫调控作用。

其他影响微生物生长的唾液蛋白包括胱蛋白、分泌型白细胞蛋白酶抑制剂、异性基质蛋白酶抑制剂、钙网蛋白和嗜铬粒蛋白 A。胱蛋白具有控制蛋白水解作用，可以与黏蛋白形成复合体附着于釉质表面，调节釉质脱矿与再矿化。分泌型白细胞蛋白酶抑制剂具有抗细菌病毒特性。钙网蛋白是钙和锌附着蛋白，抑制细菌生长。嗜铬粒蛋白 A 具有抗真菌及抗酵母菌作用。

2. 获得性免疫　在黏膜上和黏膜内部有特殊的宿主防御物质（上皮内淋巴细胞、朗格汉斯细胞、免疫球蛋白 IgG 和 IgA）。健康口腔中的优势免疫球蛋白是 SIgA。SIgA 能凝聚口腔微生物，调节酶活性，抑制细菌黏附颊黏膜和釉质。通常认为 SIgA 是一道重要防线。与其他免疫球蛋白相比，SIgA 的活性较弱，很少引起组织破坏或炎症性反应。唾液中存在的其他物质（IgG、IgM、IgA 和补体）几乎都来自龈沟液。

在黏膜或牙龈缘的菌斑抗原刺激下形成特异抗体。唾液抗体可以抗口腔微生物（如链球菌），生物活性抗体能够影响微生物定植或抑制其代谢。宿主在龈沟液、唾液及血清中的反应可以作为疾病或个人危险指数的参考指标。

黏膜和牙表面由于各种物理与生物特性产生多种生境。对于微生物定植和生长而言，口腔生境不均一，牙的坚硬表面为生物膜形成提供了良好的条件。

口腔表面被覆一层唾液。同样，龈沟内也有龈沟液。两者的冲刷作用都可以带走一些附着松散的微生物，所释放的先天性和获得性免疫物质协助调解细菌和真菌的定植。唾液、龈沟液与获得性膜有关，同时也是微生物的最初营养来源。带有糖苷酶与蛋白酶的不同细菌间需要联合互补，此种模式能够破坏宿主糖蛋白。如口腔链球菌和普氏菌分解糖蛋白侧链，随后具有蛋白酶的厌氧菌——具核梭杆菌和中间普氏菌分解蛋白质部分。唾液和龈沟液在上述模式的微生物生态系中起重要作用。虽然进食可酵解的糖类能增加产酸菌和耐酸菌的数量，但总体而言，食物对口腔微生物的影响很微弱。口腔内其他影响微生物生长的因素包括局部 Eh 和 pH、宿主防御和抗生物质。

正常菌群代谢、组成与口腔环境之间存在着动态平衡。因此，环境中重要条件的改变会影响微生物生长，同时干扰微生物的自然平衡和潜在的致病菌出现。

第二节　口腔正常菌群
Oral Normal Flora

一、口腔正常菌群的获得与发展

口腔正常菌群是由一系列病毒、支原体、细菌、酵母菌，甚至偶尔包括原生动物组成的。这种多样性是由能提供不同营养物质的不同生境所致。在菌斑这样的生物膜中，具有生态意义的环境条件的梯度样变化（如氧化还原电位和 pH 等）所提供的宽泛的环境条件适合多种微生物的生长和生存，在这种环境下没有绝对优势菌。多种微生物共存，不同的微生物之间代谢物质协同作用、互为利用。这也同时说明了一些需要复杂营养环境的微生物为什么不能在人工单一培养基中生存。

（一）获得

胎儿在子宫内是无菌的，在出生数日内婴儿的口腔环境对外来微生物有高度选择性，来自母亲产道的酵母菌和乳杆菌在口腔中呈一过性停留。随着婴儿接触外周环境，正常菌群开始定植。婴儿最初接触的微生物来自母亲、亲密接触婴儿的个体以及摄取的奶和水。唾液在此过程中起决定作用。有些菌种是能通过唾液进行母婴传播的微生物。

（二）发展

1. 乳牙未萌出前（出生后5个月以内） 新生儿口腔内的组织主要是黏膜，在黏膜上皮定植的细菌以需氧菌和兼性厌氧菌为主。出生后 1～3 天（最早在出生后 18 h）首先定植的是口腔链球菌（*S. oralis*）、轻链球菌（*S. mitis*）和唾液链球菌（*S. salivarius*），最早定植在婴儿口腔中的微生物称为先驱菌（pioneer species）。这组微生物称为先驱微生物群（pioneer microbial community）。先驱菌在局部生长代谢，消耗氧，使氧含量降低，形成厌氧环境。出生 3 个月后能检出厌氧菌，如产黑色素普氏菌（*P. melaninogenica*）、具核梭杆菌（*F. nucleatum*）和其他普氏菌。

2. 乳牙萌出时期（出生后5～32个月） 牙列形成，口腔内形成硬组织面和滞留区。变异链球菌（*S. mutans*）和血链球菌（*S. sanguis*）在牙齿硬组织表面定植。现有研究表明变异链球菌的定植时间是在出生后 19～31 个月（平均 26 个月）。这个特定时间称为感染窗口期

(window of infectivity)。早期在口腔内定植的不同微生物有各自适宜的时间。继续定植的细菌有普氏菌属的各菌种、具核梭杆菌、二氧化碳噬纤维菌（或称二氧化碳嗜纤维菌）、韦荣菌、艾肯菌、放线菌、乳杆菌、奈瑟菌及卟啉单胞菌等。

3. 恒牙列形成时期（33 个月以后） 随着年龄增长，乳、恒牙交替，12 岁时恒牙列形成，滞留区加大，食物种类增多，口腔内的各种细菌逐渐增加，特别是革兰氏阴性厌氧菌的数量到成年时达到高峰。

二、微生物的分类和命名

微生物的分类是根据微生物间的共性与特性将微生物纳入不同的组别，用于微生物学的诊断、流行病与病原性的研究。医学微生物分为原核生物、真核生物和非细胞型微生物三类，系统分类是基于各界中种进化的相关性以及遗传同源性。传统临床实验室所应用的是根据表现型特点（与基因型相对）进行人工分类，这些特点是：①形态学（球菌、杆菌、螺旋体属）；②染色特性（革兰氏阳性、革兰氏阴性）；③培养条件（需氧菌、兼性厌氧菌、厌氧菌）；④生化反应（糖酵解和非糖酵解、糖发酵反应）；⑤抗原结构（血清型）。

基因型分类是与上述表型分类相对照的分类方法。微生物的基因学特点比表型更稳定，通过分析微生物遗传信息中鸟嘌呤和胞嘧啶的百分含量、核酸分型、随机扩增多态性 DNA 和脉冲场凝胶电泳等试验技术评价微生物 DNA 的同源性程度，从而进行分类的基因分型法日渐重要与实用。细菌 rRNA 核酸序列分析是新型、有效的细菌鉴定方法。

包括口腔在内的人类内源性细菌生境中存在着不能被常规实验室技术培养的菌群。这些未培养菌株由前面提到的细菌和古菌组成，只能通过分子技术或宏基因组学（16S rRNA 直接扩增）检测出。这些新种系细菌在疾病和健康两方面的整体作用有待鉴定。

在健康口腔中存在可培养和不能培养的微生物。焦磷酸测序（一种 DNA 测序方法）分析方法促进了核心微生物组的研究，其结果揭示在健康的口腔中存在 1000 种以上的菌种。人类口腔微生物数据库（human oral microbiome database，HOMD）提供了人类口腔微生物的全面信息，并不断更新，其网址是：www.homd.org。

微生物的命名是根据分类等级系统进行的，从域开始，依次为界、门、纲、目、科、属、种（表 1-3）。在两个级别间可有亚门和亚纲等次要分级。群不是细菌的正式分级。它被泛用于具有共同特性的一组细菌。本文所指的菌群是一组菌种，但是“群”可以用于任何级别。微生物的科学命名是最后两级的经典双名法，即属名＋种名，例如，*Streptococcus salivarius*（种名第一个字母小写）。通常在书写上属名为斜体（如 *S. salivarius*）。当细菌名字被用作形容词或作为整体限定词使用时不采用斜体，首字母小写（例如，staphylococcal 酶：葡萄球菌酶；lactobacilli：乳杆菌）。

表 1-3　微生物等级分类法

分类等级	例子
域	细菌
界	细菌
门	厚壁菌门
纲	杆菌
目	乳酸菌目
科	乳杆菌科
属	乳杆菌属
种	嗜酸乳杆菌

根据微生物形态和染色分类的与口腔临床相关微生物简图见图 1-1。

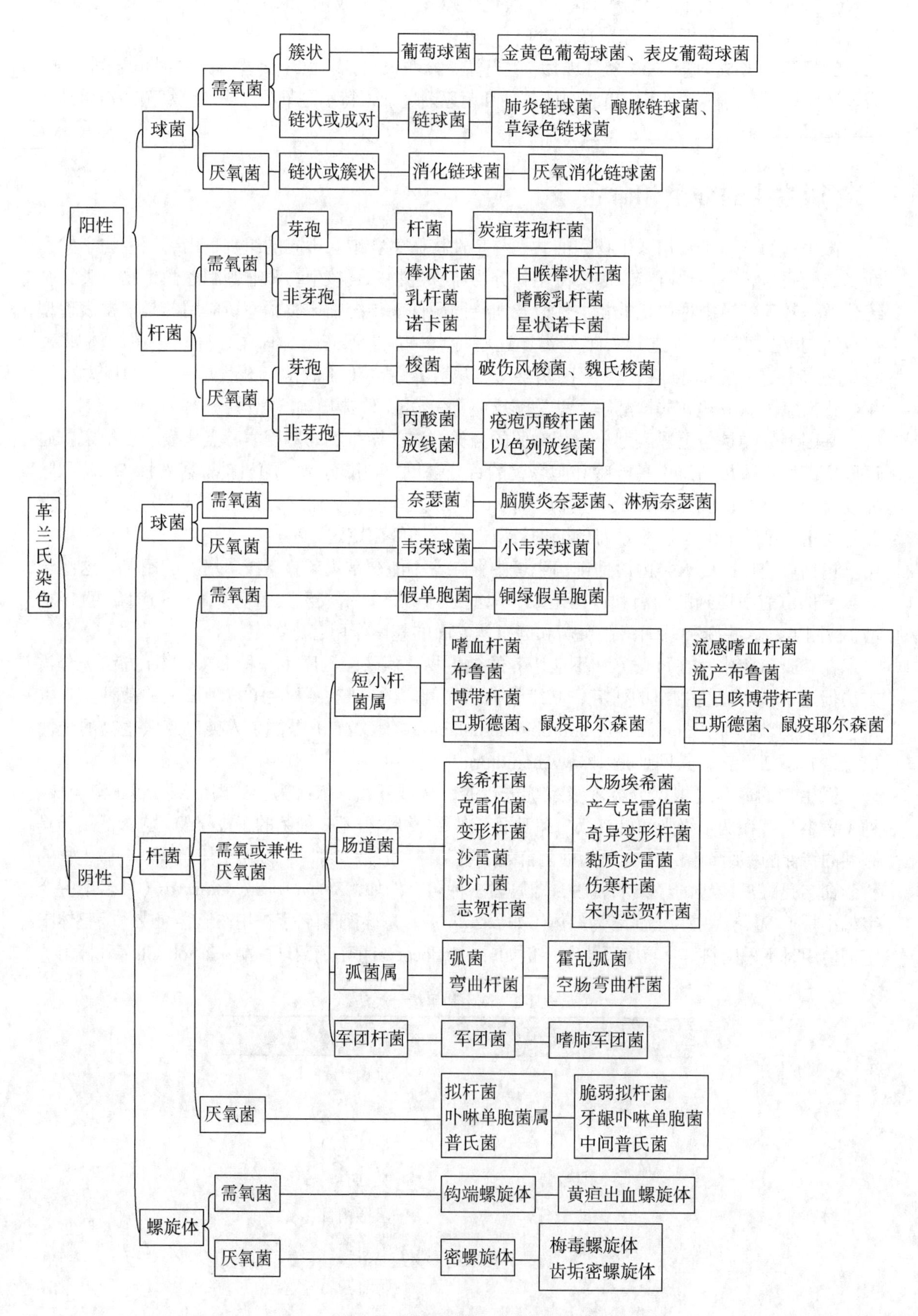

图 1-1 口腔临床相关的微生物

三、口腔正常菌群成员

（一）革兰氏阳性菌

1. 革兰氏阳性球菌

（1）链球菌属（*Streptococcus*）：链球菌属细菌为兼性厌氧、触酶阴性、对万古霉素敏感、不形成芽孢、呈链状或成双排列的革兰氏阳性球菌，其 DNA 的 G + C 含量为 34～46 mol/L。该菌属细菌广泛分布于牛奶、乳制品及植物等中，部分菌种为人和动物口腔及胃肠道的正常菌群之一，有的为人和动物的致病菌。链球菌属在血培养皿上呈 α 溶血，早期名为绿色链球菌，后期研究发现根据其溶血特征不能准确地区分这组微生物。许多口腔菌株呈现三种溶血特征，即 α、β 和 γ 溶血。现在绿色链球菌被分为四组：变异链球菌群（*S. mutans*-group）、唾液链球菌群（*S. salivarius*-group）、咽峡炎链球菌群（*S. anginosus*-group）和轻链球菌群（*S. mitis*-group）。表 1-4 列举了人类口腔链球菌。

表 1-4　人类口腔链球菌

菌群	菌种	血清型
变异链球菌群	变异链球菌	c、e、f、k
	表兄链球菌	d、g
	仓鼠链球菌	a
	鼠链球菌	b
唾液链球菌群	唾液链球菌	
	前庭链球菌	
咽峡炎链球菌群	星状链球菌	
	中间型链球菌	
	咽峡炎链球菌	
轻链球菌群	血链球菌	
	格氏链球菌	
	轻链球菌	
	副血链球菌	
	口腔链球菌	
	嵴链球菌	
	寡发酵链球菌	
	中国链球菌	
	南方链球菌	
	栖口腔链球菌	
	婴儿链球菌	

* 变异链球菌群还包括来自动物的野生鼠链球菌（*S. ferus*）（血清型 c，来源于鼠）、猕猴链球菌（*S. macacae*）（血清型 c）和道恩链球菌（*S. downei*）（血清型 h，来源于猕猴），以及来自鼻、咽的肺炎链球菌（*S. pneumoniae*）

①变异链球菌群：变异链球菌的名称来源于此种细菌能够失去其球形形状，常常呈现短棒状或球杆状，依据细胞壁上糖类的血清特异性确定有九种血清型（a～h 和 k），此后发现七株亚型（表 1-4）。这组微生物统称为变异链球菌群。变异链球菌群作为机会致病菌附着于口腔硬组织，如牙或义齿表面，而非附着于脱落上皮表面。在龋菌斑中也常见变异链球菌群成员，但在正常釉质表面少见。

变异链球菌群是一组表型相似、基因型不同的革兰氏阳性球菌，有时呈椭圆形甚至短杆状，菌体直径为 0.6～1.0 μm，呈链状排列。在轻唾选择性培养基上生长的典型菌落为蓝色或灰蓝色，菌落形态不规则，直径一般小于 2.0 mm，坚韧，嵌入培养基，菌落顶部有黏液状糖珠，糖珠脱落后形成中央凹陷的“火山口”状。本菌在厌氧或微需氧环境下生长，适宜温度为37℃，耐酸，在pH 4.5～5.0仍能生长。变异链球菌可发酵多种糖类，不同的菌种发酵糖的特点不同，在人口腔中菌种都能发酵甘露醇。

现被称为变异链球菌（*Streptococcus mutans*）者普遍指人口腔中的变异链球菌的血清型c、e、f和k菌株。流行病学研究显示此菌是儿童、青少年釉质龋以及老年人牙根面龋和乳牙龋的重要发病因素。变异链球菌群中表兄链球菌（*Streptococcus sobrinus*）（血清型d和g）也与龋病密切相关。由于许多研究中所使用的杆菌肽抑制表兄链球菌和仓鼠链球菌（血清型a）的生长，因此对这两种微生物致病性的研究甚少。人口腔中罕见仓鼠链球菌，在一些人口腔中有多种血清型变异链球菌共存。

变异链球菌群的抗原结构有许多成分，其中糖类抗原、脂壁酸、脂蛋白和细胞壁相关蛋白质已被系统研究。抗原Ⅰ、Ⅱ或许介导变异链球菌附着牙表面的唾液薄膜。表兄链球菌也存在相似蛋白SpaA，根据这些特性已有相关疫苗研究。

变异链球菌群利用蔗糖合成可溶性和不可溶性细胞外多糖（葡聚糖、变聚糖和果聚糖）。蔗糖与菌斑成熟和致龋性密切相关。葡聚糖转移酶和果聚糖转移酶分别形成葡聚糖和果聚糖。变异链球菌群是唯一能够合成高度不溶性葡聚糖（也称变聚糖）的菌群。在含有蔗糖的培养基中，由于这些聚合物的特性，变异链球菌群呈现特定的菌落形态。有糖存在时，变异链球菌群合成细胞内多糖，作为糖类储备。当外界糖类缺乏时，变异链球菌可以将细胞内的糖代谢成酸释放能量。变异链球菌群能有效地利用食物中的糖，将其快速酵解为酸性产物，主要是乳酸。变异链球菌能在自我形成的酸性环境中生长和生存，通过释放扩散分子信号彼此交换信息。

变异链球菌群的致病性主要体现在黏附作用、聚集作用和产酸、耐酸能力。

A. 黏附作用：变异链球菌群的多种表面黏附素与牙表面获得性膜结合有利于细菌定植。这些黏附素包括前文所说的表面抗原Ⅰ、Ⅱ及葡聚糖连接蛋白（glucan binding protein）等。

B. 聚集作用：细胞外多糖，特别是变聚糖可促进细菌间共聚与菌斑形成。

C. 产酸和耐酸：变异链球菌能酵解多种糖类，耐受低pH环境，保持牙面酸性环境而引起龋病。

②唾液链球菌群：唾液链球菌群由唾液链球菌和前庭链球菌组成。

唾液链球菌在轻唾培养基上形成独特的淡蓝色、大而圆、不透明的黏性菌落。本菌主要定植在黏膜表面，特别是舌黏膜。在微氧环境下本菌生长较好，能分解各种糖类，可将蔗糖合成大量可溶性果聚糖等胞外多糖，还可合成少量细胞外可溶性和不可溶性葡聚糖。目前没有文献明确证明其与龋病相关。

前庭链球菌主要定植于口腔前庭黏膜，不能利用蔗糖合成胞外多糖，但能通过尿素酶提升局部pH。另外，它还可生成过氧化氢，抑制竞争微生物的生长。

③咽峡炎链球菌群：咽峡炎菌群包括中间型链球菌、星状链球菌和咽峡炎链球菌。其中星状链球菌有星状和咽炎亚型。

在菌斑和黏膜表面可以提取典型的此组微生物。咽峡炎菌群与一系列人类化脓性疾病有关，包括颌面部感染。咽峡炎菌群经常与内脏脓肿，特别是脑和肝的脓肿有关。有的病例可导致阑尾炎、腹膜炎、脑膜炎和心内膜炎。

星状和咽峡炎链球菌来自广泛的脓肿感染。

中间型链球菌主要是从肝和脑脓肿处分离的。中间链球菌产生具有蛋白质毒性的中间溶解素，能够影响中性粒细胞的功能，致使中间链球菌在脓肿形成过程中逃避宿主防御。此组细菌不能利用蔗糖形成细胞外多糖。

④轻链球菌群：包括血链球菌、格氏链球菌、轻链球菌、副血链球菌、口腔链球菌、嵴链球菌、寡发酵链球菌、中国链球菌、南方链球菌、栖口腔链球菌和婴儿链球菌。

血链球菌和格氏链球菌由一些生物亚型组成，早期定植于牙面，均能利用蔗糖合成可溶性和不可溶性细胞外葡聚糖，促进菌斑形成。它们还可分解精氨酸产氨。血链球菌含有 IgA 蛋白酶，裂解 SIgA。格氏链球菌能附着唾液 α- 淀粉酶，降解淀粉。附着的淀粉酶能掩盖微生物的抗原性，躲避宿主防御系统。血链球菌能产生过氧化氢和血链素，对某些牙周病致病菌如牙龈卟啉单胞菌有抑制作用，被认为是对牙周组织有益的微生物。

口腔中最常见的链球菌是轻链球菌和口腔链球菌。口腔链球菌产生神经氨酸酶（能从唾液黏蛋白的低聚糖侧链降解唾液酸）和 IgA 蛋白酶，不能黏附 α- 淀粉酶。轻链球菌有两个亚型。某些轻链球菌能利用蔗糖产生细胞外多糖，但未发现该菌群与龋病相关。

在一些亚急性细菌性心内膜炎患者的心脏瓣膜或末梢血液中可分离出血链球菌或轻链球菌等。它们被认为是条件致病菌。

副血链球菌能水解精氨酸，不能分解尿素；能附着唾液 α- 淀粉酶，不能利用蔗糖合成细胞外多糖。

嵴链球菌的特点是细胞表面具有一些纤维簇。

新近发现的菌株有寡发酵链球菌、中国链球菌、南方链球菌、栖口腔链球菌和婴儿链球菌。这些微生物与口腔疾病之间的相互关系不明确。

轻链球菌群是机会致病菌，特别是对感染性心内膜炎。来自鼻咽的肺炎链球菌是典型的机会致病菌，能在轻链球菌群中获取和传播耐药基因。

（2）其他革兰氏阳性球菌：毗邻颗粒链球菌（*Granulicatella adiacens*）和乏养链球菌（*Abiotrophia defectiva*）均来自口腔，曾被描述为营养变异链球菌（nutritionally variant streptococci，NVS），对营养条件要求高。毗邻颗粒链球菌在口腔中常见，早期附着于牙面，其生长需要半胱氨酸和维生素 B_6。这些细菌的生长呈卫星现象。

革兰氏阳性厌氧球菌经常存在于龋牙本质、髓室、根管、牙周病、与牙齿相关的脓肿以及身体其他部位脓肿的深层中，与此相关的微生物是口炎消化链球菌（*Peptostreptococcus stomatis*）。口腔中常见的肠球菌属（*Enterococcus*）微生物是粪肠球菌（*E. faecalis*）。粪肠球菌的数量少，在免疫力低下患者的口腔及感染的牙周袋和根管内可分离。

酿脓链球菌（*S. pyogenes*）在健康的口腔中少见，可从急性牙龈炎组织中分离，可引起多种感染，如咽喉炎、扁桃体炎和猩红热等。

虽然在义齿上可见到一些葡萄球菌（*Staphylococcus*），但口腔中不存在大量葡萄球菌，可从牙菌斑、根面龋及牙周袋内分离葡萄球菌，最多见的是能引起化脓性感染的金黄色葡萄球菌和表皮葡萄球菌等。

微球菌（*micrococcus*）可从舌背分离，为非口腔正常菌，产生细胞外黏液。

2. 革兰氏阳性杆菌

（1）放线菌属（*Actinomyces*）：放线菌属是牙菌斑的主要成分，特别是邻面和龈下菌斑，与牙根面龋和牙龈炎有关。

放线菌属的菌体形态不规则，有杆状、丝状及分枝状等多形性表现。其生长条件和菌落形态各异，但均需要 CO_2。衣氏放线菌有细丝，一些菌株（特别是内氏放线菌）有菌毛。菌毛是细胞的表面结构，与细菌的附着有关。本群中的其他菌株细胞表面相对光滑。放线菌产生细胞外多糖，能发酵葡萄糖和果糖，最终产物为琥珀酸、醋酸和乳酸；耐酸，在菌斑 pH 4.68 时仍能继续代谢；还原硝酸盐及亚硝酸盐。这些特点可以协助菌株的鉴定。

最常出现在菌斑中的是内氏放线菌。内氏放线菌包括两种基因型（基因型 1 和基因型 2）。基因型 2 现在命名为口腔放线菌（*Actinomyces oris*）。一些内氏放线菌生成果糖基转移酶，能利用蔗糖产生果聚糖。同时其具有水解不同结构果聚糖（包括左聚糖和菊糖）的酶。一些菌株含有尿素酶（调节菌斑 pH）和神经氨酸苷酶（调节釉质获得性膜受体），可生成细胞外黏液。

菌体外表有两种菌毛，具有特殊功能，既可介导细菌共聚，也可介导细菌与牙表面连接。

衣氏放线菌（*A. israelii*）是机会致病菌，引起称为放线菌病的慢性炎症，通常在口面部发病。感染可以扩散到身体其他部位，如腹部。衣氏放线菌的特点来自于“硫黄颗粒”。这些颗粒使细菌在宿主体内扩散过程中躲避环境、宿主的防御和抗生素。

根据16S RNA的分类分析，衣氏放线菌血清Ⅱ被命名为戈氏放线菌（*A. gerencseriae*）。虽然量小，但其在健康龈沟中常见，也可以从脓肿中分离。戈氏放线菌也形成防护性“硫黄颗粒”。

乔格放线菌（*A. georgiae*）是兼性厌氧菌，偶尔在健康龈沟中发现。

龋齿放线菌（*A. odontolyticus*）中有一半菌株呈现红棕色素的特点，与内氏放线菌早期定植于婴儿口腔。龋齿放线菌与最早期的釉质脱矿有关，形成小龋损。

麦氏放线菌（*A. meyeri*）数量小，有时在健康和病变部位龈沟中可分离，或可在脑部脓肿外分离。

（2）真杆菌属（*Eubacterium*）和相关菌种：真杆菌也称为优杆菌，为革兰氏染色不定的丝状杆菌，属于无芽孢专性厌氧菌，有30多个菌种，分为分解糖和不分解糖两类。其在牙菌斑中与球菌一起构成谷穗样结构。可从牙本质龋、坏死牙髓和头颈部感染病灶中分离出该细菌。其对疾病的作用还有待进一步研究。

许多菌株不酵解糖，因此不能采用糖酵解分类法鉴定细菌，同时难以培养，不能轻易从菌斑中提取。这些非酵解糖菌株包括牙周袋中50%以上的厌氧微生物和牙槽脓肿中的厌氧菌。

现在已鉴定的口腔真杆菌（oral eubacteria）有砂真杆菌（*eubacterium saburreum*）、尤里真杆菌（*E. yurii*）、隐藏真杆菌（*E. saphenum*）、细小真杆菌（*E. minutum*）、缠结真杆菌（*E. nodatum*）和短真杆菌（*E. brachy*）。

根管中发现的菌株包括 *Mogibacterium*、*Pseudoramibacter* 和 *Slackia*，其他菌株有 *Cryptobacterium*、*Shuttleworthia*、*Solobacterium* 和 *Bulleidia*。许多细菌生存于牙周袋和脓肿。一些微生物能分解氨基酸生成丁酸和氨，但临床特点不明确。

（3）乳杆菌属（*Lactobacillus*）：乳杆菌是口腔常见菌，特别是在菌斑中和舌部。虽然乳杆菌属在口腔可培养微生物中不足1%，但当口腔中有活性龋时，其数量明显增加。乳杆菌的最适生长环境不是很清楚。通常认为乳杆菌不是最早引起龋病的致病菌，但它可促进龋病发展。乳杆菌产酸能力强且耐酸（pH 3.8）。现在研究证明一些乳杆菌是益生菌。

乳杆菌为革兰氏阳性杆菌，菌体形态多样，可为长杆、短杆或棒状，无分枝，无芽孢。菌落呈圆形，白色（有时黄色），半透明，大小不等。光滑型菌落凸起，边缘整齐；粗糙型菌落表面无光泽，边缘不齐。乳杆菌能发酵葡萄糖产酸，可以合成葡聚糖和杂多糖，分为同质发酵（homo-fermentative）和异质发酵（hetero-fermentative）。同质发酵产生乳酸，异质发酵生成乳酸、乙酸、甲酸和琥珀酸。常见菌种有干酪乳杆菌（*L. casei*）、鼠李糖乳杆菌（*L. rhamnosus*）、发酵乳杆菌（*L. fermentus*）、嗜酸乳杆菌（*L. acidophilus*）、唾液乳杆菌（*L. salivarius*）、植物乳杆菌（*L. plantarum*）、副干酪乳杆菌（*L. paracasei*）、戈氏乳杆菌（*L. gasseri*）和口乳杆菌（*L. oris*）等。

（4）其他菌属：丙酸菌属（*Propionibacterium spp.*）是牙菌斑中的绝对厌氧菌。从放线菌病和泪小管炎中可分离出丙酸杆菌（*P. propionicus*）、马氏棒杆菌（*Corynebacterium matruchotii*）、龋齿罗氏菌（*Rothia dentocariosa*）和齿双歧杆菌（*Bifidobacterium dentium*），也可从菌斑中分离，但功能不清。马氏棒杆菌细胞形态特异，其短粗杆状的细胞表面长有长纤毛，被称为“鞭柄”。黏滑罗氏菌（*Rothia mucilaginosa*）合成细胞外黏液。舌是黏滑罗氏菌的唯一栖息地。在牙髓感染中可发现线状杆菌属（*Filifactor*）。

（二）革兰氏阴性菌

1. 革兰氏阴性球菌

（1）奈瑟菌属（*Neisseria*）：奈瑟菌可从口腔中多个部位分离，为革兰氏阴性需氧或兼性厌氧球菌，是最早定植牙齿的微生物之一。奈瑟菌对于菌斑形成起重要作用，通过消耗菌斑环境中的氧气建立厌氧环境，允许绝对厌氧菌生长。一些奈瑟细菌能利用蔗糖合成细胞外多糖，一些链球菌株也可合成这些聚合物，作为外部糖类储备；无蔗糖时可以降解菌斑内乳酸，转化为弱酸或挥发性酸。奈瑟菌群的分类包括微黄奈瑟菌（*N. subflava*）、黏液奈瑟菌（*N. mucosa*）、浅黄奈瑟菌（*N. flavescens*）和咽奈瑟菌（*N. pharyngis*）。

（2）卡他莫拉菌属（*Moraxella catharrhalis*）：为革兰氏阴性需氧菌，可在口腔内检出，但多存在于上呼吸道，是机会致病菌；不分解糖，具有 β- 内酰胺酶活性，影响抗生素的治疗作用。

（3）韦荣球菌属（*Veillonella*）：主要存在于菌斑中，是革兰氏阴性厌氧球菌，包括小韦荣球菌（*V. parvula*）、舒异韦荣球菌（*V. dispar*）和非典型韦荣球菌（*V. atypica*）。*V. denticariosi* 经常存在于牙本质龋，*V. rogosae* 在无龋人群中常见。

韦荣球菌属缺乏葡糖激酶和果糖激酶，不能直接代谢糖类，但能利用菌斑内的中间产物——乳酸作为能量来源，将乳酸转化为酸性较弱的丙酸，因此认为韦荣球菌属在菌斑内起到减少乳酸的脱矿作用，从而减缓龋病的发生。

2. 革兰氏阴性杆菌

（1）嗜血杆菌属（*Haemophilus*）：为口腔中主要的革兰氏阴性兼性厌氧杆菌（facultatively anaerobic），其生长需要血红素、烟酰胺腺嘌呤二核苷酸（又称为辅酶Ⅰ）。常见菌种为副流感嗜血杆菌（*H. parainfluenzae*），可从软组织感染病灶中分离。

（2）伴放线放线杆菌（*Actinobacillus actinomycetemocomitans*，Aa）：为革兰氏阴性小杆菌，呈多形性，在选择性培养基上形成典型的白色、透明的星状菌落。本菌在厌氧及微氧环境生长，需要 5%～10% CO_2。伴放线放线杆菌发酵果糖、麦芽糖和甘露醇糖产酸，氧化酶和触酶反应阳性，可还原硝酸盐。细菌表面多糖决定了其 5 种血清型（a、b、c、d 和 e）。亚洲人感染多为 c 型，欧美人感染多为 b 型。伴放线放线杆菌有多种毒性物质：①白细胞毒素（leukotoxin）：有杀灭白细胞作用；②内毒素（endotoxin）：刺激炎性因子和骨吸收反应；③胶原酶（collagenase）：分解组织内胶原蛋白；④蛋白酶：能分割 IgG；⑤菌毛（fimbrae）：有较强的附着能力。另外，该菌还可侵入上皮细胞。伴放线放线杆菌为条件致病菌，主要从侵袭性牙周炎患者的牙周袋内分离，被认为是侵袭性牙周炎的主要致病菌。最近在西北非洲发现了一种高致病性菌株，仅限于青少年侵袭性牙周炎。

（3）侵蚀艾肯菌（*Eikenella corrodens*）：为兼性厌氧杆菌，是黏膜表面正常菌群的一部分，通常不致病。当机体免疫力下降或黏膜表面破损时，此菌进入周围组织引起感染，常发生在头颈部或腹部。口腔术后感染也是侵蚀艾肯菌感染的常见原因，被证明与牙周病有关。

（4）二氧化碳嗜纤维菌（*Capnocytophaga*）：是二氧化碳依赖的革兰氏阴性兼性厌氧杆菌，菌体长而细，末端呈梭形，无芽孢和鞭毛。细菌呈滑行生长，菌落薄而平，边缘不齐，多为粉红色或黄色。二氧化碳嗜纤维菌属包括牙龈二氧化碳嗜纤维菌（*C. gingivalis*）、黄褐二氧化碳嗜纤维菌（*C. ochracea*）、生痰二氧化碳嗜纤维菌（*C. sputigena*）、颗粒二氧化碳嗜纤维菌（*C. granulosa*）、溶血二氧化碳嗜纤维菌（*C. haemolytica*）和 *C. leadbetteri*。二氧化碳嗜纤维菌可从龈下菌斑中分离，是机会致病菌。当有牙龈炎症时，其数量增多，也可见于感染根管、干槽症及软组织的脓肿。生痰二氧化碳嗜纤维菌的毒力最强，被认为与青少年牙周炎关系密切。一些菌株产生 IgA1 蛋白酶。

专性革兰氏阴性厌氧菌是牙和舌菌斑组成的主要成分，大多数可培养的口腔专性厌氧菌属于普氏菌属（*Prevotella*）和卟啉单胞菌属（*Porphyromonas*）。在血培养皿培养时有些菌株呈现棕色或黑色菌落特点。这些颜色特点有利于细菌防御氧气的侵袭作用。这些微生物被总称为产黑色素厌氧菌。高铁血红素（是血红蛋白的代谢产物）和维生素 K 为这些微生物提供了生长要素。

（5）普氏菌属（*Prevotella*）：普氏菌属有一定的糖代谢能力（能发酵糖类），发酵葡萄糖产生醋酸、琥珀酸和其他酸；水解明胶；含有蛋白酶，能分解蛋白质产生硫化物，有凝血和溶菌作用。菌种包括中间普氏菌（*P. intermedia*）、变黑普氏菌（*P. nigrescens*）、产黑色素普氏菌（*P. melaninogenica*）、洛氏普氏菌（*P. loescheii*）、苍白普氏菌（*P. pallens*）和栖齿普氏菌（*P. denticola*）。采用生化检测很难区分中间普氏菌和变黑普氏菌。中间普氏菌与牙周病有关，被认为是牙周致病菌之一，与妊娠性龈炎关系密切，而变黑普氏菌常来自健康牙龈。非产黑色素普氏菌种有颊普氏菌（*P. buccae*）、口颊普氏菌（*P. buccalis*）、口腔普氏菌（*P. oralis*）、口普氏菌（*P. oris*）、龈普氏菌（*P. oulora*）、真口腔普氏菌（*P. veroralis*）、动胶普氏菌（*P. zoogleoformans*）、谭氏普氏菌（*P. tannerae*）、栖居普氏菌（*P. enoeca*）和牙普氏菌（*P. dentalis*）。

无中文名称的非产黑色素普氏菌有 *P. bergensis*、*P. multisaccharivorax*、*P. marshii*、*P. baroniae*、*P. shahii*、*P. multiformis*、*P. salivae* 和 *P. maculosa*。这些菌株来自菌斑，特别是龈下菌斑。一些细菌与牙周病或脓肿有关，或在病灶处数量增加。

（6）卟啉菌属（*Porphyromonas*）：卟啉单胞菌属是主要利用蛋白质和肽生长、以卟啉产物及不分解糖为特点的微生物，包括牙龈卟啉单胞菌（*Porphyromonas gingivalis*，Pg）、牙髓卟啉单胞菌（*P. endodontalis*）、不解糖卟啉单胞菌（*P. asaccharolytica*）和口腔卟啉单胞菌（*P. catoniae*）。

牙龈卟啉单胞菌主要从龈下分离，特别是进行性牙周病变部位，也可从舌和扁桃体处分离。根据荚膜多糖特点，可将其分为六种血清型。

典型牙龈卟啉单胞菌为革兰氏阴性杆菌，最适生长温度为 36～37℃，气体成分为 80% N_2、10% H_2 及 10% CO_2 的厌氧环境，培养 2 天形成透明凸起的菌落，3～4 天为棕色，超过 5 天变为墨黑色，表面有金属光泽，完全溶血。其生长营养要求高，维生素 K 及高铁血红素为其需要的特殊营养成分，不分解糖，分解蛋白质，产生苯乙酸、丙酸、丁酸、异丁酸、异戊酸、硫化氢及甲硫醇。苯甲酸脱氢酶和谷氨酸脱氢酶呈阳性。

牙龈卟啉单胞菌的荚膜（capsule）较厚，具有抗吞噬作用。黏附素有两类，一类为菌毛，含有菌毛蛋白（pilin），可以与获得性膜上的富脯蛋白、富酪蛋白（statherin）等结合，使菌体黏附于牙表面，还可以与轻链球菌群的各种细菌、内氏放线菌、具核梭杆菌和密螺旋体等细菌共聚，促进菌斑形成。另一类为血细胞凝集素（hemagglutinins），有五种凝集素分子。它们能凝集血红细胞，从中得到生长所必需的血红素，还可以凝集其他细菌。细胞外膜泡（outer membrane vesicles）是牙龈卟啉单胞菌分泌的大量泡样结构，直径 50 nm，被分泌到细胞外，与牙龈组织的细胞和龈下菌斑内的细菌凝集，附着于龈壁上皮，还能携带蛋白酶及内毒素等毒性物质穿过上皮屏障进入牙周组织内，起破坏作用。牙龈卟啉单胞菌蛋白酶包括胰酶样蛋白酶（trypsin-like proteinase）和胶原酶（collagenase）。前者能够水解免疫球蛋白及补体，激活宿主细胞分泌金属蛋白酶而降解牙周细胞蛋白，对牙周组织起破坏作用。后者溶解牙周组织中的胶原蛋白而破坏牙周组织。内毒素也称脂多糖（lipopolysaccharides，LPS），是牙龈卟啉单胞菌外膜的组成部分，包括膜外部的 Q 特异性链和 Q 多糖、膜内多糖粒（polysaccharide core）和疏水的脂类 A（hydrophobic lipid A）。

LPS 能诱导巨噬细胞及成纤维细胞产生炎症细胞因子，刺激宿主细胞分泌胶原酶，增加牙周组织的氧代谢，刺激破骨细胞的吸收破坏。其他毒性产物有以下几种：①溶血素（hemolysin），可溶解红细胞；②各种有机酸，对牙龈组织有刺激作用；③牙龈卟啉单胞菌，分解含硫蛋白质，产生硫化氢（hydrogen sulphide，H_2S）；④甲硫醇（methylemercaptan，CH_3SH），与短链脂肪酸产生口腔异味。

牙髓卟啉单胞菌主要来自感染根管。口腔卟啉单胞菌主要位于健康部位或浅牙周袋中。

（7）梭杆菌属（*Fusobacterium*）：口腔中另一组主要的革兰氏阴性专性厌氧菌为梭杆菌属。菌体呈细丝状（长 5～25 μm）或多形态杆状，无芽孢。多数梭杆菌属不分解糖，但能合成细胞内多糖；能分解谷氨酸、组氨酸、赖氨酸和天冬氨酸，代谢终端产物为丁酸及少量乙酸和琥珀酸；分解半胱氨酸，产生丁酸、硫化氢和甲硫醇。硫化物是口腔异味的主要来源。主要菌种是具核梭杆菌（*F. nucleatum*），亚种包括梭形亚种（subspecies *nucleatum*）、多形亚种（subspecies *polymorphum*）和奋森亚种（subspecies *vincentii*）。具核梭杆菌的多形亚种多生存于正常龈沟。梭形亚种是牙周袋内检出较多的菌种，产生多种蛋白酶、硫酸酯酶、内毒素及有机酸等破坏牙周组织，还能与牙周袋内多种厌氧菌共聚，促进菌斑形成，引起继发感染，被认为是慢性牙周炎的重要致病菌之一。其他口腔梭形杆菌包括来自正常龈沟的龈沟梭杆菌（*F. alocis*）、沟迹梭杆菌（*F. sulci*）以及来自牙周病部位的牙周梭形杆菌（*F. periodonticum*）。

（8）口腔纤毛菌属（*Leptotrichia buccalis*）：包括口腔纤毛菌（*L. buccalis*）、*L. hofstadii*、*L. shahii* 和 *L. wadei*。纤毛菌属生活在菌斑中，发酵葡萄糖，主要的终产物是乳酸。

（9）产琥珀酸沃廉菌属（*Wolinella succinogenes*）：是非糖分解和依赖甲酸盐或延胡索酸盐的细菌。

（10）弯曲菌属（*Campylobacter*）：口腔中的弯曲菌包括简明弯曲菌（*C. concisus*）、纤细弯曲菌（*C. gracilis*）、昭和弯曲菌（*C. showae*）、唾液弯曲菌（*C. sputorum*）、曲形弯曲菌（*C. curvus*）和直肠弯曲菌（*C. rectus*）。简明弯曲菌位于浅牙周袋和健康的龈下位置。直肠弯曲菌更多地被发现于活动性牙周病期间，特别是免疫功能低下的患者。一些直肠弯曲菌产生与伴放线放线杆菌白细胞毒素有同源性的细胞毒素。

（11）月形单胞菌属（*Selenomonas*）：在龈沟菌斑中生存，包括生痰月形单胞菌（*S. sputorum*）、有害月形单胞菌（*S. noxia*）、福氏月形单胞菌（*S. flueggei*）、牙周月形单胞菌（*S. infelix*）、脑申月形单胞菌（*S. dianae*）和蛛形月形单胞菌（*S. artemidis*）。

上述一些菌株有鞭毛，能运动。沃廉菌和弯曲菌有单一鞭毛。月形单胞菌为带有一丛鞭毛的弯曲螺旋杆菌。另一种螺旋或弯曲革兰染色阴性厌氧菌——牙周蜈蚣菌（*Centipeda periodontii*）带有许多鞭毛，呈螺旋状环绕细胞。菌斑中的幽门螺杆菌（*Helicobacter pylori*）来自胃，与消化道溃疡和胃癌有关，可以逆行到口腔中。新近发现懒惰约翰森菌（*Johnsonii ignava*）和 *Cantonella morbi* 分别与牙龈炎和牙周炎有关。小类杆菌（*Dialister*）与根管感染及根尖周炎有关。黄杆菌属（*Flavobacterium*）和福赛斯坦纳菌（*Tannerella forsythia*）与重度牙周病有关。

降解硫酸盐微生物［脱硫杆菌属（*Desulfobacter*）、脱硫叶菌属（*Desulfobulbus*）、脱硫微杆菌属（*Desulfomicrobium*）和脱硫弧菌属（*Desulfovibrio*）］和甲烷微生物（methanogens）利用菌斑中的代谢终产物氢、CO_2 和有机酸，降解硫酸盐的微生物产生 H_2S，与口臭有关。这些微生物由于对氧非常敏感，因此在实验室中很难培养。

（三）口腔其他微生物

1. 螺旋体（Spirochete） 螺旋体在龈下菌斑中数量众多。在细胞形态上，根据螺旋体的大小、螺旋数目、规则程度及螺旋间距区分螺旋体，分为疏螺旋体属和密螺旋体属。螺旋体一般是由一个原生质构成的中央圆柱体，周围包以细胞膜的螺旋形微生物，有3～5根鞭毛插入圆柱体两端。轴丝收缩，使菌体扭曲呈螺旋样。螺旋体有沿长轴转动、屈伸和滚动的运动方式。其细胞壁似革兰氏阴性细菌，但不宜被常规革兰氏染色，可用镀银或吉姆萨染色。由于其具有弱折射的性质，可通过暗视野显微镜和荧光显微镜检查。螺旋体的培养条件多是专性厌氧或微需氧。

口腔螺旋体属于密螺旋体属（*Treponema*）。密螺旋体的螺旋细密、规则。两端尖，数目较多。在牙龈和牙邻面间隙寄居的口腔内密螺旋体已被发现100多年，目前至少在口腔发现有齿垢密螺旋体（*T. denticola*）、索氏密螺旋体（*T. socranskii*）、嗜麦芽糖密螺旋体（*T. maltophilum*）、孢子密螺旋体（*T. parvum*）、中间密螺旋体（*T. medium*）、奋森密螺旋体（*T. vincentii*）、*T. amylovorum*、*T. pectinovorum*、*T. putidum* 和 *T. lecithinolyticum* 等。在牙周炎症部位可以检测出这些微生物。另外，在一些牙髓感染初期也可检测到。有些口腔密螺旋体专性厌氧，能在口腔螺旋体分离培养基（oral treponema isolation medium，OTI medium）上缓慢生长。齿垢密螺旋体比其他口腔密螺旋体有更多的蛋白水解功能，具有很强的降解酶活性，包括精氨酸蛋白酶（胰蛋白酶样酶）也可以降解胶原和明胶。

2. 真菌（fungus） 是广泛存在于自然界的一类真核细胞生物，具有典型细胞核和完整细胞器，以寄生或腐生方式吸取营养。全世界已记载的真菌有10万种以上，只有少数真菌（据报道有500余种）可引起人类疾病。由真菌引起的感染性疾病称为真菌病（mycosis）。人类通过接触、吸入或食入可感染真菌而致病。有些真菌可直接致病；而多数真菌是在一定条件下致病，称为条件致病菌或机会致病菌（opportunistic pathogen）。根据真菌入侵组织的深浅及部位不同，临床上分为浅部真菌病、皮下真菌病和系统性真菌病。浅部真菌病是指侵入任何动物的皮肤角质层、毛发和甲板引起感染。皮下真菌病是指侵犯真皮、皮下组织和骨骼的真菌感染，主要包括孢子丝菌病、暗色丝孢霉病及足菌肿，也可由皮肤癣菌等感染引起。系统性真菌病多由条件致病菌引发，易侵犯免疫力低下人群。随着广谱抗生素、糖皮质激素和免疫抑制剂的使用，以及器官移植、各种导管和插管技术的开展、艾滋病（获得性免疫缺陷综合征）感染者的增多，条件致病菌的感染人数也不断增加。新的致病菌种如耳念珠菌（*Candida auris*）等也在不断被发现。

（1）真菌的形态：真菌比细菌大几倍到几十倍，在光学显微镜下放大100～500倍可清晰显示。真菌按其形态结构分为单细胞真菌和多细胞真菌两大类。单细胞真菌呈圆形或卵圆形，如酵母菌（yeast）或类酵母菌（yeast-like fungus），以出芽方式繁殖。若子细胞与母细胞没有立即分离，期间仅以极狭小的接触面相连，形成藕节状的细胞串，称为假菌丝（pseudohyphae）。对人类致病的单细胞真菌主要有新型隐球菌（*Crytococcus neoformans*）和念珠菌（*Candida*）（又称假丝酵母菌）。多细胞真菌系由菌丝与孢子（spore）组成，菌丝伸长分支，交织成团。这类真菌称丝状菌（filamentous fungus），又称霉菌（mold），对人致病的有皮肤癣菌等。不同的多细胞真菌其菌丝和孢子的形态不同，是分类和鉴定的依据。菌丝（hypha）是真菌在适宜环境中由孢子出芽长出芽管，逐渐延长呈丝状，称为菌丝。菌丝继续分支，交织成团，称菌丝体（mycelium）。孢子是真菌的繁殖结构。真菌的孢子抵抗力不强，加热60～70℃短时间即死亡。

真菌的细胞壁不含肽聚糖，主要由多糖（几丁质和纤维素）与蛋白质组成。β-葡聚糖是念珠菌胞壁中含量最高的多糖。有的致病真菌在自然界或25℃培养时呈菌丝形态，而在组织中或37℃培养时则成酵母形态，称为双相真菌（dimorphic fungi）。念珠菌（假丝酵母菌）为双相菌，正常情况下一般为酵母相，致病时转化为菌丝相。因此，在临床标本或组织标本中发现假菌丝是念珠菌感染的重要证据。

真菌最适宜的生长条件为温度25～37℃，湿度95%～100%，pH 4.0～6.5。真菌不耐热，

100℃时大部分真菌在短时间内死亡，但在低温条件下可长期存活，紫外线和 X 线均不能杀死真菌，甲醛、苯酚、碘酊和过氧乙酸等化学消毒剂均能迅速杀灭真菌。

（2）念珠菌属：最常见的口腔真菌感染是念珠菌感染。念珠菌是最常见的条件致病菌之一，存在于自然界及正常人的口腔、胃肠道、阴道及皮肤。感染的发生取决于真菌毒力和机体抵抗力两方面。真菌毒力与其分泌的各种蛋白酶及对上皮的黏附能力有关。宿主方面的易感因素有：①各种原因造成的皮肤黏膜屏障作用降低；②长期使用或滥用广谱抗生素、糖皮质激素或免疫抑制剂；③内分泌紊乱造成机体内环境变化等；④原发性和继发性免疫功能下降。

念珠菌属（*Candida*）俗称念珠菌，生物学分类为半知菌亚门、半知菌纲、隐球菌目和念珠菌属。本菌属有 200 余种，已知有 15 种念珠菌对人类存在致病性，其中以白念珠菌（*C. albicans*）、光滑念珠菌（*C. glabrata*）、热带念珠菌（*C. tropicalis*）、克柔念珠菌（*C. krusei*）和近平滑念珠菌（*C. parapsilosis*）引起的人类感染最为常见。此外，还有星形念珠菌（*C. stellatoidea*）、克菲念珠菌（*C. kefyr*）、吉利蒙念珠菌（*C. guilliermondi*）、维斯念珠菌（*C. viswanathii*）、葡萄牙念珠菌（*C. lusitaniae*）、都柏林念珠菌（*C. dublinniensis*）以及近年来发现的耳念珠菌（*Candida auris*）等。其中以白念珠菌为最常见的致病菌。此外，热带念珠菌、克柔念珠菌和光滑念珠菌等也引起疾病。都柏林念珠菌是近年来主要从人类免疫缺陷病毒感染者和艾滋病患者口腔中分离出的一种新的念珠菌，因为其表型和基因型与白念珠菌等其他念珠菌存在着一定程度的差异而成为一个独立菌种。

白念珠菌占所有念珠菌感染的 90% 以上。白念珠菌菌体呈圆形或卵圆形，直径 2～4 μm，革兰氏阳性染色，着色不均匀。芽生孢子繁殖，孢子伸长成芽管，不与母体脱离，形成较长的假菌丝。当临床标本及活检标本中除了芽生孢子外，还有大量假菌丝时，表明白念珠菌处于感染状态，具有较强的诊断价值。白念珠菌需氧，37℃ 1～3 天长出菌落，呈灰白色或奶油色，表面光滑。以下试验有助于白念珠菌的鉴定：

①芽管形成试验：将念珠菌接种于 0.2～0.5 ml 人或动物血清中，37℃孵育 1.5～4 h，镜检观察有无芽管形成。白念珠菌可形成芽管，但并非所有的白念珠菌都形成芽管，其他念珠菌一般不形成芽管。试验时应设立阳性对照（白念珠菌）和阴性念珠菌（热带念珠菌）。但热带念珠菌在血清中孵育 6 h 或更久时也可形成芽管，所以要注意孵育时间。

②厚膜孢子形成试验：将念珠菌接种于玉米粉培养基 25℃孵育 1～2 天后，仅白念珠菌在菌丝顶端、侧缘或中间形成厚膜孢子。

③糖同化或发酵试验：只要念珠菌能发酵某种糖，一定能同化该糖，故只需做那些不被发酵的同化试验。糖发酵试验是将培养物接种糖发酵罐，25℃孵育，一般观察 2～3 天，对不发酵或弱发酵管可延长至 10 天或 2～4 周。同化试验同时以葡萄糖和基础培养基做对照。结果要观察有无酵母生长或液体培养基是否变浑浊。

念珠菌可从健康人口腔中分离而不引起任何症状和体征，称为带菌（carriage）。当宿主免疫功能下降或局部条件适合念珠菌繁殖时，导致口念珠菌病的发生。口腔念珠菌病（oral candidosis，oral candidiasis）是由念珠菌属（*Candida spp.*）引起的口腔黏膜急性、亚急性及慢性真菌病，是最常见的口腔黏膜感染性疾病之一。口腔念珠菌病的口腔表现见《口腔黏膜病学》。

（3）其他口腔真菌：除念珠菌感染以外的其他口腔真菌感染十分罕见，往往有明显的地理分布特征，或者是全身疾病扩散到口腔的表现和系统性真菌病（systemic mycoses）的口腔表现等。其他导致口腔感染的致病真菌病主要包括隐球菌病、曲霉病、毛霉病、孢子丝菌病、马内菲青霉病、组织胞质菌病、副球孢子菌病和皮炎芽生菌病等。

（4）真菌的实验室检查方法：真菌的检查方法包括标本直接镜检、染色镜检、分离培养、组织病理学检查、生化反应及免疫学试验等，其中以标本直接镜检和分离培养最为重要，其形态学检查主要是直接镜检和染色镜检。此外，分子生物学技术已被用于真菌菌种鉴定和某些系统性真菌病的早期诊断。

由于真菌在致病性、传染性、传播途径及污染环境等方面与细菌不同，因此在真菌临床检验时应特别注意孢子具有空气播散等特性，真菌的检验操作应在生物安全柜中进行。绝大多数真菌均可进行人工培养，为临床确定真菌感染及真菌的鉴定提供了重要依据。常用的口腔真菌实验室检查方法如下，其中直接涂片法和分离培养法是口腔念珠菌病辅助诊断的主要方法。

①直接涂片法：最常用。刮取口咽部黏膜病损区或义齿组织面标本置于玻片上，加一滴10% KOH溶液，盖上盖玻片，在酒精灯火焰上稍加热溶解角质后，轻轻加压盖玻片，使标本透明即可进行显微镜检。用于检查有无菌丝或孢子，但不能确定菌种。

②染色法：取标本涂片革兰氏染色后镜检，显微镜下见到革兰氏阳性圆形或卵圆形孢子及假菌丝，可确认为念珠菌感染。此外，荧光染色法可提高念珠菌诊断率。念珠菌呈黄绿色荧光反应。碘酸Schiff染色（简称PAS）念珠菌菌体呈红色，用于标本直接涂片及组织病理切片染色检查，慢性增殖型念珠菌病组织病理切片镜下可见上皮浅层有念珠菌菌丝和孢子穿过角化层而深达棘细胞层。

③分离培养法：将标本接种在沙氏培养基上，25℃或37℃培养1～4天后，培养基表面可出现奶油色类酵母型菌落。现有商品化的显色培养基如科玛嘉念珠菌显色培养基（CHROMagar Candida）可快速鉴定白念珠菌和其他念珠菌，也可以发现同一个体同时携带多种念珠菌及混合感染的情况。口腔标本根据取材方式可分为：

A. 棉拭子培养法：用无菌棉拭子在口腔病损区取材后接种。

B. 唾液培养法：取0.5 ml全口混合唾液接种在沙氏培养基上，记录每毫升唾液中生长的念珠菌菌数，用菌落形成单位（colony forming units，CFU/ml）定量表示。

C. 含漱浓缩培养（concentrated rinse culture，CRC）：取1 ml灭菌磷酸盐缓冲液（phosphate buffer solution，PBS）或生理盐水，让患者含漱1 min，混匀后离心，接种0.5 ml定量记录每毫升含漱液的菌落数。该法适用于口干患者。

D. 印迹培养法（imprint culture）：取2 cm×2 cm的灭菌海绵轻蘸沙氏培养基，然后在口腔各部位放置1 min取出，放在沙氏培养基上，培养3 h后去掉海绵，观察每平方毫米形成的菌落数，可明确念珠菌的感染部位。

E. 印膜培养（impression culture）：常规用印膜材取印模，灌注沙氏培养基，待阳膜凝固后常规培养，观察阳膜上的菌落数。

④G试验和GM试验

A. G试验：检测的是多种真菌的细胞壁成分——1,3-β-D-葡聚糖。人体的吞噬细胞吞噬真菌后能持续释放该物质，使血液及体液中含量升高。该试验早期诊断多种临床常见的侵袭性真菌感染疾病（侵袭性念珠菌病、侵袭性曲霉菌病及肺孢子菌肺炎等），但不能用于检测隐球菌和接合菌感染。在血液及无菌体液中检出1,3-β-D-葡聚糖为念珠菌或曲霉菌等深部真菌感染的标志。

B. GM试验：检测的是半乳甘露聚糖（galactomannan，GM）。半乳甘露聚糖是广泛存在于曲霉菌细胞壁的一种多糖。细胞壁表面菌丝生长时，半乳甘露聚糖从薄弱的菌丝顶端释放，是最早释放的抗原。该试验能够作为侵袭性曲霉菌感染的早期依据，是目前国际公认的曲霉菌诊断方法。

⑤质谱分析技术：是基于基质辅助激光解吸电离-飞行时间质谱法（matrix-assisted laser desorption/ionization time of flight mass spectrometry，MALDI-TOF-MS）而建立的微生物鉴定系

统。商品化质谱分析自动化检测设备提高了真菌在内微生物检测上的速度和准确性。

⑥基因测序技术：以焦磷酸测序技术为代表的第二代测序表示测序进入高通量、低成本时代，并逐步用于临床感染性疾病的诊疗和科研。目前基于单分子 DNA 进行非 PCR 测序为主要特征的第三代测序具有更加灵敏、精确、信息量大的优势，更加适合于含真菌在内病原微生物基因水平的检测。

3. 病毒

（1）疱疹病毒（herpes viruses）：为 DNA 病毒。唾液和口面部最常见的是单纯疱疹病毒 1 型（herpes simplex type1，HSV-1）。80%～90% 的成人有 HSV-1 感染史，引起唇疱疹。分子生物学技术发现 HSV 存在于口腔组织内，偶尔也可以从无唇疱疹的人口腔唾液中检查出，提示有周期性排出。疱疹病毒潜伏在三叉神经节，紫外线和精神压力能激活病毒。一旦激活，病毒基因组到达末梢神经引起唇疱疹，释放病毒颗粒。

（2）巨细胞病毒（cytomegalovirus, CMV）：巨细胞病毒的形态和基因组结构与 HSV 相似，但病毒感染的宿主范围和细胞范围均狭窄。人群中感染广泛，初次感染大多在 3 岁以下，通常呈隐性感染，少有临床症状，60%～90% 的成人体内有巨细胞病毒抗体。病毒可长期或间歇地在唾液、乳汁、尿液、精液或宫颈分泌物中排出，其感染途径不清。

（3）柯萨奇病毒（Coxsackie virus）：是一种 RNA 肠道病毒，其受体广泛分布于组织和细胞中，包括中枢神经系统、心、肺、黏膜和皮肤等。与口腔有关的病毒是柯萨奇病毒 A 组。A2、A4、A5、A6、A8、A9、A10 和 A16 均可在唾液和口腔上皮中检出，与手足口病（A16）和疱疹性咽峡炎有关。

（4）人乳头瘤病毒（human papilloma virus，HPV）：是一组嗜上皮组织的小双链 DNA 病毒，有 100 多型。HPV 的传播主要是通过直接接触感染者的病损部位或间接接触被病毒污染的物品。病毒感染仅停留于局部皮肤和黏膜中，不产生病毒血症。不同型的 HPV 侵犯的部位和所致疾病也不尽相同。口腔寻常疣与 HPV2、HPV4 有关；口腔尖锐湿疣与 HPV6、HPV16 有关；口腔黏膜局灶性增生、口腔白斑及口腔鳞癌与 HPV16、HPV18 有关；口腔鳞状细胞乳头状瘤与 HPV6、HPV11、HPV13、HPV16、HPV32 有关；HPV2、HPV4、HPV6、HPV11、HPV16 型在艾滋病患者口腔中检出率高。有关 HPV 与口腔疾病的关系还需要更多的证据。

（5）肝炎病毒（hepatitis virus）：在口腔环境中，特别是唾液中能检出肝炎病毒和人类免疫缺陷病毒（human immunodeficiency virus，HIV）。这两种病毒存在交叉感染的危险，对于无症状的病毒携带者其临床感染监控是很重要的。

（6）腮腺炎病毒（mumps virus）：是 RNA 病毒。流行性腮腺炎的病原体呈世界性分布。腮腺炎病毒只有一个血清型，人是其唯一宿主。可从患者的唾液、尿液和脑脊液中分离出病毒。腮腺炎病毒易在鸡胚羊膜腔、鸡胚细胞或猴肾细胞内增殖，形成多核巨细胞。疫苗接种是预防流行性腮腺炎的有效措施。

（7）麻疹病毒（measles virus）：属于副黏液病毒。麻疹病毒在外界环境中抵抗力不太强，对干燥、日光、高温和一般消毒剂都没有抵抗力，在阳光下或空气流通的环境中半小时就失去活力，在室温下仅存活 2 h，56℃时 30 min 即被破坏，耐寒。麻疹在每年冬春季节易发作。人是其唯一的天然宿主。病毒感染时，口腔两颊内侧黏膜出现中心灰白、周围红色的科氏斑（Koplik 斑），3 天后出现特征性皮疹。皮疹形成的原因主要是局部产生超敏反应。

（8）噬菌体（bacteriophage）：在唾液和菌斑样本中可发现噬菌体，但很难将其分离和提取。变异链球菌、乳杆菌、放线菌属、韦荣球菌和伴放线放线杆菌是其特有宿主。一些噬菌体对外来菌有特异性作用，或许协助正常菌群清除外来物种。

（9）朊病毒（prion）：朊病毒（蛋白质病毒）是一类不含核酸而仅由蛋白质构成的可自我

复制并具感染性的亚病毒因子。自然的蛋白组成是健康神经组织的成分——PrPc，与疾病有关的同型蛋白为PrPsc。PrPsc持续破坏并聚集在神经组织内，引起细胞空泡状改变，表现为海绵状（又称海绵状改变）。朊病毒具有非常长的潜伏期（在人体内可以达到20年以上），对热、化学制剂及射线有极强的抵抗力。即使高压灭菌后，也要将污染器械弃之不用。当向牛、貂、猫及鼠喂食感染朊病毒的物质时，这些动物可受到朊病毒的感染。有报道显示，通过神经外科器械可造成医源性感染。

朊病毒引起的疾病有新几内亚震颤病（库鲁病）、克-雅病、变异的克-雅病和致命的遗传性失眠症。没有治疗措施或疫苗防止朊病毒感染引起的疾病，唯一的预防方法是不食用可疑的食物（特别是含有受朊病毒感染的神经组织的食物）。

口腔或口腔组织感染的程度不确定。没有证据表明口腔操作增加朊病毒传播的风险。治疗受到朊病毒感染的患者时，尽量使用可以废弃的器械，所有操作器械在使用后必须焚烧；一次性器械或清洁器械必须在134℃高温、高压的条件下消毒；保持器械潮湿，直到污染被清除（如神经组织，一旦病毒污染器械并且器械干燥，就很难清除病毒）；必须有独立的供水系统；当日门诊应最后医治受朊病毒感染的患者。

第三节　牙菌斑
Dental Plaque

牙菌斑是存在于牙齿表面的微生物膜，是口腔生态系不可分割的部分，与口腔环境保持动态的平衡关系，维持口腔正常的生理功能。当菌斑环境发生改变时，菌斑内菌群数量及比例失调，菌斑出现异常的毒性物质，导致疾病。因此，控制菌斑、调整口腔内生态平衡关系对人体健康至关重要。

一、牙菌斑形成

牙菌斑形成一般分为六个步骤：

（一）获得性膜形成

口腔细菌不是直接附着于牙，而是通过获得性膜定植在牙表面。获得性膜是菌斑形成的基础，是由唾液、龈沟液和细菌产物组成的被覆在牙表面的一层薄膜（厚度不足1 μm）。不同部位的名称和组成有所区别。吸附在釉质表面的称釉质获得性膜（acquired enamel pellicle），成分以唾液为主；附着在牙骨质上的称牙骨质获得性膜（acquired cementum pellicle），以龈沟液成分为主；覆盖在黏膜表面的称黏液外衣（mucus coat），主要是混合唾液成分。

获得性膜含有唾液来源的黏蛋白、富脯蛋白、富组蛋白、糖蛋白、脂类、脂多糖、溶菌酶、球蛋白，以及细菌代谢产物如葡糖基转移酶、葡聚糖等成分。这些成分都可作为细菌表面黏附素结合的受体。

（二）微生物传递和可逆性附着

细菌作为颗粒悬浮于唾液中，多数以布朗运动方式、少数有活动能力的细菌以主动运动方式向牙面靠近。细菌表面电子和获得性膜表面电子之间通过范德华力及静电结合，是一种远距离的物理性弱结合。这种结合是可逆的。

（三）不可逆性附着

细菌表面黏附素与获得性膜表面受体的结合是一种短距离、特异性的化学作用，是不可逆的过程。特异性是指黏附素与受体有选择性的结合，如格氏链球菌选择性地与获得性膜上的淀粉酶结合；牙龈卟啉单胞菌、变异链球菌、表兄链球菌与获得性膜的富脯蛋白结合；表兄链球菌表面的葡聚糖连接蛋白与葡聚糖连接；内氏放线菌Ⅰ型菌毛表面蛋白与富脯蛋白、富酪蛋白连接；还有一些细菌表面凝集素样蛋白（lectin like）选择性地与糖蛋白的寡糖（oligosaccharides）结合等。

黏附素与受体的结合一般是多肽蛋白与多糖支链的半乳糖（galactose）、唾液酸（sialic acid）等共价键结合（表 1-5）。

细菌的黏附素也可以选择性地与口腔黏膜上皮细胞的表面受体结合。

表 1-5 宿主与细菌之间的黏附

细菌	黏附素	获得性膜受体
链球菌种	表面蛋白抗原Ⅰ、Ⅱ	唾液凝集素
链球菌种	LTA	糖蛋白
变异链球菌	葡聚糖连接蛋白	葡聚糖
内氏放线菌	Ⅰ型菌毛	富脯蛋白
卢氏放线菌	凝集素	半乳糖
牙龈卟啉单胞菌	分子量为 150 kD 的蛋白	纤维蛋白原
洛氏普雷沃菌	分子量为 70 kD 的凝集素	半乳糖
具核梭杆菌	分子量为 42 kD 的蛋白	与牙龈卟啉单胞菌共聚

（四）共聚

共聚是指口腔细菌之间的相互黏附。细菌除了具有表面黏附素外，自身也有表面受体，可以选择性地与其他细菌的黏附素结合而聚集。现有资料已证实约有 18 种细菌之间的黏附与共聚现象（图 1-2）。细菌的不断凝集可以在菌斑内形成有排列特点的谷穗样（corn-cob）结构（图 1-3）。

（五）菌斑形成

黏附和共聚的结果使菌斑形成一个有规律的群体。除了初期从唾液获取有限的营养外，菌斑还从食物中获得生长的营养。一些细菌如变异链球菌群以自身的细胞外酶代谢食物中的糖类，产生葡聚糖和果聚糖等细胞外多糖，构成菌斑基质及糖原储备，同时也构成了菌斑细菌与外界（口腔环境）进行物质交换的通道，此时菌斑基本形成。

（六）从表面脱离

成熟的菌斑在种类及数量上有一定限度，菌斑内的细菌在不断增殖，其表面的细菌要向口腔内扩散，转移到其他部位定植。研究表明，菌斑内细菌除黏附外，还具有一种分离作用，如变异链球菌有一种蛋白释放酶（protein-releasing enzyme），能使共聚的细菌脱离开。躯体普氏菌能产生一种蛋白酶，可以分解其与口腔链球菌间的结合。游离的菌体进入口腔唾液，部分可定植到新的部位，还有一部分通过唾液从口腔排出或进入消化道。

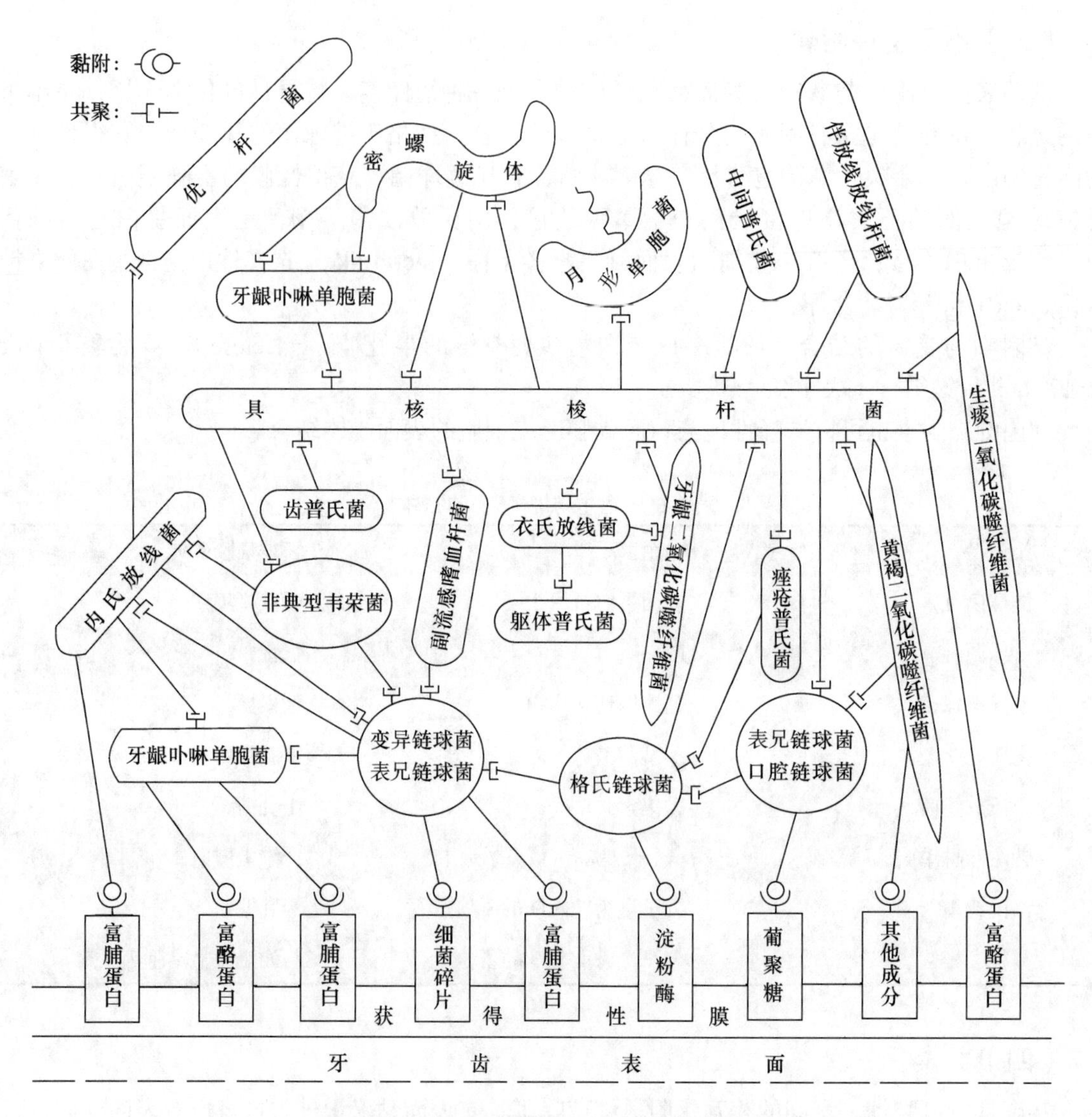

图 1-2 细菌黏附素与获得性膜受体、细胞间黏附素与受体的结合

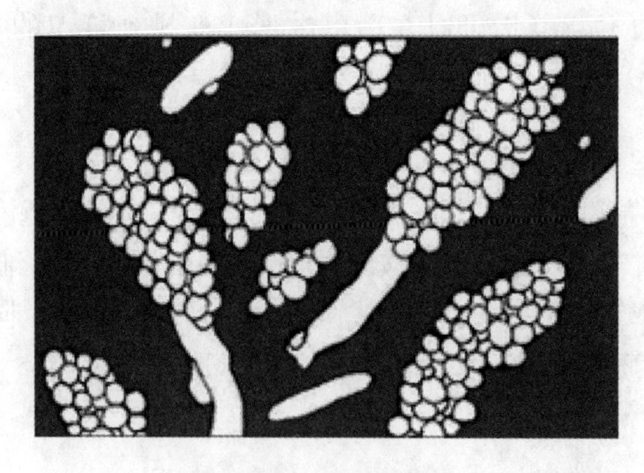

图 1-3 谷穗样结构

二、菌斑的组成与结构

（一）组成

菌斑包括基质及微生物两部分。基质的成分为水和固体，固体的化学成分包括有机成分和

无机成分。

有机成分包括：①糖类：葡萄糖、蔗糖和多糖（葡糖糖、果糖和杂多糖）；②蛋白类：免疫球蛋白、白蛋白、乳铁蛋白及多种氨基酸（酪氨酸、苏氨酸和硫氨酸）、糖蛋白（黏多糖）；③酶类：溶菌酶、淀粉酶和水解蛋白酶；④脂类：脂糖及磷脂；⑤代谢产物：乳酸、甲酸、乙酸、丙酸、戊酸、氨、吲哚及甲硫醇。

无机成分包括钙、镁、磷、钠、钾、铁（少量）及氟（少量）。

（二）结构

牙菌斑内细菌间是有序结合，一般长杆菌及丝状菌与釉质表面垂直（或有一定的角度）排列。球菌黏附在其周围，形成谷穗样及试管刷样（test tube brush）结构。细菌间隙的基质是菌斑与口腔环境进行物质交换的通道。

（三）成分变化

在菌斑形成过程中，由于细菌的生长代谢，菌斑表面及内部成分出现一些有规律的改变：菌斑表面营养丰富，到深层则减少；代谢产物增加，各种有机酸增加；氧含量表面高，内部减少，表面氧化还原电位为“+”，内部为“－”；菌斑表面［Na^+］高于［K^+］，内层［K^+］高于［Na^+］；表面 pH 为中性，深层变酸（图 1-4）。

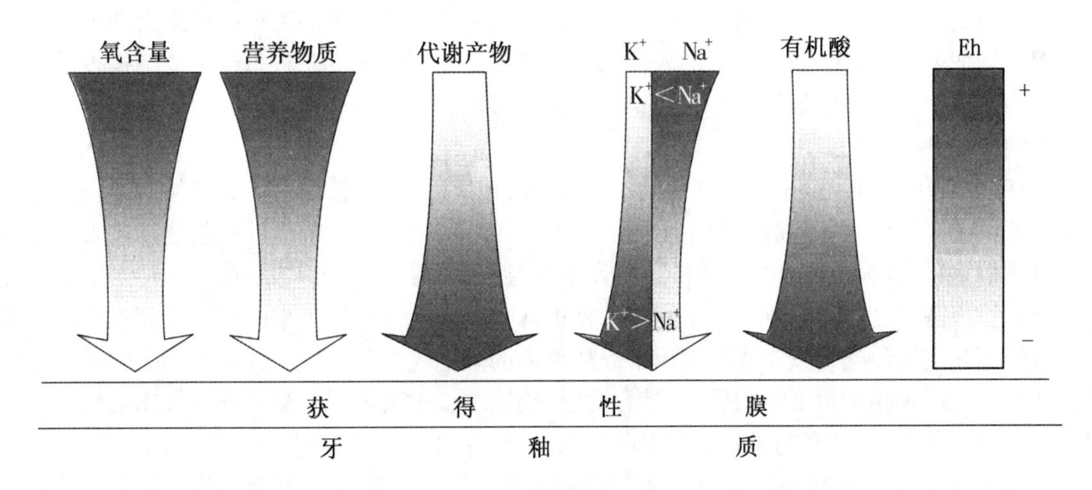

图 1-4　牙菌斑内主要成分的变化规律

三、菌斑分类和细菌成分

菌斑的分类方法主要有两种：①以龈缘为界，分为：a. 龈上菌斑（supragingival plaque），包括牙齿光滑面、邻面和窝沟菌斑；b. 龈下菌斑（subgingival plaque），有附着菌斑和非附着菌斑。②是在①的基础上增加龈缘菌斑（gingival margin plaque）。菌斑分类体现了各生境中菌斑所处环境不同，菌斑内菌种组成也各异。容易引起龋病及牙周病的菌斑大多位于不易清除的区域，如窝沟菌斑（fissure plaque）、邻面菌斑（approximal plaque）和龈下菌斑。

光滑面菌斑内的优势菌群为链球菌，其中以轻链球菌、血链球菌及变异链球菌为主，此外还有放线菌、韦荣球菌和奈瑟菌等。该部位菌斑内的菌群种类和数量容易受宿主卫生、饮食等生活习惯的影响。

殆面窝沟及颊舌侧窝沟是菌斑滞留区，是龋病易感部位，主要是革兰氏阳性球菌，特别是产生胞外多糖的菌种，如变异链球菌群。革兰氏阳性杆菌以放线菌较多，少量是丙酸杆菌。革兰氏阴性球菌主要是韦荣球菌，革兰氏阴性厌氧菌一般不易被检出。

邻面菌斑位于牙邻面，牙齿接触点以下是龋病易感区，是不易自然清除菌斑的部位。与窝沟菌斑相比，细菌数量多，优势菌为放线菌属、内氏放线菌和溶牙放线菌；革兰氏阳性球菌检出得也较多，如变异链球菌和血链球菌；革兰氏阴性球菌是奈瑟菌；革兰氏阴性杆菌多为普氏菌属。

龈下菌斑位于龈缘下、龈沟或龈袋内，隐藏细菌最多。细菌可以获得唾液及龈沟液营养的支持，低的氧化还原电位最适合厌氧菌生存。菌种包括革兰氏阳性球菌的轻链球菌群及咽峡炎菌群；革兰氏阳性杆菌的麦氏放线菌、溶牙放线菌、内氏放线菌和格氏放线菌，还有罗斯菌（*Rothia*）。健康龈沟内检出的革兰阴性厌氧菌有产黑色素普氏菌、变黑普氏菌、少量牙龈卟啉单胞菌及梭杆菌。当出现单纯性牙龈炎时放线菌数量明显增加，同时厌氧的革兰氏阴性杆菌也增加。当出现牙周炎时，革兰氏阴性厌氧菌如牙龈卟啉单胞菌及具核梭杆菌等多种相关菌种明显增加。大多数龈下菌斑附着于牙齿硬组织或牙结石表面，称为附着龈下菌斑。与上皮直接接触、浮游于龈沟或龈袋的菌斑称为非附着性龈下菌斑。

第四节　口腔微生物与全身疾病
Oral Microbiome and Human Diseases

口腔中定植了超过700种不同的微生物物种，是人体中仅次于消化道的第二大微生物群落栖息地。物种丰富的口腔微生物帮助人体抵抗外部不良刺激的入侵。越来越多的证据表明，口腔微生物菌群的失调不仅容易导致口腔疾病，还有可能与全身疾病的发生有关。口腔微生物群在人类健康中发挥重要作用。

早在1891年，口腔微生物学家米勒（Willoughy D. Miller）就提出了著名的口腔病灶感染学说。他认为口腔作为各类病原微生物的储存库，口腔微生物和（或）其产物能够进入与其毗邻或其他较远的身体部位，引起多种口腔及系统性疾病。随后的研究表明，在人体正常系统中，微生物与宿主之间存在着生态平衡，并抵抗外来的群落，维持宿主的健康。而在疾病系统中，可能存在宿主免疫力改变或环境因子改变带来的微生物群落组成、代谢与毒力因子表达异常，从而造成疾病相关微生物的异常扩增。这种长期的微生物生态失衡会导致人体疾病。

最近分子生物学研究的进展，特别是高通量测序技术的广泛应用，极大地扩展了我们对口腔微生物组在健康和疾病中所扮演角色的认识。同时，随着人类微生物组计划（Human Microbiome Project，HMP）的开展，越来越多的与人体健康相关的微生物被挖掘鉴定出来。特别是其中针对口腔微生物组学的研究，给口腔微生物与全身疾病关系的研究打开了一扇大门。

较早的研究表明，口腔微生态失调，譬如牙周炎感染引起的口腔微生态失调与系统性炎症反应密切相关。最新的研究不断向我们展示口腔微生物可能对全身消化系统、免疫系统、心血管系统、内分泌系统和神经系统都产生影响（图1-5）。

一、消化系统疾病

口腔是消化道和呼吸道的起始点，越来越多的消化系统疾病被证实与口腔微生物有关。炎症性肠病（inflammation bowel disease，IBD）是其中较早被发现的与口腔微生物有关的消化道疾病之一。另外，还有证据表明肝硬化、胃肠道肿瘤与口腔微生物群落之间也存在着密切的相关性。

（一）炎症性肠病

炎症性肠病是包括从溃疡性结肠炎到克罗恩病的一系列疾病。溃疡性结肠炎的特点是持续、弥散性的结肠表面的炎症。克罗恩病是一种慢性炎症性疾病。它可能影响消化道从口腔到肛门的不同部位，最常见的是影响结肠和末端回肠。目前认为，炎症性肠病的发病机制与遗传

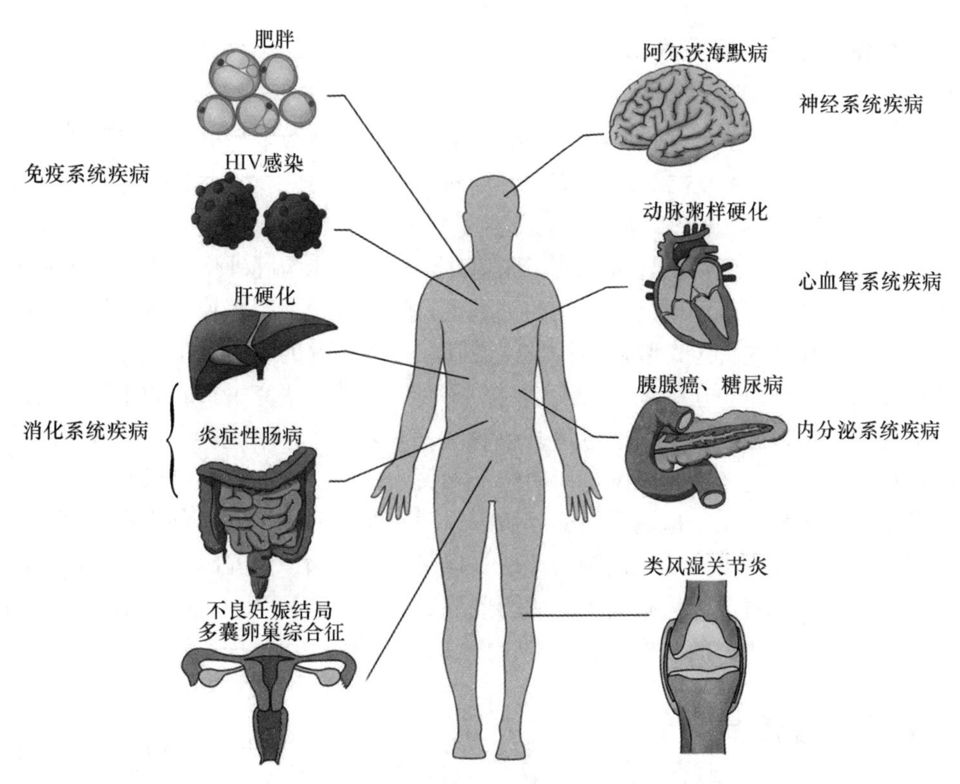

图 1-5　口腔微生物与全身疾病

易感个体的共生肠道微生物系统的不当持续炎症反应有关。炎症性肠病是遗传因素、免疫因素、微生物因素与环境因素之间复杂的相互作用的结果。炎症性肠病以腹泻、腹痛和消化道出血为主要症状。30%～80% 的炎症性肠病患者会出现口腔溃疡等黏膜损害，并且口腔损害的发生常早于肠道损伤，往往在活动期与炎症性肠病的病情平行。患有炎症性肠病的患者有一部分表现出伴随性的口腔症状，如口腔溃疡，提示口腔微生物菌群可能与这些表现有潜在的联系。

2017 年 10 月《科学》(*Science*) 杂志发表了日本庆应义塾大学和早稻田大学研究人员的研究成果，显示在特定的机体状态下，比如不受控地服用抗生素导致的菌群失调时，以克雷伯菌为代表的口腔内细菌经吞咽进入下方消化道后可定植在肠道内，并活化免疫 TH1 细胞，从而导致肠道的炎性反应，出现典型的炎症性肠病表现，直接证实了口腔细菌与肠道疾病之间的关系。当使用无菌动物技术在肠道中定植细菌时，从唾液微生物群中分离出来的克雷伯菌群是 Th1 细胞的强大诱导因子。这些克雷伯菌菌株对多种抗生素有耐药性。当肠道微生物菌群处于失调状态时，它们倾向于定植，并在遗传易感宿主的背景下引发严重的肠道炎症。在同期期刊上，曹雪涛对这项研究发表了评论性综述，肯定了口腔微生物在全身健康和疾病状态中扮演角色的重要性。这就提示了口腔微生物并不是与肠道微生物和全身健康及疾病状态相孤立的。相反，它们之间的关系可能非常密切。对口腔微生物环境变化的研究对于肠道乃至全身的健康状况都很有意义。这项典型研究证实，一株分离自炎症性肠病患者唾液的克雷伯菌株定植于肠道后能引起慢性肠道炎症。口腔可以作为潜在的肠道疾病的宿主，从而加剧肠道疾病的表现。

另一项研究还发现，在炎症性肠病患者的唾液菌群中，拟杆菌属的数量显著增加，同时变形菌属显著减少。主要的属，如链球菌属、普氏菌属、奈瑟菌属、嗜血杆菌属和韦荣球菌属，在很大程度上导致了炎症性肠病患者的唾液中微生物失调。这项研究还观察到炎症性肠病患者唾液中的菌群失调与溶菌酶相关的细胞因子炎症反应密切相关，其中一些细胞因子与某些细菌种类的相对丰度有很强的关联性。例如，溶菌酶与 IL-1 水平之间存在很强的关联性，而与链球菌、普氏菌、嗜血杆菌和韦荣球菌属的相对丰度也有很强的关联性。另一项研究报告称，在患结肠炎的小鼠模型中观察到口腔菌群失调与唾液中细菌的成分变化有关。

（二）其他消化系统疾病

肝硬化是许多慢性肝病（未经系统治疗）的结果，在全世界都很普遍。2014年秦楠等在《自然》（*Nature*）杂志上发表文章，研究了肝硬化患者的肠道微生物群特征，并为之建立了参考基因组。组间丰度不同的75 245个基因可归为66个类群，其中28个在患者中丰度高，38个在对照个体中丰度高。在患者中丰度高的分组里，有54%分类学指定的物种是口腔来源的，提示肝硬化患者的口腔微生物群异常侵入了肠道并定植，可能与肝硬化疾病的发生有关。

此外，消化道肿瘤与口腔微生物之间的关系也是学者们较为感兴趣的研究领域。有研究发现，牙周病的病史和某些特定口腔病原体抗体的存在与胰腺癌的发病风险增加有关。胰腺癌是一种高致死性消化道肿瘤。在一项大型病例对照研究中，学者研究了口腔微生物群与后续患胰腺癌风险的关系。在口腔样本中，携带口腔致病菌——牙龈卟啉单胞菌和伴放线聚集杆菌与胰腺癌风险增加相关。纤毛菌属与胰腺癌风险降低相关。这些口腔细菌还可以作为一种易于获取的非侵入性生物标志物，用于检测后续的胰腺癌风险，这有助于识别这种疾病的高危人群。同时，这类研究也提示我们可开发靶向预防疗法，以对抗牙周病原体并降低胰腺癌的风险。更多的研究成果还包括牙周病或牙齿缺失患者患胃肠癌的风险增加。个别报道指出，口腔细菌可能局部活化与酒精和吸烟相关的致癌物，或通过慢性炎症系统性地发挥作用。

二、内分泌系统疾病

内分泌系统疾病的进程和预后与个体内部环境密切相关。口腔微生物组影响个体内部环境，同时也受到个体内部环境的影响。这启发我们寻找内分泌系统疾病与口腔微生物组之间的关系。其中糖尿病、不良妊娠结局（adverse pregnancy outcome，APO）和肥胖已经被证明与口腔微生物组相关。

（一）糖尿病

糖尿病的典型特征是高血糖、易受感染和高氧化应激，可导致系统并发症。牙周病与糖尿病之间存在双向关系。微生物群在体内代谢平衡中起着关键作用，并影响包括糖尿病在内的多种病理过程。糖尿病是牙周炎的风险因素，并增加疾病的严重程度。在1型糖尿病患者中，大多数年龄段牙周病的严重程度有所增加。年龄本身已被证明是牙周炎的危险因素，并且可能是一个混杂因素。

2型糖尿病也被证明是牙周病的危险因素。一项关于1342名患者中糖尿病状态与牙周状况之间关系的研究表明，糖尿病患者患牙周炎的风险增加。Casarin等观察，2型糖尿病患者和非糖尿病患者相比，龈下菌群存在显著差异，如TM7、聚集杆菌属、奈瑟菌属、孪生球菌属、艾肯菌属、月形单胞菌属、放线菌属、二氧化碳嗜纤维菌属、梭杆菌属、韦荣球菌属和链球菌属的相对丰度较高。肖锷等2017年发表的文章为更好地理解糖尿病如何增加牙齿缺失的风险和严重程度提供了一个机制基础。糖尿病可以导致口腔细菌组成改变，并且通过感染无菌小鼠，发现糖尿病小鼠的口腔微生物群更具有致病性。此外，用IL-17抗体治疗可降低糖尿病小鼠口腔微生物群的致病性。当感染无菌小鼠时，来自经IL-17处理的供体的口腔微生物群减少了中性粒细胞的募集，降低了IL-6和RANKL表达，减少了骨吸收。

（二）不良妊娠结局

现已发现不良妊娠结局与口腔微生物组改变有关。Madianos等2013年报道发现不良妊娠结局母亲的富赛拟杆菌和直形弯曲菌的水平明显较高。另外的研究显示，牙周病相关的具核梭杆菌也可能与不良妊娠结局有关。具核梭杆菌通过血液传播到胎盘并导致不良的妊娠结局。引发的全身炎症反应可能加剧胎儿胎盘部位的局部炎症反应，并进一步增加发生不良妊娠结局的风险。

（三）其他内分泌系统疾病

肥胖也被发现与口腔微生物组相关。肥胖的炎症性质已被广泛认识。Goodson 等发现超重女性的唾液微生物组成发生了变化。细菌种类可以作为发生超重状态的生物学指标。研究者指出，口腔细菌可能参与导致肥胖的病理过程。

多囊卵巢综合征（polycystic ovary syndrome，PCOS）是一种常见的女性内分泌疾病，其病因不明，主要表现为高雄激素、闭经和多囊卵巢形态，常伴有不孕、肥胖、胰岛素抵抗和低度炎症。目前已知肠道微生物群对其中的几种情况有影响。最近，有研究者也发现粪便与唾液微生物群落之间存在关联。在多囊卵巢综合征患者的唾液微生物群中放线菌门的细菌减少，细菌群落组成发生明显变化。

三、免疫系统疾病

口腔微生物组与人体免疫系统功能密切相关，与人类免疫系统疾病如类风湿关节炎相关，并对人类免疫缺陷病毒（human immunodeficiency virus，HIV）感染等免疫系统的多系统疾病起着重要作用。

（一）类风湿关节炎

类风湿关节炎是一种自身免疫性疾病，与心血管和其他系统疾病导致的死亡率增加有关。但是类风湿关节炎的病因仍不清楚。尽管关于类风湿关节炎遗传易感性的研究已经涉及 HLA-DRB1、TNFAIP3、PTPN22 和 PADI4 等基因，但有研究证明环境因素也是致病原因。

微生物可以引起类风湿关节炎，而肠道与口腔之间的微生物群存在相似性，表明在不同的身体部位，微生物的数量和功能存在重叠。在类风湿关节炎患者的肠道和口腔微生物组中检测到生态失调。类风湿关节炎经治疗后，该失调得到部分缓解。肠道、齿面或唾液微生物组的改变可将类风湿关节炎患者与健康对照者区分开来。这些变化与临床评估相关，并可用于判断患者对治疗的反应，以对患者进行分类。特别是嗜血杆菌在所有三个位点都与血清自身抗体水平呈负相关，在所有类风湿关节炎患者中，三个位点唾液乳杆菌数量过多；而在非常活跃的类风湿关节炎患者中，唾液乳杆菌数量增加。在功能上，类风湿关节炎患者的微生物群中铁、硫、锌和精氨酸的氧化还原环境、转运和代谢发生改变。这说明微生物组成分在预后和诊断中具有应用潜力。

（二）HIV 感染

HIV 感染与一系列口腔疾病有关。在 HIV 阳性受试者中发现了越来越多的与疾病相关的微生物种类。未经治疗患者的病毒血症发病率升高与潜在致病菌如韦荣球菌、普雷沃菌、巨型球菌和弯曲菌等菌属的比例显著高于健康对照相关。

另一项研究报道，HIV 感染者口腔微生物多样性低于健康对照组，这种多样性在抗逆转录病毒治疗（antiretroviral therapy，ART）治疗后进一步降低。控制良好的 HIV 阳性患者与 HIV 阴性对照之间没有显著差异，表明控制良好的 HIV 阳性患者与非 HIV 患者的口腔菌群本质上是相似的。这些证据表明 HIV 患者的口腔微生物组发生了变化。这些变化可能与 HIV 感染或 HIV 治疗以及与疾病相关的其他口腔表现形式有关。

四、神经系统疾病

神经系统疾病与口腔微生物群之间的联系已经得到了证实。从一个新的角度认识神经系统疾病是很有启发性的。阿尔茨海默病是一个典型例子。阿尔茨海默病是痴呆最常见的病例，占所有病例的60％～80％。其特点是认知障碍、病因复杂并受多因素影响。Miklossy等重点强调了包括口腔和肠道在内含有的几种类型的螺旋体与阿尔茨海默病有关。Riviere等通过PCR技术和特异性抗体在脑部样本中发现了口腔厌氧菌（密螺旋体）。

在16例阿尔茨海默病患者的大脑中，有15例用抗体检测到了密螺旋体，而在18例对照中有6例检测到，因此从检出率上比较表明某些细菌门与阿尔茨海默病的关系更密切。这与在阿尔茨海默病患者大脑中发现了口腔厌氧菌牙龈卟啉单胞菌产生的脂多糖（在对照组未发现）证据是一致的。

肿瘤坏死因子α（tumor necrosis factor，TNF-α）与阿尔茨海默病之间的关系已经确立。Kamer等使用标准ELISA技术结合抗体检测TNF-α，寻找牙周细菌伴放线聚集杆菌、福赛斯坦纳菌和牙龈卟啉单胞菌的血清抗体。与对照组相比，阿尔茨海默病患者中口腔细菌的TNF-α和口腔细菌抗体水平较高。在阿尔茨海默病患者中这些细菌的血清抗体比值比为6.1，这可以用作诊断工具。

此外，一项纵向研究探索了使用口腔细菌作为预测工具的潜力。在肯塔基州大学的神经学研究项目中，158名具有生物恢复能力的成年人在实验起点时认知水平正常。起始时的高抗体水平，尤其口腔厌氧杆菌具核梭杆菌和中间普雷沃菌的抗体，与受试者10年后的认知缺陷相关。

五、心血管系统疾病

口腔微生物组与心血管系统疾病之间的相关性目前还不够大，但研究人员确实证实了动脉粥样硬化与口腔微生物群之间存在一些潜在联系。动脉粥样硬化的特征是胆固醇积聚和巨噬细胞向动脉壁的聚集。因此，它被认为既是一种代谢疾病，也是一种炎症。通过16S rRNA测序，Koren等在大多数动脉粥样硬化患者的口腔微生物群中鉴定出金色单胞菌属、韦荣球菌属和链球菌属。此外，相同个体内的动脉粥样硬化斑块和口腔或肠道样品，有额外的共同的几种细菌型。有趣的是，口腔和肠道中的几种细菌类群与血浆胆固醇水平相关。口腔细菌，甚至肠道细菌可能与动脉粥样硬化的疾病标志物相关。

六、小结

口腔微生物菌群的失衡可导致口腔和全身疾病。口腔菌群或可通过血液循环和（或）唾液、食物吞咽进入与口腔毗邻或较远的身体其他部位，引发全身和（或）局部免疫功能、代谢和营养摄入障碍，参与多种全身疾病的发生和发展。

口腔微生物组在人类微生物群落和人类健康状况中发挥重要作用。研究口腔微生物群及其与全身微生物群在不同身体部位和不同健康状况下的相互作用对于我们对人体的认知以及如何改善人类健康具有重要意义。

第五节　菌斑与口腔疾病
Plaque and Oral Diseases

菌斑是口腔生态系统不可分割的一部分，是口腔常见病——龋病和牙周病发病的重要因素，研究证明：

（1）菌斑在口腔的滞留区就是龋病及牙周病的易感区。

（2）在疾病早期及进展期，局部菌斑内菌群比例及数量发生改变，致病菌的数量明显增加。

（3）致病菌产生对牙体及牙周组织有害的毒性物质。若消除相关细菌及毒素，则疾病得到改善。

（4）由菌斑引起的疾病有多因素、多菌种、多毒性的特点，属于内源性感染，其病原菌多数属于条件致病菌。

一、龋病与牙菌斑的关系

龋病是菌斑内细菌利用糖类代谢产酸（乳酸等），使牙釉质、牙骨质及牙本质的羟基磷灰石（hydroxya patite，HAP）脱钙、破坏而发生的疾病，是致龋菌、含糖食物与宿主口腔相互作用的结果。

（一）致病菌的确定

从20世纪20年代起，许多学者对致龋菌做了系统研究，通过寻找龋洞内及龋早期病损处的病原菌、龋病流行病学调查、细菌学分离技术、动物模型及实验室研究，在20世纪70年代末证实变异链球菌具有强致龋性，特别是其在病变早期的致龋作用与牙体各部位的龋损发生有关。乳杆菌具有促进龋发展的作用，近年又提出放线菌与邻面龋及牙根面龋发生有关。

近十几年在牙根面龋的研究中发现：在龈沟及牙周袋内并无变异链球菌及乳杆菌，而革兰氏阴性菌的比例明显升高，数量升高的菌种包括二氧化碳嗜纤维菌属和普氏菌属，特别是牙龈二氧化碳嗜纤维菌、黄褐色二氧化碳嗜纤维菌及中间普氏菌。研究表明，这些细菌在分解糖类产酸的同时还具有能降解牙骨质基质内蛋白（如胶原蛋白）的作用。因此，有学者提出非变异链球菌（non-mutans streptococcus），即其他耐酸的口腔链球菌在龋病发展中的致龋作用。

公认的致龋菌是：①变异链球菌群，主要是变异链球菌和表兄链球菌；②乳杆菌属，主要是乳酪乳杆菌和嗜酸乳杆菌；③放线杆菌属，有口腔放线菌和溶牙放线菌。

（二）致龋菌的毒性作用

1. 黏附 致龋菌有多种黏附功能，如变异链球菌表面抗原Ⅰ和Ⅱ、细胞壁磷脂壁酸、表面葡聚糖连接蛋白等可以与牙釉质表面获得性膜受体结合，附着在牙表面；内氏放线菌Ⅰ型菌毛也有较强的黏附力。

2. 细胞外多糖合成能力 变异链球菌有三种受基因调控的葡糖基转移酶。这些酶利用口腔内的蔗糖合成可溶性和不溶性葡聚糖（表1-6）：果糖基转移酶利用蔗糖合成果聚糖；葡聚糖和果聚糖既促进了菌斑形成，又构成菌斑基质成分，称为细菌胞外营养储备。

表1-6 变异链球菌群的多糖产物、合成酶及调控基因

细菌	酶	基因	葡聚糖结构	葡聚糖种类
变异链球菌	GTF-I	*gtfB*	73% α-（1-3）-，27% α-（1-6）-	水不溶性
	GTF-IS	*gtfC*	66% α-（1-3）-，34% α-（1-6）-	混合性
	GTF-S	*gtfD*	30% α-（1-3）-，70% α-（1-6）-	水溶性
表兄链球菌	GTF-I	*gtfI*	80%～90% α-（1-3）-	水不溶性
	GTF-S	*gtfS*	100% α-（1-6）-	水溶性
	GTF-S	*gtfT*	90% α-（1-6）-	水溶性

注：GTF，葡糖基转移酶（glucosyltransferease）

3. 产酸 变异链球菌和乳杆菌有较强的产酸能力，在糖类的存在下快速代谢产酸。产酸是通过糖类磷酸转移体系——磷酸烯醇式丙酮酸糖类磷酸转移酶系统，将蔗糖、葡萄糖、麦芽糖、果糖和乳糖等快速转运入细菌细胞内。一部分糖经代谢生成丙酮酸，再经乳酸脱氢酶分解产生乳酸，排到细胞外。另一部分糖在细胞内合成为细胞内多糖（intracellular polysaccharide，IPS），作为细胞内糖原储备。待外源性营养缺乏时，可继续代谢产酸。详细过程参见第二章。

4. 耐酸 致龋菌在有较强的产酸能力的同时还能在菌斑内 pH 5.0 以下的环境继续生长代谢产酸（表 1-7）。菌斑内其他对酸敏感的菌种不能生存。

表 1-7 细菌耐酸性

菌种	生长极限 pH	致死 pH
变异链球菌	4.28	3.0
乳酪乳杆菌	3.81	2.3
内氏放线菌	4.68	3.2

二、牙周疾病与菌斑

与龋病不同，牙周病的感染来源于牙周袋内的细菌。由于全身及口腔局部的原因导致菌群失调，致病菌产生的各种毒素可引起牙周组织炎症及损害。

（一）细菌病因学说

目前对菌斑内病原菌的作用有三种观点：特异菌斑学说认为菌斑内个别菌种引起牙周炎症；非特异菌斑学说认为牙周炎是龈下菌斑内所有菌种联合作用的结果；生态菌斑学说认为牙周局部菌斑的环境改变有利于分解蛋白质的厌氧菌（革兰氏阴性厌氧菌）增殖，使龈下菌群平衡失调而导致疾病。

前两种学说孤立地强调菌斑内菌种的作用，但不能解释牙周病发生、发展的复杂过程和现象。生态菌斑学说从口腔生态系内宿主（全身和局部）与菌斑之间的生态平衡角度切实地指出了疾病发生的内涵。

（二）牙周病的微生物学特征

牙周致病菌的特征有：①在牙周炎病变进展部位的菌斑内存在高数量、高比例的相关菌种；②排出这种细菌及其产生的毒性物质后，临床炎症得到改善；③细菌在炎症进展的早期便已存在；④细菌必须刺激宿主的防御系统反应；⑤毒性物质应由相关菌种产生；⑥在适当的动物模型上诱导出相应的炎症。

目前公认的牙周致病菌包括牙龈卟啉单胞菌、伴放线放线杆菌、中间普氏菌、福赛斯坦纳菌、齿密螺旋体、具核梭杆菌、微小消化链球菌、直肠弯曲杆菌、侵蚀艾肯菌及痰样月形单胞菌等。

由于人类机体存在不同差异（年龄、生长代谢和免疫反应），口腔内各生境的微环境不同，菌斑内容各异，表现出不同的牙周病类型。

1. 慢性龈缘炎（chronic marginal gingivitis） 炎症限于牙龈。与健康龈沟相比，龈袋菌斑细菌总数增加 10～20 倍。放线菌增加明显，包括衣氏放线菌和内氏放线菌。牙龈出血后，产黑色素菌种及具核梭杆菌等革兰氏阴性厌氧菌种的数量会上升。

2. 慢性牙周炎（chronic periodontitis） 慢性牙周炎好发于成人，表现为牙周组织破坏性炎症：附着丧失，出现牙周袋、牙槽骨吸收，龈下菌斑内革兰氏阴性厌氧菌增加，多数为不分解糖而降解蛋白质的菌种。这些菌种包括牙龈卟啉单胞菌、中间普氏菌、具核梭杆菌、福赛斯坦纳菌和密螺旋体，其次还有躯体普氏菌、口腔普氏菌和直肠弯曲杆菌等。

3. 急性坏死性溃疡性牙龈炎（acute necrotizing ulcerative gingivitis） 为以牙龈组织坏死为特征的炎症。龈沟内检出大量各种螺旋体。密螺旋体的数量可占总菌数的40%。另一个增加的是中间普氏菌，其次为梭形杆菌。

4. 侵袭性牙周炎（aggressive periodontitis） 为牙周组织迅速破坏但炎症反应较轻的特殊类型牙周炎。龈下菌斑菌群内的菌种是伴放线放线杆菌。该菌检出率明显增加，达到70%以上。此外，牙龈卟啉单胞菌、中间普氏菌、二氧化碳嗜纤维菌、侵蚀艾肯菌及螺旋体也增加。

上述各牙周炎症类型说明了口腔生态系的差异以及机体反应（免疫反应）的区别。这种区别导致菌斑内不同的种群增殖以及产生并分泌相应的毒性物质。

（三）牙周致病菌的毒性因素

牙周致病菌的毒性因素主要指由致病菌产生的侵袭、破坏牙周屏障、免疫系统及牙周组织的毒性物质。

1. 黏附素 致病菌细胞表面有多种黏附素能与牙龈上皮细胞表面受体结合，使细菌定植在龈袋和牙周袋内壁上。牙龈卟啉单胞菌和伴放线放线杆菌表面的菌毛蛋白、细胞外膜泡、脂多糖及蛋白酶等都具有黏附功能，与龈袋上皮细胞受体结合。

2. 脂多糖 脂多糖是革兰氏阴性细菌胞外膜内毒素，其作用有：①诱导产生炎性因子，刺激宿主细胞分泌胶原酶，减少组织胶原蛋白的形成；②诱导巨噬细胞和成纤维细胞产生细胞因子，刺激局部骨反应；③提高炎症局部氧的消耗，促进牙周组织破坏。

3. 蛋白酶 牙龈卟啉单胞菌、齿密螺旋体和福赛斯坦纳菌等都具有分泌蛋白酶的能力。蛋白酶对牙周组织有多种毒性作用：①作为黏附素与龈袋上皮细胞、纤连蛋白胶原复合体（fibronectin-collagen complexes）和成纤维细胞的表面受体相结合；②分解牙周组织和龈沟液蛋白，如牙龈卟啉单胞菌和具核梭杆菌能将牙周组织蛋白降解为小分子肽和氨基酸，作为本身的营养来源；③降解宿主的免疫球蛋白；④破坏牙周组织的细胞屏障，使菌体侵入组织内，造成组织破坏及炎症。

在产生蛋白分解酶的牙周致病菌中，牙龈卟啉单胞菌能产生活性最强的酶，包括精氨酸和赖氨酸特异性半胱氨酸蛋白酶（也称胰酶样蛋白酶）、X-前二肽蛋白酶（X-prolydipeptidy）和赖氨酸-半胱氨酸蛋白酶，是牙周炎早期破坏牙周组织的重要毒性因素。

4. 细胞外膜泡 牙周致病菌的细胞外膜泡是从细胞外膜分离出来的泡样物质，直径约为50 nm，是重要的毒性物质。除本身起到黏附素作用外，细胞外膜泡还可以携带致病菌的各种毒素（内毒素和蛋白酶）穿入牙周组织内起到破坏作用。已证实牙龈卟啉单胞菌、伴放线放线杆菌和齿密螺旋体有较强的外膜泡分泌功能。

5. 其他毒性因素 包括伴放线放线杆菌所特有的杀灭白细胞和单核细胞的白细胞毒素（leukotoxin）、牙龈卟啉单胞菌和中间普氏菌产生的凝血素（haemogglutinin）及溶血素（hemolysin），以及致病菌的代谢产物（氨及脂肪酸）。

牙周致病菌毒性因素的总结见表1-8。

表1-8 牙周致病菌的毒性作用和毒性因素

毒性作用	毒性因素
黏附	膜泡、黏附素、脂多糖、蛋白酶
细菌生长	蛋白酶、溶血素
扰乱宿主防御	膜泡、脂多糖、蛋白酶
破坏组织	膜泡、脂多糖、蛋白酶、细胞毒、黏附素

上述多种毒性物质的参与说明牙周疾病发生、发展的复杂性。研究证明，就致病作用而言，龈下菌斑内的细菌与毒素之间同样存在着相互加强及制约的关系。

（四）宿主与细菌间的作用

致病菌及毒素在龈袋、牙周袋内引起宿主的防御性反应。一种反应使炎症停止进展，另一种反应是过量毒素及免疫复合物连续作用，使炎症继续发展。

1. 释放金属蛋白酶 明显的反应是脂多糖刺激中性粒细胞大量堆积在牙周局部组织内，并释放潜伏基质金属蛋白酶（latent matrix metalloprotcinase）或活性水解酶（hydrolytic enzyme）。致病菌的蛋白酶再活化金属蛋白酶后，降解宿主牙周组织的胶原蛋白、纤连蛋白和层粘连蛋白。

2. 释放炎症因子 致病菌刺激T细胞释放白介素-1（IL-1）。IL-1是炎症发展初期的关键因子，起到多种作用：可以刺激成纤维细胞产生胶原酶；能刺激骨反应，激活破骨细胞作用。致病菌刺激巨噬细胞可产生IL-1α、γ-干扰素（interferon-γ，IFN-γ）和肿瘤坏死因子（tumor necrosis factor，TNF），诱导成纤维细胞释放胶原酶，造成牙周组织破坏。

总之，牙周炎症是环境、宿主、相关细菌间的多因素、多菌种、多种毒性复杂作用的过程。

第六节　口腔微生物学的研究方法
Study Methods of Oral Microbiology

为了进一步诊断疾病病因、正确使用临床抗生素药物以及研究口腔微生物的致病机制及传播途径，医务工作者应掌握标本取材技术并熟悉实验室检查的原理和技术。

一、临床信息

为了使诊断及科研信息完整，微生物样本应与临床信息密切结合，及时、准确地在特殊设计表格中填写临床信息，如年龄、主要临床表现、发病日期、抗菌治疗、抗生素过敏史和既往感染史等。

二、标本的采集和转运

1. 新鲜的标本 大多数口腔微生物（如厌氧菌和大多数病毒）不能在室温条件下长时间存活。而其他一些微生物，如大肠埃希菌和葡萄球菌，在室温条件下可以繁殖生长。若标本不能及时运送至实验室，将影响随后的检查结果。

2. 合适的标本转运方式 标本脱水或暴露于有氧环境会导致微生物死亡或数量减少。标本转移介质应与标本中所包含的微生物种类相符合，如病毒标本或细菌标本应使用各自的转移介质。应使用安全、坚固的容器转运标本，以避免污染。

口腔内含有众多微生物。许多病原菌是口腔的正常菌，但在某些情况下致病（条件致病菌），采集未受污染的样本非常困难。例如，从病变活跃处的牙周袋深部取样，在样本采制过程中可能被污染，导致牙周病致病菌的数量增多。另外，由于厌氧措施问题导致厌氧菌损失过多，常用方法有纸光法、标准环法、充气套管法和滤纸收集法。鉴于以上原因，诊断口腔感染时应选取合适的标本（表1-9）。

根据不同的感染疾病，口腔微生物学实验室检测样本可分为脓性感染标本、黏膜感染标

表 1-9 口腔感染微生物学检测标本

病变或病变部位	样本	检测内容
唇和口周皮肤	湿棉拭子 水浸液、棉拭子 脓液吸取物 血清	酵母菌和细菌培养 病毒培养和显微镜检测 显微镜镜检和培养 病毒和梅毒的血清学检测
舌和口腔黏膜	棉拭子 刮取物涂片水浸液 活检组织 血清	细菌、酵母菌和病毒培养 酵母菌和细菌镜检酵母菌和细菌镜检 细菌和病毒培养，酵母菌和可疑肺结核镜检 细菌和病毒培养，酵母菌和可疑肺结核镜检
牙槽脓肿或可疑的感染性囊肿	吸取物	涂片和培养
牙根管感染	纸尖或拔髓针取样	无菌取样；应用半固体转运介质；半定量检测
牙菌斑	刮取物	不同的取材工具和程序
牙龈和牙龈裂隙	无菌器具上的刮取物	坏死性溃疡性感染应用涂片样本；牙周疾病应用病毒培养、DNA 实验和 BANA 实验
严重龋齿	唾液	乳杆菌或变异链球菌检测
义齿性口炎	棉拭子或涂片	酵母菌检测

BANA 实验：苯甲酰精氨酸萘酰胺水解实验（N-Benzoyl-DL-arginine-naphthylamide）

本、牙周感染标本和龋齿标本。

（1）脓性感染：为脓液的抽吸液。采集过程中应防止针头刺伤，吸取脓液样本后应对剩余脓液进行引流。

（2）黏膜感染：口腔念珠菌病是常见的口腔黏膜感染。应用干棉拭子在病变部位取材后立即涂片。当评估口腔酵母菌数量时（或其他部位的肠杆菌），应收集口腔冲洗液，患者用 10 ml 磷酸缓冲液漱口 60 s，然后将漱口液吐入容器收集，将样本转运至实验室，用于酵母菌生长的定量试验（应用 CFU）。

（3）牙周病和龋相关微生物采集：牙周感染标本和龋腐质的标本在微生物学诊断中有一定意义。评估龋风险因素时可以应用唾液标本进行变异链球菌和乳杆菌计数。

由于牙周病涉及全身因素，单纯地应用微生物学方法诊断牙周病存在缺陷。牙龈渗出物涂片对于诊断急性坏死性溃疡性龈炎有一定的价值。纸尖采样有助于牙周致病菌的 DNA 分析。

三、实验室分析

在微生物诊断学中，研究人员应用一系列方法和仪器分析临床标本。

（一）显微镜方法

1. 普通光学显微镜 为检测微生物的常规仪器，在 1000 倍的视野下［油镜（×100）和目镜（×10）］观察病变标本的染色涂片。低倍物镜（×40）可以应用于检测湿片或检测细菌运动。

2. 暗视野显微镜 使光线通过一个特殊的聚光装置倾斜照亮样本，并不直接射入物镜。样本微生物显示是明亮的，而背景是暗的。

3. 相差显微镜 相差显微镜在诊断微生物学中应用很少。这种技术可用于分辨未染色微生物的细微结构。

4. 荧光显微镜 荧光显微镜在免疫学中广泛应用，其原理是光源照射到荧光物质上，可发射出不同波长的荧光。其中紫外线是最常用的光源，而待检细菌或细胞应用荧光染料如金胺染色。例如，应用标记了荧光染料的特异抗体可以检测样本中的相应微生物抗原。

5. 电子显微镜 在电子显微镜中，电子束替代了传统光源。它可以分辨极微小的微生物，如病毒，分辨率可达1 nm。当有大约100万个病毒微粒存在时，电子显微镜可以在标本中直接检测（如轮状病毒和A型肝炎病毒）。与荧光显微镜原理相同，病毒微粒簇也可与抗病毒抗体结合，即免疫电子显微镜。

6. 光学显微镜和染色剂 在光学显微镜检查中，细菌染色可以达到以下目的：更加清晰地观察细菌，并根据染色特性的差异对细菌进行分类。

（1）革兰氏染色：是诊断微生物学最常用的染色方法。

①固定（通常为火烤）后的涂片结晶紫染色15 s，洗脱。

②用林格碘液染色30 s（固定染色剂），洗脱。

③用丙酮或乙醇脱色5 s，不再有蓝色染料脱落时水洗。

④用稀释的苯酚（石炭酸）品红复染30 s（或者中性红复染2 min），水洗并吸干。

⑤染色特性：根据革兰氏染色结果，细菌可分为革兰氏阳性菌和革兰氏阴性菌。革兰氏阳性菌脱色后保持了林格碘紫色，仍为深紫蓝色。革兰氏阴性菌脱色后失去了林格碘紫色，表现为苯酚品红色。

（2）抗酸杆菌Ziehl-Neelsen染色技术：某些细菌，如结核分枝杆菌，由于外层有厚厚的蜡状胞壁，革兰氏染色技术很难将其染色，可应用抗酸杆菌Ziehl-Neelsen染色技术。应用热的浓缩苯酚品红将细菌染色5 min后，用酸或乙醇脱色，最后用亚甲基蓝或孔雀绿复染，表现为蓝色背景下的红色细菌。

（3）其他染色技术：在诊断微生物学中，还有应用其他一些染色技术以分辨细菌的鞭毛、胞壁和颗粒，或者在组织中对细菌进行染色。

（二）基因探针法

1. DNA探针 广泛用于微生物的诊断。基因探针是放射性核素或化学荧光物的标记DNA片段。探针携带着与要检测的临床病因菌近似的单链DNA。有不同类型的DNA探针：①整体DNA探针衍生于染色体DNA，被用于查询基因组有无良好特性的生物体。由于相对较大，且一般情况下没有特异反应，因而此方法的可信度较低；②克隆DNA探针与整体探针有相似性，但是较小，其反应有更多的特异性，一般用于查询生物体的独特基因。

2. 寡核苷酸探针 以16S核糖体核糖核酸（rRNA）基因为基础，一些微生物16SrRNA基因的核酸序列具有良好的菌种特异性。对单一菌株而言，除一些小区域外，其余序列高度保守。这些特性有助于构建拥有18～30个碱基对的特异性寡核苷酸探针，较上述DNA探针更具有特异性。

3. RNA探针 细胞蛋白质合成依靠rRNA。一旦rRNA发生突变，将导致细胞死亡。rRNA有高度的种特异性。根据这个特性开发出RNA探针用于微生物诊断和分类学研究。最普通的是5S、16S和23S探针。

4. DNA或RNA探针 与口腔微生物关联。培养定植于口腔内的多种微生物是棘手问题。到目前为止，有相当数量的口腔细菌属难以培养或不能培养。DNA或RNA探针能协助获得更完整的口腔菌群资料。例如，检验科现在使用的商品化探针不仅能够鉴定，同时也可以定量检测牙周袋中龈下菌斑样本的牙周病病因菌。可以预见，在不远的将来可将蘸取在纸捻上的临床样本远距离运送和鉴定，无须为生物体死亡和繁琐的培养程序担忧。

5. 聚合酶链反应（polymerase chain reaction，PCR） 20世纪70年代基因克隆技术推进了分子生物学的进展，80年代后期发明的PCR技术是通过DNA聚合酶多次反复复制一小段单链 DNA 分子的简单技术。此技术与下述其他技术相结合，用于鉴定口腔和身体其他部位的非培养细菌。

6. PCR 及衍生技术　根据 PCR 原理，现在衍生出复杂的分析技术，主要包括三种衍生 PCR 技术——巢式 PCR、多重 PCR 和实时 PCR。

（1）巢式 PCR：使用两套引物。第一对引物用于初级扩增，第二对引物的位置在第一循环扩增产物的内部，再扩增第二对引物的特异部分。巢式 PCR 可提高普通 PCR 的敏感性。

（2）多重 PCR：多重 PCR 可同时使用几对引物，在多于一个位置的核酸序列上同时进行扩增，以节省时间和材料。多重 PCR 增加了特异性，可更准确地鉴定生物体。

（3）实时 PCR：普通 PCR 需要琼脂糖凝胶电泳分析扩增产物。在实时 PCR 中此步骤能自动实时进行，使用荧光或类似的标记探针在封闭系统内鉴定目标序列。该系统用途广泛：①在反应过程中的某一特殊时段分析复杂的扩增产物；②半定量估值产物；③多重评估产物。需要使用实时定量 PCR 仪器，价格昂贵。

7. 限制性内切酶分析　限制性内切酶在特异性位点切割所提取的 DNA，将 DNA 片段进行琼脂糖凝胶电泳，用溴化乙啶染色后在紫外灯下观察条带型，以获得生物体基因的“指纹图谱”。每种微生物都有其独特的“指纹图谱”。将凝胶上的带型图谱（指纹）与其他菌株的带型图谱进行比对的方法是最初的基因分子学方法，现已被新的更灵敏的方法替代。

8. 限制性片段长度多态性（restriction fragment length polymorphism，RFLP）　在 RFLP 方法中，DNA 首先被限制性内切酶切割，随后被琼脂糖凝胶电泳分离，通过 DNA 印迹法将分离的片段转移到硝化纤维或尼龙膜上，用已知生物体（菌种或菌株）基因结构的 DNA 探针结扎到膜上的 DNA 片段的互补序列上，揭示种或株的名称。

9. 脉冲场凝胶电泳（pulsed field gel electrophoresis，PFGE）　染色体 DNA 被限制性内切酶切割成相应的大小片段，随后应用琼脂糖凝胶在定期逆转电极的脉冲电场下分离生成物。相对较小的 DNA 片段在电场转换后快速转变移动方向，而大分子 DNA 在凝胶中转向较为困难，因此，小分子 DNA 向前移动的速度大于大分子 DNA。脉冲场凝胶电泳可以用来分离从 10 kb 到 10 Mb 的 DNA 分子。

10. 焦磷酸测序法　焦磷酸测序法是应用合成测序原理的一项最新颖、可靠的 DNA 序列分析技术。其检测的是结合在核苷酸的焦磷酸，而不是 PCR 技术中链末段的双脱氧核苷酸。它利用了化学发光酶反应及高度自动化、快速、敏感的光电探测技术。

（三）培养方法

细菌可以在人工培养基上生长，而病毒只能在活体细胞内生长。

血琼脂培养基是实验室中最常用的细菌培养基，无细菌选择性，多种细菌可以在血琼脂培养基中生长。当把某些对特定细菌生长具有抑制作用，而对另一些细菌生长具有促进作用的化学药品加入培养基中时，就得到了细菌选择性培养基。

1. 培养基　细菌培养基的主要成分有：①水；②琼脂，为一种从海藻中提取的糖类（琼脂在 90℃融化，40℃凝固，热敏感营养物质可以在凝固前 50℃左右加入琼脂糖）；③促细菌生长成分，如酵母提取物、肉汤（含有糖类、蛋白质、无机盐、维生素以及细菌生长因子）；④血，如去纤维的马血或羊血。

2. 气体条件　接种细菌后琼脂糖培养基应进行培养。①需氧培养：加入 10% CO_2 可以促进大多数人体病原菌生长；②厌氧培养：许多细菌，尤其是口腔病原菌，是严格厌氧菌，只能在无氧条件下存活。密封罐或者大的厌氧培养箱可提供无氧条件，即环境中的氧气被 N_2、H_2 或 CO_2 替代。

3. 温度　37℃。少数细菌在低于 37℃或者高于 37℃时可以更好地生长。真菌通常在室温下生长。

4. 细菌鉴别

（1）细菌克隆特征检测：大小、形状、正面图（扁平、凸起或瘤状）、边缘（完整、波浪状或丝状）、颜色、气味和质地；对血液的影响（α-溶血、β-溶血或无溶血性）。

（2）显微镜形态学和染色特征检测：克隆的染色图片有助于细菌鉴别。

（3）生长条件鉴别：需氧、厌氧或嗜 CO_2（在 CO_2 充足的条件下生存）。

以上检测可以判断微生物归属的大致类型（例如，链球菌、肠杆菌、梭状芽孢杆菌），但微生物的具体归属需要通过生化实验来鉴别。

（4）生化实验：每种菌属都具有其特征性的生化特点，从而有助于菌种鉴别。

①糖发酵和同化特征：应用特殊的糖进行再次培养，检测产生的酸和气体。

②酶特征：应用适当的酶底物与细菌共同孵化。如果细菌可以产生相应的酶，则可以与相应的酶底物反应，导致颜色变化。另外，由于一些细菌可以产生特殊的酶类，通过酶类产物可以对其加以鉴别。例如，金黄色葡萄球菌可以产生凝血酶。另一个例子是魏氏梭状芽孢杆菌可以产生卵磷脂酶。

③商业鉴别试剂盒：该试剂盒含有鉴定一种微生物需要的酶系统，以及微生物对糖类的发酵能力（厌氧下的分解能力）或是吸收能力（需氧下的分解能力）。目前这些技术已被应用于商业产品，如分析剖面指数和 AnIdent 系统。一个试剂盒一次可以完成大约 20 个样本的实验。

（四）免疫学方法

免疫学方法在诊断微生物学中是一种非常有用的实验方法，可用来鉴别微生物，检测患者体液（如血清和唾液）中的抗体，尤其是待测微生物无法培养时。

抗微生物（如沙门菌和志贺杆菌）特殊血清型的抗体可以用来进行微生物鉴别。将某种待测微生物的混悬液与几滴特异抗体在玻片上混合。若出现肉眼可见的凝集反应，则说明此待测微生物的相应抗原为阳性。乳胶表面覆盖的特异抗体直接与待测微生物（如脑膜炎奈瑟菌属、流感嗜血杆菌和新型隐球菌）反应。待测微生物与荧光染料标记的特异抗体结合后，可通过荧光显微镜观察。

酶联免疫吸附试验（enzyme-linked immunosorbent assay，ELISA）是前述实验方法的改良，是常用的技术。在这项技术中，应用酶代替荧光染料与抗体结合。待测微生物与特异抗体及标记的酶结合，酶的数量与酶底物的反应相关。

（五）组学法

随着 21 世纪的到来，数码和计算机技术呈现快速发展，将这些技术与已有的生物学技术相结合能促使我们更加详尽地了解生物体的未知世界。这些技术结合的成果使生物学亚学科得到了发展，进入基因组学、蛋白质组学和代谢组学等，即所谓的组学时代。这些新技术对微生物的鉴定，特别是在实验室中不能培养的细菌（非培养细菌）以及病因机制阐述，如耐药性方面有着显著的影响。下面简单介绍不同的组学领域。

1. 基因组学（genomics） 基因组学是研究生物基因组以及如何利用基因的一门科学。迄今为止，人类、动物和微生物基因组计划提供了丰富的基因资源，能够更好地了解包括口腔疾病在内的人类疾病。芯片分析等技术的开发协助微生物学者研究各种感染性疾病（如牙周病）中基因的表达方式和病因菌的致病机制。

高通量基因资料分析的计算机程序的发展简化了真核生物和原核生物两个方面的基因序列的研究。进一步而言，DNA 芯片技术能够协助研究人员评价全基因组基础上的某个基因表达，并提供有关生物体如何应对特殊压力、药物或毒素的全方位观念。

2. 蛋白质组学（proteomics） 蛋白质组学的内容是研究生物体、细胞或组织类型基因组所表达的各种蛋白质，是建立在基因组学的基础上揭示生物体或细胞每一种蛋白质的水平、活性、调节和相互作用，补充基因组学知识。由于在生物体中蛋白质数量比基因数量大，因此蛋白质组的研究比基因组的研究更为复杂。蛋白质组应对环境，以及蛋白质之间多种可能的相互作用所产生的动力学变化加剧了这种复杂状况。由于蛋白质芯片能够同时鉴定大量蛋白质，将有助于揭示这种复杂的关系。

3. 转录组学（transcriptomics） 是转录组学分子生物学的一个相关分支，是研究特殊时期细胞个体或群体的信使 RNA 分子表达。

4. 代谢组学（metabonomics） 代谢组学是涉及细胞或生物体代谢中化学过程的科学性研究。蛋白质组学分析不能揭示细胞中所发生变化的整体情况，但代谢组学研究能揭示生物体生理学的瞬间生命活动状态，由此衍生出新的领域——相互作用组学。相互作用组学是一门涉及蛋白质之间、生物体内其他分子间相互作用及相互作用引发的结果所导致的生物信息和生物相互作用的学科。这种相互作用网络称为相互作用组。相互作用组学的本质是在菌种间及菌种内比较相互作用网络（即相互作用组），阐明这个网络重要、多变的特性。

综合蛋白质组学、转录组学、代谢组学和相互作用组学资料能够描绘完整的生物体生命进程。

（陈霄迟　陈　峰　闫志敏）

第二章　口腔生物化学

Oral Biochemistry

本章主要介绍口腔各种组织的化学组成和生化特性，以及常见口腔疾病的生化特点等口腔生物化学的基本理论和知识。要求掌握生物矿化、仿生矿化和再矿化的基本概念，釉质的无机成分和牙本质的有机成分，牙周组织胶原的组成和特点，唾液和龈沟液的主要成分。熟悉唾液和龈沟液的生理功能，以及釉质与牙本质生物矿化的基本过程。了解生物矿化的一般过程和调控机制。

第一节　牙及周围组织的化学组成

Chemical Composition of Teeth and Periodontal Tissues

牙及周围组织是口腔的重要组成部分。牙由釉质（enamel）、牙本质（dentin）及牙骨质（cementum）构成。牙周组织包括牙龈（gingiva）、牙周膜（periodontal ligament）和牙槽骨（alveolar bone）。其中釉质、牙本质和牙骨质以及牙周组织中的牙槽骨等硬组织矿化是一个复杂的生物学过程，称为生物矿化（biomineralization），即生物体内的钙、磷等离子，在生物调控下通过化学反应形成难溶性无机盐，并与有机基质结合，形成机体的矿化组织。

一、釉质

釉质位于牙冠表面，是一种半透明的钙化组织，呈乳白色或淡黄色，是人体中最坚硬的组织，对机械磨损有较强的抵抗力。釉质是由成釉细胞合成并分泌的釉基质矿化而成。在釉质形成初期，所含有的有机物和水约占釉质湿重的 30%。此后，釉质内的有机质和水被吸收排除，矿化物不断沉积，形成稳定的羟磷灰石晶体。晶体结构有序排列，形成釉柱。在成熟的釉质中，牙釉质内矿物质、有机物和水的重量比约为 95∶1∶4。釉柱间质则含有有机物、水和极少量的矿物质。它们形成疏松多孔的基质，为物质的渗入提供了通道，使牙釉质呈现一定的渗透性。釉质结构示意图见图 2-1（a）。

（一）无机成分

成熟釉质中无机物占其重量的 95%～96%，占其体积的 86%，主要无机物为钙和磷，其他还有碳酸盐以及少量的钠、镁、氯、氟等。

1. 钙和磷　釉质中钙的平均含量为 33.6%～39.4%，磷为 16.1%～18.0%，且浓度从釉质表面到釉质牙本质界呈下降趋势。釉质中的钙和磷主要以羟基磷灰石晶体的形式存在。羟基磷灰石是一种磷酸钙物质，属于种类繁多的磷灰石中的一种，分子式为 $Ca_{10}(PO_4)_6(OH)_2$。

（1）晶体的基本构型：成熟釉质晶体为六角形，偏平六角形占多数，且排列有序。外面包绕有水合层（hydration layer）和离子吸附层。晶体结构示意图见图 2-1（b）。

（2）晶体的物理性质：①硬度：不同牙之间、不同牙面之间的硬度有一定差异。牙萌出后硬度逐渐增加，老年恒牙硬度＞年轻恒牙＞成熟乳牙＞不成熟乳牙；②密度：恒牙中羟基磷灰石晶体硬度的密度高于乳牙，乳牙的密度又高于未萌出牙，这可能与釉质的不断矿化有关。成熟釉质表面晶体的密度最高，近釉质牙本质界处最低。

（3）晶体的化学性质：①可吸收性：当晶体中的离子直径较大或电位不合适时，其他离子可被吸收，而不会影响晶体的构型；②离子交换：晶体中的离子还可与环境中的离子进行交换，在釉质晶体内存在的水合层使离子更易发生吸收和交换。以上特性也决定了晶体的成分会不断变化。在釉质萌出前期，晶体与邻近的组织液之间处于动态平衡，组织液中的大量离子进入晶体的水合层和晶体表面。进入萌出后期，釉质表面与唾液之间存在持续的物质交换，使表面釉质的组成发生变化，造成釉质无机成分从表面到内部出现浓度梯度。随着年龄的增加，表层与表层下釉质成分的差异趋于稳定。

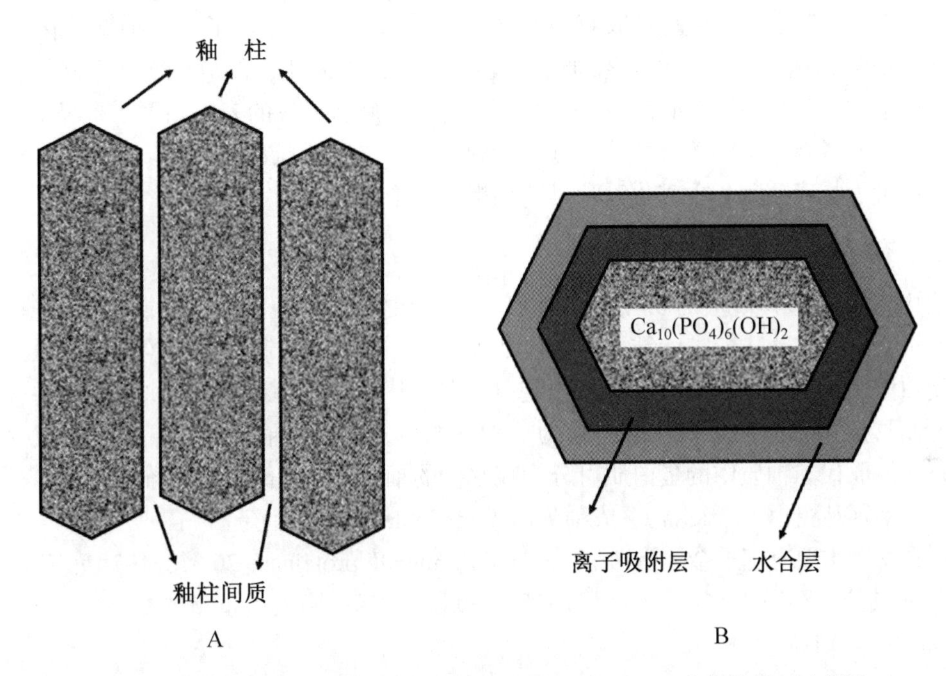

图 2-1　釉质晶体结构示意图。**A.** 釉柱纵剖面示意图。**B.** 釉柱横断面示意图

2. 其他成分　釉质中碳酸盐占重量的 1.95%～3.66%，在釉质表面含量低，釉质牙本质界处含量较高。钠占 0.25%～0.9%，釉质表面钠含量显著高于内层。镁占 0.25%～0.56%，在釉质表面含量低，釉质牙本质界处含量高。氯占 0.19%～0.3%，从釉质表面到釉质牙本质界含量呈梯度降低。铁含量为 8～219 mg/L，随年龄增加呈上升趋势，且表层釉质铁含量较内层高。锌含量为 2～9 mg/L，表层含量高于内层。乳牙釉质中硒含量为 2.6 mg/L，恒牙釉质中含量为 1.5 mg/L。铅的含量随年龄而增加，成年后则维持平衡状态，主要分布在釉质表面，约为 9 mg/L。氟占其重量的 0.005%～0.5%，釉质表面含氟量明显高于釉质牙本质界。在所有无机物中，氟浓度的变化最大，其原因在于釉质内氟浓度受多种因素的影响：①釉质蛋白：在牙发育期，氟与釉质内的釉质蛋白结合。釉质蛋白含量高时，氟浓度也高。随着釉质的成熟，釉质蛋白含量逐渐减少，氟浓度也随之下降；②组织液：牙钙化形成后，要在含氟的组织液中浸润较长时间才可萌出，表面釉质可缓慢吸收氟，导致氟含量上升；③外环境：牙萌出后，可从环境中摄取氟，使氟浓度进一步增加。其中，饮水中的氟对釉质含氟量的影响较大；④生

理性磨损：生理性磨损可造成釉质丢失。在咀嚼磨损的切缘，氟含量相对减少，在牙颈部氟则大量堆积。

早期釉质龋损时，釉质表层组织脱矿程度较轻，在病损处可形成相对完整的区域，而表层下则出现明显的脱矿。表层下脱矿是早期釉质龋的重要化学特征，也是研究龋病化学动力学的重要内容。早期研究肯定了釉质表层的固有特性在龋损时釉质表面完整中的作用。首先，釉质表层无机物含量大，矿化程度高，密度和硬度大，而溶解性小。其次，龋损脱矿中首先被溶解的是镁和碳酸盐，表层中钙和磷酸盐含量高，而镁及碳酸盐含量低。再次，表层氟含量高出表层下5～10倍，氟与磷灰石结合成氟磷灰石，也大大降低了表层在酸中的溶解性。另有报道称，锶、铅和锂等微量元素也能增强釉质表层的抗龋力。后期学者提出再矿化学说，更好地解释了该现象的发生。再矿化即钙、磷和其他矿物离子沉积于正常或部分脱矿的釉质或釉质表面，修复或替代牙体硬组织。当龋病发生时，脱矿与再矿化交替进行，可看作是钙及磷酸盐移出和进入釉质的动力学过程。此外，氟在表层的形成中也发挥重要作用。首先，正常的矿化完全的釉质几乎不吸收氟，然而，一旦由于龋蚀变得多孔或者接触含高浓度氟的溶液（如再矿化液），表层便会快速摄取氟液相环境中的氟。其次，除了可以抑菌溶菌、抑制产酸外，氟还明显加速 Ca^{2+}、PO_4^{3-} 向釉质表层转运，促进再矿化，促进早期龋损修复。龋病发生前，釉质中的矿物盐主要是碳酸钙羟磷灰石，再矿化后新形成的表层则主要是羟基磷灰石和氟磷灰石。这两者在酸中的溶解性均要远低于龋损前的碳酸钙羟基磷灰石。研究早期釉质龋损表层的形成可为临床防龋和再矿化治疗早期龋提供理论依据。

（二）有机成分

釉质中有机物占其重量的0.4%～0.8%，包括蛋白质、酶、脂类、柠檬酸盐、糖类和水。大部分有机物分布在釉质的带状结构内，如釉板釉丛、釉柱间质和芮氏线（strite of Retzius）。

1. 蛋白质 釉质蛋白质是细胞外基质蛋白。在牙胚发育后期，由成釉细胞合成并分泌进入釉基质。新形成的釉质内蛋白质的含量为25%～30%，以后随釉质成熟含量不断减少，逐渐由磷灰石晶体取代。釉质中的蛋白质可分为疏水性的釉原蛋白和酸性的非釉原蛋白。其中非釉原蛋白又包括釉丛蛋白（tuftelin）、成釉蛋白（ameloblastin）和釉蛋白。

2. 蛋白酶 主要有基质金属蛋白酶20（matrix metalloproteinase 20，MMP20）和丝蛋白酶。

3. 其他成分 釉质中水占其体积的12%，重量的4%。脂类占重量的0.5%～0.6%。柠檬酸盐占0.02%～0.1%。

二、牙本质

牙本质是矿化的结缔组织，分布于牙冠和牙根部，硬度低于釉质，且具有弹性形变。牙本质的无机成分主要是矿物质、碳和少量的钠、镁、氯以及一些微量元素，占其重量的70%。矿物质构成以羟基磷灰石为主，但其矿化程度小于釉质的羟基磷灰石晶体。牙本质中的羟基磷灰石晶体大部分与胶原纤维伴行，沉积在纤维内。部分晶体沉积在胶原纤维周围，将胶原纤维包绕在内。另外，还有一部分晶体沉积在钙球内，与胶原纤维没有联系。

牙本质中有机物和水占30%。其中，有机成分中90%是胶原纤维，主要是Ⅰ型胶原和少量的Ⅴ型胶原。

1. 胶原 牙本质胶原是由牙本质细胞合成并分泌。牙本质胶原有以下特点：①胶原纤维对矿物质有较大的吸引力，其表面有一层硫酸黏多糖，能吸引矿物盐到牙本质基质中。另外，牙本质的胶原纤维间隙较大，有足够的空间容纳羟基磷灰石晶体；②牙本质胶原比软组织胶原稳定，不易溶于酸和中性溶液。

2. 其他有机物 牙本质中约9%是非胶原蛋白，分为成牙本质细胞源性非胶原蛋白和非牙本质细胞源性非胶原蛋白两类。前者包含牙本质磷蛋白和牙本质涎蛋白，后者主要指身体内其他细胞合成并分泌入血的蛋白。这些蛋白对牙本质有较高的亲和力，又被称为牙本质亲和性蛋白。脂类含量约为 0.33%，包含中性脂和磷脂两种。柠檬酸盐约占 1%，常与钙离子形成复合物。

三、牙骨质

牙骨质是一薄层覆盖于牙根表面的矿化组织，位于牙根部牙本质表面。牙骨质的基础代谢很低，无血液供给，无淋巴系统和神经系统，也是牙体三种矿化组织中硬度最小的一种组织。同牙本质一样，牙骨质的无机化学组成是以羟基磷灰石为主的矿物质。其有机基质中含有致密的胶原纤维和相对稀疏的颗粒基质。有机基质中Ⅰ型胶原约占 95%，Ⅴ型胶原少于 5%，另有少量非胶原糖蛋白。牙骨质内的胶原主要有两种：一种是成牙骨质细胞合成和分泌的牙骨质内源性胶原纤维，另一种是由牙周韧带的成纤维细胞生成的粗大的外源性胶原纤维。外源性胶原纤维穿入牙骨质内，与牙骨质表面垂直，其功能是将牙齿固定在牙槽窝内。牙骨质细胞膜与矿化的陷窝壁之间有间隙存在，内含无定形基质。正常情况下，牙骨质无吸收和改建，但根尖部牙骨质可持续生长，具有修复和补偿功能。

四、牙槽骨

与人体其他骨骼一样，牙槽骨由细胞成分、无机物和有机基质组成。牙槽骨中的含水量为骨总质量的 20%～30%，其余 70%～80% 均为固体成分。细胞成分包括成骨细胞（osteoblast）、骨细胞（osteocyte）和破骨细胞（osteoclast）。牙槽骨内的无机物以钙、磷为主，又称骨盐（bonysalt），占固体成分的 60%，主要是磷酸钙、碳酸钙、柠檬酸钙、磷酸氢钠和磷酸镁等，其他还有极少量的钾盐和氟化物。有机质中的 90%～95% 是胶原蛋白，以Ⅰ型胶原为主，其他成分还有脂类和糖蛋白等，全部有机质占固体成分的 40%。

五、牙龈和牙周膜

（一）胶原的组成和特点

胶原是牙龈和牙周膜的主要蛋白成分。正常的牙龈结缔组织以Ⅰ型和Ⅲ型胶原为主，另有少量的Ⅳ和Ⅴ型胶原，其中Ⅰ型胶原在胶原中的含量为 85%～87%，Ⅲ型胶原为 12%～13%。牙周膜以Ⅰ型和Ⅲ型胶原为主，另有少量的Ⅴ型胶原。

1. 牙周病中牙龈胶原的改变　在牙周病变过程中，牙龈胶原可发生以下改变：

（1）胶原含量减少：牙周炎部位牙龈胶原量可减少 60% ～ 70%。研究发现，在发生炎症的牙龈组织中胶原含量的下降主要为酸溶性胶原的下降，而盐溶性胶原无明显下降。造成炎症部位牙龈胶原含量下降的机制主要为：一是在炎症状态下，牙龈的成纤维细胞合成胶原的量明显降低；二是在炎症过程中，成纤维细胞、中性粒细胞和单核巨噬细胞对胶原纤维的吞噬活性增强，胶原的破坏增加。

（2）胶原类型变化：牙周炎时，牙龈结缔组织中的胶原不仅“量”发生改变，“质”也发生了以下变化：①Ⅴ型胶原含量上升：在正常的牙龈结缔组织中，Ⅴ型胶原约占总胶原量的 2%，但在炎症部位的牙龈结缔组织中，Ⅴ型胶原量可高于 8%；②出现Ⅰ型胶原三聚体。Ⅰ型胶原三聚体是由三条相同的 a（1）组成的，仅存在于皮肤、胚胎组织和某肿瘤组织中。正常牙龈中的Ⅰ型胶原为［α1（Ⅰ）］$_2$α2（Ⅰ），在牙周炎时可出现Ⅰ型胶原三聚体；③Ⅲ型胶原含量下降：在炎症部位的牙龈结缔组织中，Ⅲ型胶原在总胶原中含量低于5%。造成Ⅴ型胶原含量上升以及Ⅲ型胶原下降的原因主要为不同胶原对胶原酶的敏感性不同。在炎症作用下，Ⅲ型胶原对胶原酶的敏感性远高于Ⅴ型胶原，故在炎症部位的牙龈结缔组织中，Ⅲ型胶原相对降低，而Ⅴ型胶原含量相对上升。

2. 参与胶原破坏的因素 在牙周病变过程中，牙周炎相关细菌产生的内毒素和胶原酶等诸多因素均参与了胶原的破坏。①胶原酶：胶原酶是胶原降解的始动因子，在胶原损伤中起重要作用。胶原酶有细菌来源的胶原酶和宿主来源的胶原酶两种。这两种胶原酶降解胶原的机制不同。细菌来源的胶原酶作用于胶原的甘氨酸残基，使胶原降解成许多小片段。宿主来源的胶原酶可由上皮细胞，以及被趋化至牙周膜的单核巨噬细胞和中性粒细胞产生。该胶原酶只有一个作用点，可将胶原切成1/4和3/4两个片段，再由其他蛋白酶继续降解。②巯基复合物：在牙周炎时，致病菌可降解蛋白质，并产生挥发性硫化物（volatile sulfur compounds，VSCs）等有毒的异味物质，从而导致口臭。其中硫化氢（H_2S）、甲基硫醇（CH_3SH）和乙基硫化物［$(CH_3)_2S$］是VSCs最主要的成分。VSCs不仅可抑制脯氨酸的转运，降低总蛋白和胶原蛋白的合成，还可增加胶原对胶原酶的敏感性，促进胶原分解。③内毒素：细菌内毒素是引起牙周炎的一个重要因素，可侵入深层牙周组织，直接作用于成纤维细胞或间接通过刺激产生的细胞因子如前列腺素、白细胞介素-1和肿瘤坏死因子等促进胶原的吞噬和降解，在牙周表面组织没有明显破坏的情况下引起深层牙周膜纤维的损伤。

（二）蛋白多糖的代谢特点

蛋白多糖（proteoglycan，PG）是牙周组织的非胶原细胞外基质，由核心蛋白和不同的糖胺聚糖（glycosaminoglycan，GAG）侧链组成。丝氨酸、甘氨酸、脯氨酸和谷氨酸是核心蛋白的主要氨基酸。常见的糖胺聚糖有透明质酸、4-硫酸软骨素、硫酸软骨素、硫酸角质素和硫酸肝素。

1. 牙龈的蛋白多糖 在人牙龈的结缔组织中含有硫酸皮肤素、硫酸肝素、透明质酸和4-硫酸软骨素。硫酸皮肤素是存在于牙龈的主要糖胺聚糖，在总糖胺聚糖中占60%，硫酸肝素含量为7%，透明质酸和硫酸软骨素占3%。在牙龈上皮中也存在糖胺聚糖，包括硫酸肝素、透明质酸、硫酸皮肤素和4-硫酸软骨素，其中硫酸肝素最多，约占总氨基多糖的60%。研究显示，牙龈中至少有三种蛋白多糖，分别是含量最多的一个分子量较小的富含硫酸皮肤素的蛋白多糖、一个中等分子量的富含硫酸软骨素的蛋白多糖，以及一些大分子量的硫酸软骨素蛋白多糖和硫酸肝素蛋白多糖。

2. 牙周膜的蛋白多糖 牙周膜中有两种蛋白多糖，分别为硫酸皮肤素蛋白多糖和硫酸软骨素-硫酸皮肤素蛋白多糖。其特点和作用有：①有高度的亲水性，有助于牙周膜在咀嚼压力下水分排出后对水的再吸收。②蛋白多糖可与牙周膜内的胶原纤维结合。③调节胶原纤维的合成、降解和排列。④有一定的免疫调节作用。

第二节 口腔黏膜
Oral Mucosa

口腔黏膜分布在口腔内壁表面。完整的黏膜上皮是阻止异物及微生物进入深层组织的生理屏障。口腔黏膜由表层的上皮和深层的结缔组织（分为固有层和黏膜下层）组成，在上皮层和固有层交界处有基底膜。

一、黏膜上皮的代谢特点

口腔黏膜上皮由多种细胞构成，其代谢特点为以无氧酵解为主，有氧代谢为辅。这是由其结构特点决定的。深层的基底膜及邻近的细胞可从固有层血供中获取营养，而表层上皮细胞的营养来源主要依赖于各种营养物质从深层向表层的渗透。在营养物质的渗透过程中，越接近表层的细胞缺氧状态越严重。另外，有氧代谢是在细胞内线粒体中进行的。随着细胞向表层迁移，线粒体的含量逐渐减少，参与有氧代谢的酶含量也明显下降，最终导致细胞有氧代谢能力下降。因此，表层细胞的能量来源主要是无氧酵解。另外，在黏膜上皮中，葡萄糖还可通过己糖旁路代谢产生丙糖。丙糖进一步通过无氧酵解代谢向细胞提供能量。最后，口腔上皮细胞还能利用氨基酸和脂质产生能量。

大多数组织在有氧时可通过糖的有氧分解获取能量，只有在缺氧时才进行无氧糖酵解。肿瘤组织则即使在氧供应充分的条件下也主要是以糖酵解获取能量。这可能是由于肿瘤细胞内线粒体的功能障碍，或与肿瘤细胞内的酶谱变化有关。

二、基底膜的组成

基底膜是维系上皮与上皮下结缔组织间正常生理活动的一个重要结构，主要蛋白成分包含Ⅳ型胶原、层粘连蛋白、蛋白多糖和纤维连接蛋白等。基底膜完整性的破坏常与肿瘤发生、浸润及转移有关。研究指出，在口腔鳞癌中，大多数弥散侵袭的肿瘤缺乏连续的基底膜。基底膜丧失的程度与肿瘤大小无关，但与肿瘤细胞分化程度以及肿瘤的侵袭模式有关。

三、黏膜结缔组织的生化特征

口腔黏膜结缔组织构成了口腔黏膜的固有层。固有层的结缔组织结构致密，可覆盖黏膜下组织，或直接贴附于骨膜上，其主要的细胞成分是成纤维细胞。它可以合成、更新结缔组织内的纤维和基质，在维持组织的完整性方面起着重要的作用。黏膜下层的结缔组织中含有腺体、血管、淋巴管、神经和脂肪组织等。

口腔黏膜结缔组织中含有大量胶原纤维和弹性纤维。其中，胶原纤维属于糖蛋白，含糖0.3%～0.5%，由己糖、半乳糖以及葡萄糖等成分组成。蛋白质部分则含有较多甘氨酸、羟脯氨酸和羟赖氨酸。弹性纤维在极易变形的口腔衬里黏膜中含量最多，其主要的组成物质是弹性蛋白，形成纤维核心，周围则包绕着糖蛋白组成的微纤维细丝。弹性纤维含有己糖和己糖胺。与胶原类似，其中1/3为甘氨酸，脯氨酸占11%以上。与胶原不同的是，弹性纤维中羟脯氨酸含量很少，没有羟赖氨酸，而赖氨酸含量较多。在口腔黏膜结缔组织中，胶原纤维和弹性纤维的代谢旺盛。胶原纤维代谢异常主要见于两种疾病：一种是恶性肿瘤，肿瘤细胞的病理作用可使胶原酶活性增高，导致胶原纤维遭到破坏；另一种疾病为癌前状态，典型的如口腔黏膜下纤维变性。

第三节　唾液腺、唾液和龈沟液
Salivary Glands，Saliva and Gingival Crevicular Liquid

一、唾液腺的分泌功能

唾液腺属于外分泌腺，通过腺泡分泌唾液。人类有三对大唾液腺——腮腺、下颌下腺和舌下腺，还有多个位于唇、颊、舌及腭等处的黏膜固有层及黏膜下层的小唾液腺。

（一）外分泌功能

人体每天的唾液总分泌量为600～1000 ml。分泌量最大的腺体是下颌下腺，占总唾液分泌量的60%～65%。其次是腮腺，占20%～25%。舌下腺分泌量占7%～8%。在静止状态下，唾液的流率平均为0.32 ml/min。当支配唾液腺的交感神经和副交感神经受到刺激时，唾液可大量分泌。15～74岁健康男性的非刺激流率平均为0.36 ml/min，用石蜡刺激为1.80 ml/min。女性非刺激流率平均为0.26 ml/min，石蜡刺激为1.40 ml/min。在各种唾液腺中，腮腺在受到刺激后分泌量增加最多。健康成年男性腮腺的平均非刺激流率为0.08 ml/min，女性为0.07 ml/min，用柠檬酸刺激后男女都增高至1.62 ml/min。

（二）内分泌功能

唾液腺合成并分泌入血的肽类物质达30种以上，常见的分泌入血的激素样物质或调解肽有表皮生长因子、神经生长因子、腮腺激素、高血糖素、促胃液素、血管舒缓素和肾素等。绝大多数分泌入血的肽类是由下颌下腺的导管系统合成并分泌。在人类，纹状管细胞可能是合成并储存这些物质的主要场所。

二、唾液的成分和功能

唾液（saliva）的主要成分是水，占99%以上。固体成分约占0.7%，其中无机物约占0.2%，主要是电解质；有机物约占0.5%，主要是蛋白质。另外还有少量气体，如二氧化碳、氧和氮。唾液属于低渗性液体，其密度为1.002～1.008，pH为5.6～8.0，平均值为6.7。表2-1列出了静息状态和使用石蜡咀嚼刺激状态下全唾液的主要化学组成成分。

（一）无机成分

无机成分主要包括钠、钾、氯、钙、磷、氟、硫氰酸盐和重碳酸盐等，以及其他一些微量元素，如锌、铅和铜等。

1. 钾、钠、氯 是唾液中主要的阳离子和阴离子。在未刺激的腮腺分泌液中钾离子的浓度高于钠离子，钾离子和钠离子的浓度分别是20～50 mmol/L和1～10 mmol/L。在刺激后，则发生逆转，钾、钠离子的浓度分别为10～30 mmol/L和20～60 mmol/L。这是由于钾离子由导管上皮细胞分泌。低流速时，唾液中的钾离子浓度较高（约28 mmol/L），为血浆浓度的7倍。钠和氯离子则被导管上皮细胞重吸收。在低流率时，分泌物与导管细胞有足够的时间接触，使大量钠离子和氯离子被重吸收，在唾液中含量较低。但在相对高的流率时，重吸收时间减少，因此唾液中钠离子和氯离子的浓度大大增加。

2. 钙、磷 唾液中钙的平均浓度为1.45 mmol/L，磷为5.42 mmol/L。在各种唾液腺的分泌液中钙和磷的含量是不同的。在未经刺激的下颌下腺分泌液中钙的浓度为2～8 mmol/L，在未经刺激的腮腺分泌液中钙的浓度为0.2～2.5 mmol/L。磷的浓度正相反，腮腺分泌液中的磷浓度高于下颌下腺分泌液中的磷浓度。在刺激条件下，上述两种腺体分泌液中钙的浓度均增加，磷的浓度则下降。

钙在唾液中一般以三种形式存在，即离子钙；无机复合物，如钙磷酸盐等；以及与有机物结合，如蛋白质和糖类等。在未经刺激的腮腺唾液中钙主要是离子钙，占总钙的90%以上。而在刺激的条件下，离子钙含量下降至60%以下。唾液中10%以上的磷是焦磷酸盐，是磷酸盐沉淀抑制物，可影响牙结石形成。10%的磷构成有机成分，如磷酸化糖类、磷脂以及核（酸）蛋白。另有磷以复合物形式存在。磷含量在刺激前后的变化与钙类似。唾液中钙及磷酸

表 2-1　静息状态下和咀嚼刺激状态下的全唾液成分（平均值 ± 标准差）

	静息状态	刺激状态
水	99.55%	99.53%
固体	0.45%	0.47%
流率	0.32±0.23	2.08±0.84
pH	7.04±0.28	7.61±0.17
无机成分		
钠离子（mmol/L）	5.76±3.43	20.67±11.74
钾离子（mmol/L）	19.47±2.18	13.62±2.70
钙离子（mmol/L）	1.32±0.24	1.47±0.35
镁离子（mmol/L）	0.20±0.08	0.15±0.05
氯离子（mmol/L）	16.40±2.08	18.09±7.38
碳酸氢根离子（mmol/L）	5.47±2.46	16.03±5.06
磷酸根离子（mmol/L）	5.69±1.91	2.70±0.55
硫氰酸根离子（mmol/L）	0.70±0.42	0.34±0.20
碘离子（μmol/L）		13.8±8.5
氟离子（μmol/L）	1.37±0.76	1.16±0.64
有机成分		
总蛋白（mg/L）	1630±720	1350±290
分泌型 IgA（mg/L）	76.1±40.2	37.8±22.5
黏蛋白 5B（mg/L）	830±480	460±200
黏蛋白 7（mg/L）	440±520	320±330
淀粉酶（U）	317±290	453±390
溶菌酶（mg/L）	28.9±12.6	23.3±10.7
乳铁蛋白（mg/L）	8.4±10.3	5.5±4.7
唾液蛋白（μmol/L）	4.93±0.61	
白蛋白（mg/L）	51.2±49.0	60.9±53.0
葡萄糖（μmol/L）	79.4±33.3	32.4±27.1
乳酸（mmol/L）	0.20±0.24	0.22±0.17
总脂质（mg/L）	12.1±6.3	13.6
氨基酸（μmol/L）	780	567
尿素（mmol/L）	3.57±1.26	2.65±0.92
氨（mmol/L）	6.86	2.57±1.64

盐，如磷酸氢钙、磷酸钙、羟基磷灰石等，大多处于饱和状态，与患龋后牙齿的再矿化、釉质成熟与矿化以及牙结石的形成等直接相关。

3. 氟　唾液中氟的浓度为 0.01～0.05 mg/L。氟化物在牙齿的形成及预防龋齿方面有重要作用。氟可与牙釉质中的羟基磷灰石发生置换反应，形成抗酸力强的氟磷灰石，加强牙齿的抗龋坏能力，促进牙齿再矿化。

$$3[Ca_3(PO_4)_2]\cdot Ca(OH)_2 + 2F^- \longrightarrow 3[Ca_3(PO_4)_2]\cdot CaF_2 + 2OH^-$$

从膳食和饮水中摄入的氟主要在胃内吸收。口服 10 mg 氟化物 40～60 min 后腮腺中氟浓度即明显增加，此后逐渐下降，但在 24 h 内能持续保持较高的浓度，为正常浓度的 2～3 倍。据推算，饮水中的氟含量不宜过高，一般应在 1 mg/L 以下，以 0.7 mg/L 最为适宜，可以有效地预防龋齿。但如果氟含量过高，又可以对机体造成危害。若长期饮用氟含量在 2 mg/L 以上的水，可对牙釉质造成损害，形成氟斑牙。

4. 重碳酸盐 唾液中的重碳酸盐主要来自腮腺和下颌下腺，其浓度低于血浆中的浓度。随着唾液流率增加，重碳酸盐浓度也相应增加，随之唾液的 pH 亦增加。重碳酸盐是口腔环境中最重要的缓冲系统，占唾液缓冲能力的 64%～90%。未刺激腮腺分泌液的 pH 为 5.5±0.01，刺激后则上升到 7.4±0.5。下颌下腺分泌液在刺激前 pH 为 6.4±0.06，刺激后上升至 7.1±0.3。

5. 氢离子及气体 氢离子和二氧化碳与唾液的 pH 密切相关。非刺激唾液中，二氧化碳占 10%～20%。刺激状态下可升至 50%。非刺激状态下，腮腺分泌液 pH 为 5.5±0.1，刺激性唾液分泌液 pH 为 7.4±0.5。非刺激状态下，下颌下腺分泌液 pH 为 6.4±0.6，而刺激后为 7.1±0.3。此外，低流速时唾液 pH 下降，高浓度时 pH 上升。二氧化碳浓度还会影响钙的存在形式。当二氧化碳浓度升高时，钙呈溶解状态；当其浓度降低时，钙盐沉积。这种改变与牙再矿化以及牙结石形成密切相关。

6. 硝酸盐和亚硝酸盐 唾液中的硝酸盐浓度较高，在腮腺分泌液中最高。研究发现，腮腺可主动摄取并分泌硝酸盐，是机体代谢硝酸盐和亚硝酸盐的重要器官。另有研究发现，唾液中的硝酸盐和亚硝酸盐有抑制细菌和真菌及调节口腔微生态的作用。在唾液腺分泌功能低下者中，唾液中的硝酸盐和亚硝酸盐浓度降低，而唾液中致病菌的数目明显增加。

7. 硫氰酸盐 唾液中硫氰酸盐的浓度为 0.125～0.375 mmol/L，并随流率的增加而下降。硫氰酸盐与过氧化氢、乳过氧化物酶组成唾液的抗过氧化物酶系统，对口腔微生物有抑制作用。

8. 微量元素 唾液中含有多种微量元素，对口腔疾病的发生有一定作用。有些可以抑制龋病的发生，有些则促进龋病的发展，如铁、铜、锰、铬、硼和钼等含量的增加可能促进龋病的发展。

（二）有机成分

唾液中主要的有机成分是蛋白质，含量为 1.5～2.5 mg/ml，约占血浆蛋白的 1/30，且蛋白浓度存在个体差异，不同时间和不同分泌状态的波动也较大。不同类型的腺细胞分泌的蛋白质不同。浆液腺腺泡主要分泌富脯氨酸蛋白、糖蛋白、富组蛋白、富酪蛋白和 α- 淀粉酶等；黏液性腺泡分泌黏蛋白；导管上皮及基底细胞分泌乳铁蛋白、溶菌素、分泌型 IgA（SIgA）和唾液过氧化氢酶等。

唾液中绝大部分蛋白质属于糖蛋白，如糖基化淀粉酶、糖基化富脯蛋白、黏蛋白和富组氨酸糖蛋白等。这些糖蛋白决定了唾液黏稠和润滑的特性。糖蛋白含有一个或多个复合多糖侧链，被称作黏多糖。黏多糖是由己糖（半乳糖或甘露醇）、氨基己糖（氨基葡萄糖或氨基半乳糖）、甲基戊糖（岩藻糖）和唾液酸（N 乙酰神经氨酸）组成的。糖蛋白中氨基己糖的含量如果大于 4%，则称为黏蛋白；如小于 4%，仍称为糖蛋白。唾液蛋白有以下功能：

1. 润滑作用 有润滑作用的蛋白包括唾液黏蛋白和富组蛋白。唾液黏蛋白是唾液中的主要有机成分，具有黏滑性质，由下颌下腺、舌下腺及小唾液腺分泌，其中小唾液腺分泌占整个唾液黏蛋白的 70%。富脯蛋白主要由腮腺分泌，是人类唾液中最大的一族蛋白，约占唾液总蛋白的 70%。根据共性区，可分为酸性、碱性和糖激化型三类，具有润滑特性的主要是糖性富脯蛋白。

2. 维持黏膜的完整，修复口腔软组织 蛋白酶、菌蛋白、富半胱蛋白和生长因子等可直接与外源性或内源性有害物质发生反应，从而防止各种有害物质直接作用于黏膜，保护口腔黏膜免受侵害。此外，唾液还具有修复软组织的作用，如唾液内的表生因子和神经生长因子能够促进口腔软组织的修复，从而加快伤口的愈合。

3. 调节口腔菌群平衡　一方面，唾液中有抑制微生物生长的因子，如溶菌酶、乳铁蛋白、过氧化物酶、黏蛋白、免疫球蛋白、富组蛋白、富半胱蛋白和淀粉酶等，还有杀菌的化学物质，包括硫氰酸盐、过氧化物、碘化物、硝酸盐、氯化物和氟化物。另一方面，唾液中有聚集细菌的因子，如黏蛋白，可使细菌聚集在一起，并附着到固体表面，为细菌生长起到培养基的作用。

4. 参与获得性膜，维持牙齿再矿化及牙结石的形成　富组蛋白与羟基磷灰石有很强的亲和力，可吸附于釉质表面，参与获得性膜的形成。富酪蛋白在结构和生物学功能上与富脯蛋白非常相似，可竞争性抑制富脯蛋白在牙面上吸附，也参与获得性膜的形成。此外，它可促进放线菌在牙面的黏附，有良好的润滑作用，还能抑制羟基磷灰石晶体的生长，抑制磷酸钙沉积。富半胱氨酸蛋白可抑制半胱氨酸酶，减少不必要的蛋白分解。唾液淀粉酶可参与釉质获得性膜的形成以及吸附细菌的作用，后者可促进牙菌斑形成。酸性富脯蛋白可结合钙离子，维持唾液中游离钙离子浓度，为釉质提供防御和修复的环境。此外，其对釉质和羟基磷灰石有很高的亲和力，易于吸附在牙面，也参与唾液获得性膜的形成。人酸性富脯蛋白还可选择性地促进细菌黏附在牙矿化组织上，对于细菌在牙面上黏附和定居以及牙菌斑的形成有重要作用。

5. 其他作用　唾液具有消化作用，唾液中的各种酶类如蔗糖酶、淀粉酶、脂肪酶和蛋白酶等均具有消化分解相应底物的功能。唾液中的味觉素（gustin）对于味觉的维持具有十分重要的作用。唾液中的脂肪可在牙面上形成脂肪膜，有一定的保护作用。唾液中存在多种氨基酸，可作为细菌生长所需的养料。唾液有一定的尿素和葡萄糖，还有少量血型物质（blood group substance），可能与某些口腔微生物细菌表面结构特性相关。

（三）唾液的功能

1. 消化和营养功能

（1）协助咀嚼和吞咽：唾液为咀嚼提供了液体，使食物变成食团，从而易于在口腔内移动并被吞咽。

（2）直接参与消化作用：唾液中有多种消化酶，如淀粉酶和消化糖类。唾液脂肪酶消化脂肪。唾液中的蛋白酶也可能参与食物中蛋白质的消化。

（3）维持味觉功能：唾液为化学物质的溶解提供了溶剂。只有溶解了的物质才能为味觉所感受到。另外，唾液中有一种与锌结合的味觉素，为味觉感受时所需。此外，在体内缺水或脱水的情况下，唾液分泌减少，产生口渴感觉，提示饮水以补充水分。

（4）提供各种营养来维持口腔软硬组织的代谢平衡：唾液中的水、电解质和蛋白质对软硬组织提供必要的营养，以维持其正常代谢平衡。

2. 保护功能

（1）润滑作用：唾液中的黏蛋白起主要润滑作用，对正常的口腔功能至关重要。

（2）维持黏膜的完整：唾液所形成的黏蛋白层可阻止有害物直接作用于黏膜。另外，唾液中的蛋白分解酶可防止黏膜受到蛋白分解酶的作用。

（3）软组织修复作用：通过唾液内的表皮生长因子和神经生长因子来加快伤口愈合。

（4）清除和排泄作用：可清除和排泄口腔内物质，保持口腔相对清洁的卫生状态。

（5）调节口腔菌群平衡：口腔菌群是决定口腔健康的主要因素之一。唾液中既有抑制微生物生长的因子，也有聚集细菌的因子，唾液本身还是细胞生长的培养基。

（6）抑制微生物作用：唾液中含有多种直接抑制或杀死微生物的蛋白质及化学物质，如溶菌酶、乳铁蛋白和过氧化物酶等。

（7）维护菌斑 pH：唾液的缓冲作用及清除作用可抑制牙菌斑由细菌分解糖类产酸使 pH 下降，对维持菌斑 pH 起至关重要的作用。

（8）维持牙齿矿化：牙表面有一层来源于唾液的物质盖于釉质，称为获得性膜，可保护釉质免于机械和化学损害，并对钙沉积及溶出过程有调节作用。

3. 诊断功能 唾液可在一定程度上反映身体内物质的合成和代谢水平、治疗药物水平、进入体内毒物水平、机体免疫状况和营养状况以及激素水平等。在口腔疾病方面，可用于诊断唾液腺的炎症性疾病、龋病以及牙周病。在全身疾病方面，唾液可用来辅助诊断舍格伦综合征、糖尿病、乙型肝炎、甲型肝炎以及艾滋病等。

三、龈沟液的来源和功能

（一）龈沟液的来源和成分

龈沟是游离龈与牙面之间形成的一条狭窄的沟隙，环绕牙颈部，向口腔开放。正常时深约0.5 mm。龈沟有两个侧壁和一个沟底。其中与牙面相对的侧壁及沟底覆盖着龈沟上皮。从龈沟上皮渗出的液体、蛋白质和电解质构成龈沟液（gingival crevicular fluid）的主要成分，也是混合唾液的组成部分。龈沟液的组成包含：

1. 细胞成分 细菌、脱落上皮细胞、淋巴细胞和单核细胞等。

2. 蛋白质 如α球蛋白、β球蛋白，以及免疫球蛋白和纤维连接蛋白。

3. 酶 包括胶原酶、组织蛋白酶、碱性磷酸酶和胰蛋白酶等。

4. 炎症相关因子 有白三烯类物质和前列腺素。前者在牙龈炎症早期明显升高，后者与牙龈局部附着丧失关系密切。

5. 内毒素 对牙龈组织和牙周组织有很强的毒性作用。

6. 其他 钠离子和钾离子；纤维连接蛋白分子；骨结合蛋白；针对所感染细菌抗原成分的抗体；细菌产生的分解宿主细胞外间质的酶，如蛋白酶和透明质酸酶；细菌分解糖和氨基酸产生的终末产物，如氨和胺等。

（二）龈沟液的功能

1. 冲洗作用 由于龈沟上皮具有通透性，因此如果有细菌和其他外来颗粒物质进入龈沟，龈沟液流量增加，流速增快，短时间内即可将细菌及其代谢产物等冲洗出龈沟外，保持局部清洁。

2. 抗菌防御作用 ①龈沟液中含有大量具有活性的白细胞。它们具有吞噬、破坏和杀灭细菌的能力，能够清除进入龈沟的细菌等外来入侵者。②龈沟液中含有多种免疫球蛋白，如IgG、IgA、IgM和纤维蛋白原等，具有吞噬和破坏细菌的功能，可以有效地抑制细菌在龈沟内的生长和繁殖。③龈沟液中还含有大量特异性抗体，如抗牙龈类杆菌抗体及抗中间类杆菌抗体等。这些抗体可以通过调理、趋化吞噬细胞以及激活补体系统等发挥其抗菌作用。④龈沟液中的溶菌酶和乳铁蛋白等也具有抗菌功能。

3. 可作为牙周病变的评判指数 龈沟液中碱性磷酸酶和β-葡萄糖苷酸酶等成分的改变可与局部牙周病变程度密切相关。

第四节 菌斑的生化特征
Biochemical Characters of Plaque

一、菌斑的化学成分

牙菌斑由细胞成分和非细胞成分组成。在湿重条件下，80%为水分，20%为固体物质。在固体物质中，主要是蛋白质、糖类和脂肪等有机物，此外还有少量无机成分。实际上，菌斑中的各种化学成分是处于动态变化中的。不同部位、不同个体、不同成熟程度的菌斑成分也不同。尤其是无机成分，随着菌斑钙化程度的不同，差别相当大。菌斑中的主要成分有水（80%，湿重）和固体物质（20%，湿重）。其中细胞内水分占 50%，细胞外水分占 30%。固体物质中，细菌占 10%，细胞外蛋白质占 6%，细胞外多糖和无机物占 4%。

1. 蛋白质　菌斑中固体物质的 40%～50% 是蛋白质，主要来自唾液、龈沟液以及细菌。从唾液和龈沟液中获得的蛋白质主要有白蛋白、唾液糖蛋白、免疫球蛋白和一些酶。其中，免疫球蛋白包括 IgG、SIgA 以及少量 IgM、补体 C3、乳铁蛋白等。菌斑总蛋白质量略高于唾液。来自宿主的酶主要是淀粉酶、过氧化物酶和溶菌酶等。来自细菌的蛋白质主要是细菌本身及其分泌的一些酶，如透明质酸酶、胶原酶、蛋白酶、溶纤维素酶、葡糖基转移酶、果糖基转移酶及己糖激酶等。

2. 糖类　菌斑中的糖类占固体物质的 13%～18%。由于受到食物和菌斑中细菌种类的影响，其含量和成分相差较大，主要以低分子可溶性糖和细菌合成的细胞内、外多糖形式存在。低分子可溶性糖主要有葡萄糖、果糖、蔗糖、麦芽糖、半乳糖和葡糖胺等，其中葡萄糖占 50% 以上。细菌合成的多糖主要是细胞外多糖，较为重要的多糖有葡聚糖和果聚糖。此外，还有少量杂聚糖，是菌斑基质重要的组成成分。根据水溶解性，细胞外多糖分为水溶性和非水溶性两种。细胞内多糖主要是细菌在细胞内合成的糖原。作为细胞内储存糖的形式，在缺少糖源的情况下，糖原可以分解代谢，为细胞提供能量。

3. 脂类　菌斑中的脂类物质占固体物质的 10%～14%，多存在于菌斑基质中，主要是糖脂、中性脂肪和磷脂。在菌斑形成的不同阶段，菌斑中的脂类含量也发生变化。在成熟菌斑中糖脂减少，中性脂肪和磷脂增加。与新生菌斑相比，成熟菌斑中总脂质的量减少。在菌斑形成初期，脂质有利于细菌对牙面的黏附，同时对菌斑矿化也有一定的作用。

4. 无机成分　菌斑中含有的无机成分较少，占固体物质的 5%～10%，主要来自唾液、食物和牙面。无机成分包括钙、磷、钾、钠及一些微量元素，如氟、铝、硒、锌、镁、铜、铁、铅、锰、锂和锶等。无机成分主要以非离子形式存在于菌斑细胞外。pH 降低时，非离子形式的钙、磷和氟可以解离成离子形式——Ca^{2+}、F^-、HP^{2-}、HPO^-、PO^{3-}，在细胞外液中保持较高的钙、磷、氟含量，与唾液之间形成浓度差。这种相对高浓度钙、磷、氟含量的情况，将在菌斑矿物质溶解和沉积、牙釉质脱矿与再矿化中影响钙和磷的移动方向，而微量元素可以通过菌斑细胞外液影响细菌代谢、釉质晶体的脱矿与再矿化。

5. 氨基酸　菌斑中的氨基酸主要存在于细胞外液，包括谷氨酸、天冬氨酸、缬氨酸、丙氨酸、甘氨酸、脯氨酸和亮氨酸。细胞外的氨基酸是细胞内的 4 倍左右。较高浓度的游离氨基酸可以为菌斑中的细菌代谢提供氨和碳源，对菌斑代谢起积极作用。

6. 有机酸　菌斑细菌在代谢过程中产生大量有机酸，并将其排出细胞外。菌斑细胞外液中的有机酸包括乙酸、乳酸、丙酸和甲酸等，对牙釉质龋的发生起重要作用。

二、菌斑内的物质代谢

菌斑内的物质代谢活动主要是由细菌完成的，包括物质的分解代谢和合成代谢两个方面。分解代谢为细菌提供了生命活动所需要的能量和生物合成所需要的前体。合成代谢则为菌斑的更新提供物质保证，同时也是分解代谢的基础。从代谢的角度来看，菌斑内的细菌可分为两种类型：一种是利用氮源物质生成碱性产物，导致 pH 升高；另一种是将糖类转化成有机酸，最终导致 pH 下降。虽然一些特殊种类的细菌的新陈代谢主要依赖于其中某一种形式，但绝大多数细菌是通过上述两种方式代谢。通常情况下，菌斑内的优势微生物种类很大程度上取决于代谢底物的供应，包括外源性营养物质，也就是从食物、唾液和龈沟液中获得的营养物质；或者是内源性的，即一直存在于菌斑内部的营养物质。代谢底物包括糖类、尿素、氨基酸、肽、蛋白质、糖蛋白以及细胞碎片。此外，还有细胞外多糖，如葡聚糖和果聚糖。

如何利用这些代谢底物取决于菌斑中微生物的种类及生存条件。糖的无氧分解又称为糖酵解。通常，葡萄糖作为细菌碳源的主要糖类，主要以葡萄糖酵解的方式转变为丙酮酸，然后由丙酮酸进一步降解或合成其他物质，并在这一过程中产生少量 ATP，为细菌提供能量。主要通过己糖二磷酸途径（Embeden-Meyerhof pathway，EMP，图 2-2）、磷酸戊糖途径（又称己糖单磷酸旁路，hexose monophosphate shut，HMS，图 2-3）和恩特纳-道德洛夫途经（Enter-Doudoroff pathway，EDP，图 2-4）等完成糖酵解过程。但在供氧充足的情况下，也可以进行有氧氧化。

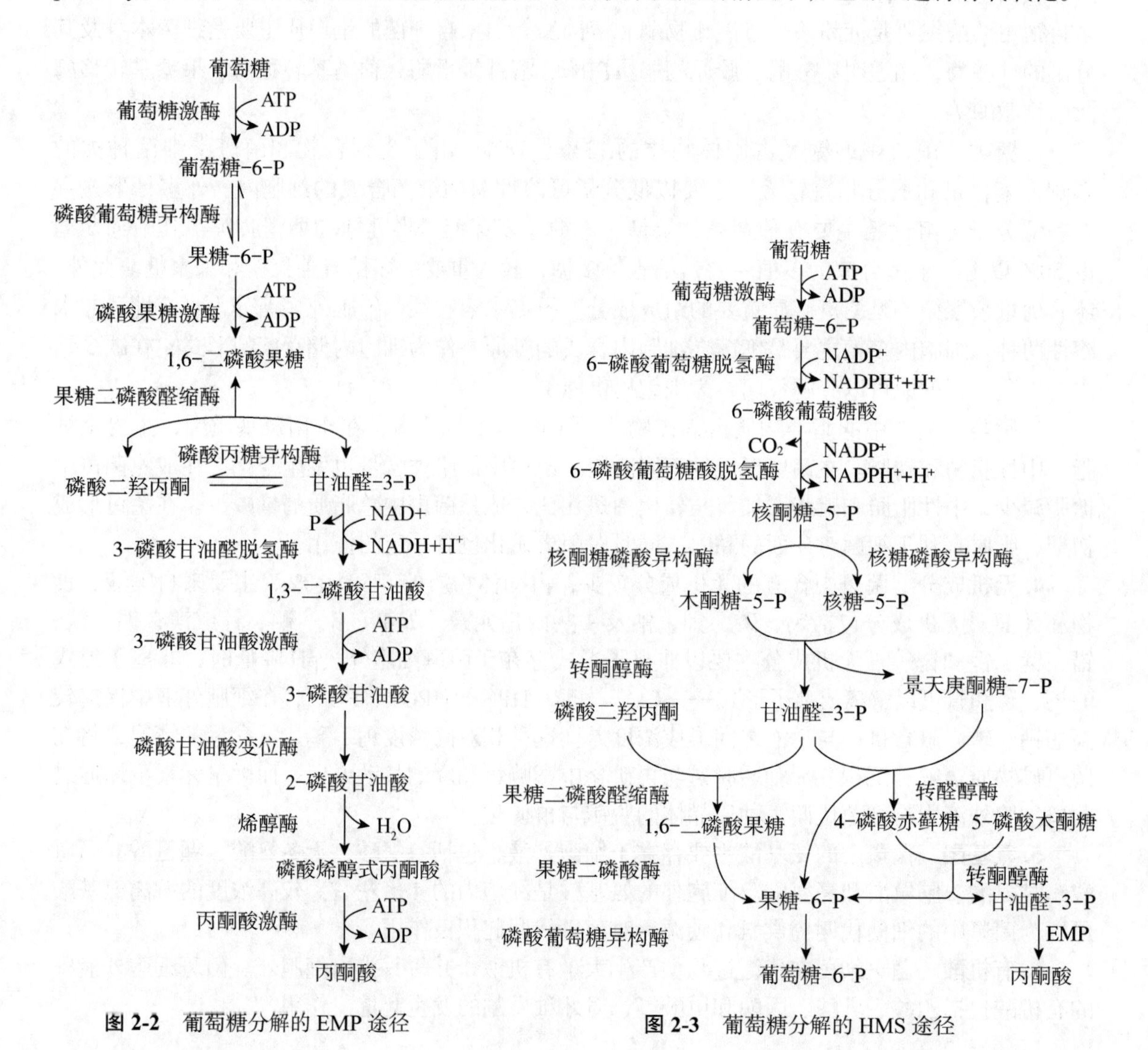

图 2-2 葡萄糖分解的 EMP 途径

图 2-3 葡萄糖分解的 HMS 途径

在新生菌斑中，生物合成反应需要大量能量。葡萄糖通过糖酵解提供能量，而作为细菌糖代谢中关键性中间产物的丙酮酸，其分解则依赖于氧的供应情况。在菌斑的外表面，细菌在有氧条件下，丙酮酸可以通过三羧酸循环（图 2-5）完全氧化生成 CO_2 和水，并释放出能量。而在快速形成的较厚菌斑内部，扩散进来的氧很少，并且很快就被消耗掉。在缺氧条件下，丙酮酸主要被还原成乳酸。此外，还可以生成其他有机酸如乙酸、丁酸、甲酸以及丙酸等，导致菌斑内部 pH 迅速下降，成为龋病损害的直接原因。不同种类的细菌或不同部位的菌斑中产生的酸性产物也各不相同。乳酸是菌斑糖代谢后生成的主要酸性产物，在细胞内外的浓度可以迅速增加。因此，可以认为在龋病过程中，能够产生乳酸的细菌是主要致病菌。图 2-6 说明了厌氧菌中丙酮酸产生各种有机酸的过程。

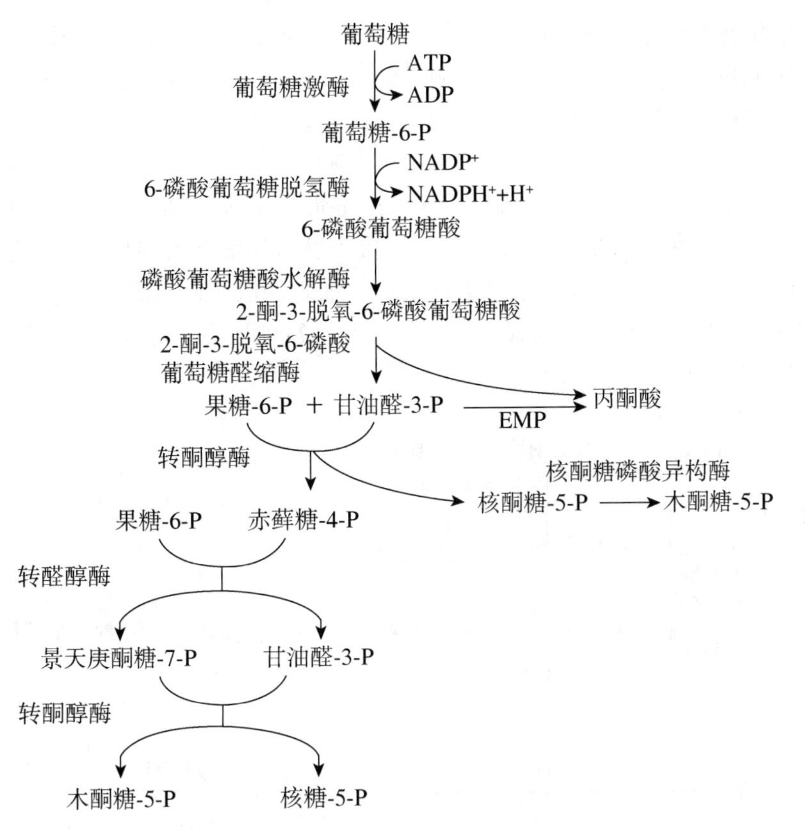

图 2-4　葡萄糖分解的 EDP 途径

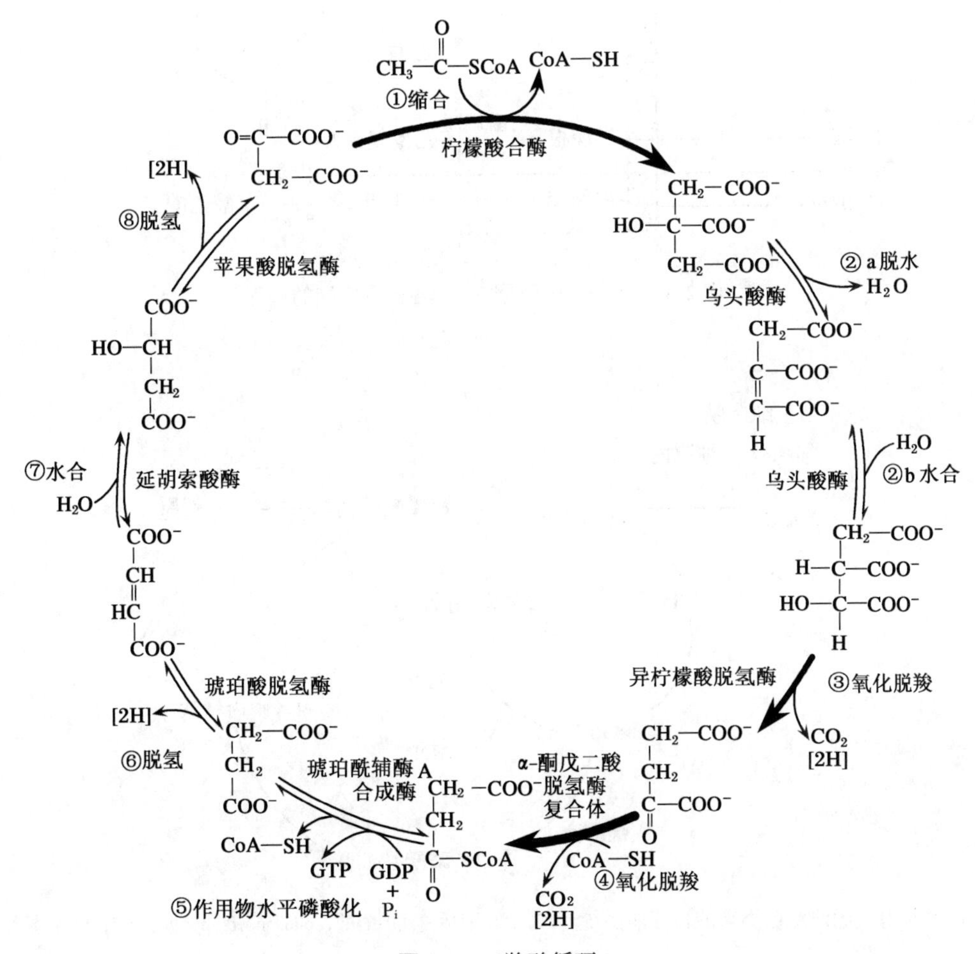

图 2-5　三羧酸循环

1. 糖代谢和酸性产物 链球菌是口腔内产生酸性产物的重要菌类，其代谢过程具有代表性。链球菌从周围环境中通过磷酸转移酶系统（phosphoenolpyruvate sugar phosphotransferase system，PTS）的方式（图 2-7）提供能量的高效转运系统，在中性 pH 条件下摄入单糖，使细菌可以在糖浓度较低及中性条件下存活（如唾液环境或者釉质表面缺少食物或残渣的情况下）。此外，链球菌还可以通过质子动势（proton motive force，PMF）激活另一条糖摄入途径。该途径最常见于光滑突变株在 pH 5.5 的条件下摄入糖。当细胞外 pH 大于细胞内 pH 时，有机物可以利用 pH 梯度，细胞在酸性条件下持续地从细胞外摄入糖以满足代谢需要。虽然效率较低，但其他细菌没有这一糖摄入途径。由于链球菌对富糖环境和低 pH 条件都能适应，因此在致龋菌斑中占主导地位。

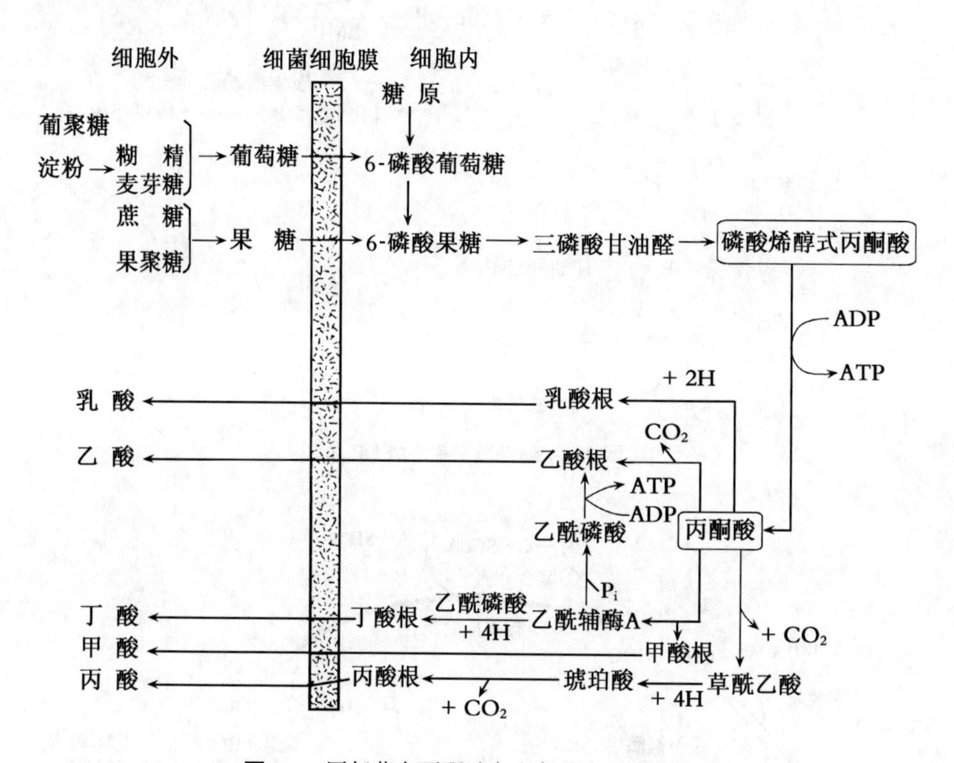

图 2-6 厌氧菌中丙酮酸产生各种有机酸的过程

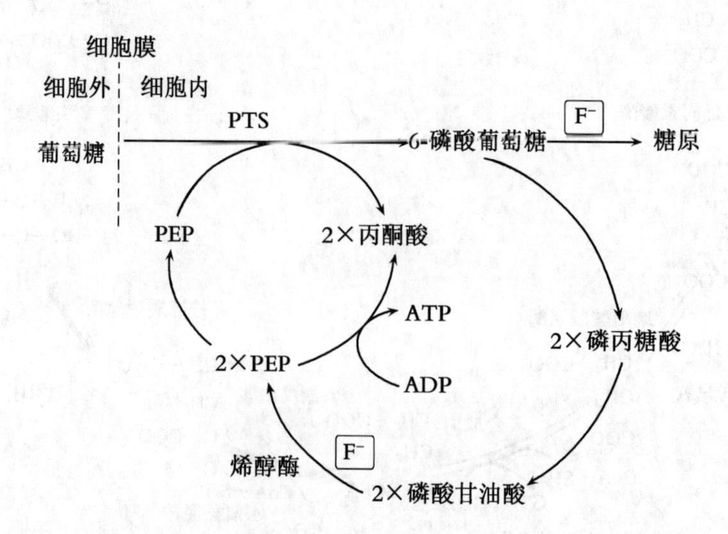

图 2-7 磷酸烯醇式丙酮酸糖类磷酸转移酶系统。PEP：磷酸烯醇式丙酮酸，phosphoenolpyruvic acid；F^-：氟作用位点

链球菌并不含有三羧酸循环所需要的酶，也没有细胞色素系统，主要依赖于无氧糖酵解途径获得能量。糖酵解产生的丙酮酸的转归则由糖的利用程度决定。

另一条途径是由丙酮酸甲酸裂合酶激活，可以将丙酮酸转化成乙酰辅酶 A 和甲酸（图 2-8）。3- 磷酸甘油醛能够抑制该反应。因此，仅仅在糖分解中间产物水平较低，也就是缺少糖供应的情况下，才通过此途径。这样可以使细菌能获得额外的 ATP，最大限度地利用糖分解中间产物。

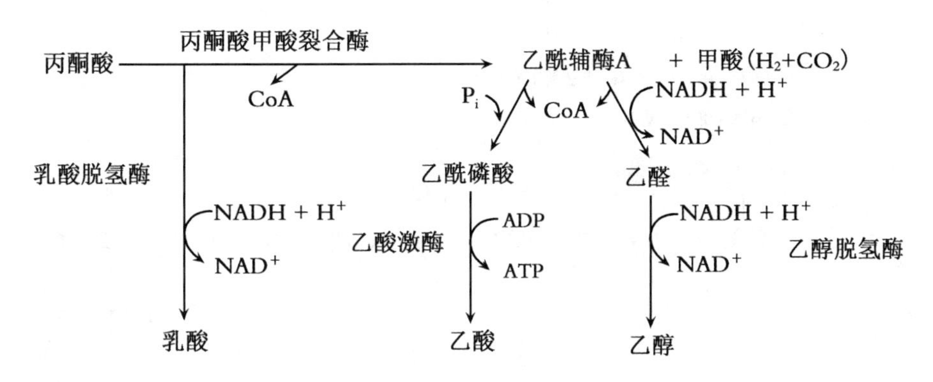

图 2-8　丙酮酸甲酸裂合酶激活途径

在链球菌中，乳酸脱氢酶以无活性二聚体或者有活性的四聚体的形式存在。后者同 1,6-二磷酸果糖结合后，结构稳定，因此能将丙酮酸利用率提高 7 倍以上。

上述途径产生的乳酸和乙酸以质子化的形式转运到细胞外，堆积在外部菌斑基质中，通常浓度较高。当葡萄糖迅速代谢时，细胞外乳酸浓度升高，阻止乳酸进一步向外渗透，使细胞内外形成酸性梯度，最终细胞停止代谢。韦永菌缺乏葡萄糖激酶和果糖激酶，但可以利用链球菌等其他细菌代谢产生的中间产物如乳酸和丙酮酸等，最后生成丙酸、乙酸、CO_2 和氢，同时也为链球菌清除代谢废物。韦永菌利用乳酸进行代谢的反应过程如下：

$$\text{乳酸} + H_2O \longrightarrow \text{乙酸} + CO_2 + H_2$$

$$\text{乳酸} + H_2 \longrightarrow \text{丙酸} + H_2O$$

丙酸和乙酸的 pK 值高于乳酸，在 pH 较高时可以起缓冲作用。

2. 氮代谢和碱性产物　对于细菌生长来说，氮源化合物代谢与能量代谢同样重要。一方面，可以为细菌生长提供必需的氨基酸；另一方面，当氨基酸含量多于更新蛋白质所需要的量时，氨基酸也可为细菌提供能量。同时，氮代谢产生的碱性产物对菌斑 pH 的调节也发挥重要作用。

口腔细菌氮主要来自唾液中的尿素。菌斑中尿素酶的活性较高，可将尿素水解成二氧化碳和氨，而氨可以通过多种途径合成氨基酸。例如：

$$\alpha\text{-酮戊二酸}+NH_3 \xrightleftharpoons[\text{谷氨酸脱氢酶}]{NAD(P)H + H^+ \quad NAD(P)^+} \text{L-谷氨酸}+H_2O$$

$$\text{丙酮酸}+NH_3 \xrightleftharpoons[\text{丙氨酸脱氢酶}]{NADH + H^+ \quad NAD^+} \text{L-丙酮酸}+H_2O$$

$$\text{L-谷氨酸}+NH_3 \xrightarrow[\text{谷氨酰胺合成酶}]{ATP \quad ADP} \text{L-谷氨酰胺}+P_i$$

$$\alpha\text{-酮戊二酸}+\text{谷氨酰胺} \xrightarrow[\text{谷氨酸合成酶}]{NADH + H^+ \quad NAD} 2\ \text{L-谷氨酸}+H_2O$$

随后通过转氨作用生成蛋白质合成所需的其他氨基酸。谷氨酸在许多生物合成反应中作为—NH_2 的来源。另外，通过间质蛋白质水解也可以获得氨基酸。图 2-9 显示的是菌斑内糖类和氮代谢的联系。

通常情况下，蛋白质合成不需要的游离氨基酸在无氧条件下即可以发酵，产生有机酸和氨。这些产物对菌斑的 pH 没有显著影响。精氨酸则不同，可以通过精氨酸脱亚胺酶途径生成碱性产物：

精氨酸 ⟶ 瓜氨酸＋ NH_3

瓜氨酸＋ P_i ⟶ 氨甲酰磷酸＋鸟氨酸

氨甲酰磷酸＋ ADP ⟶ ATP ＋ CO_2 ＋ NH_3

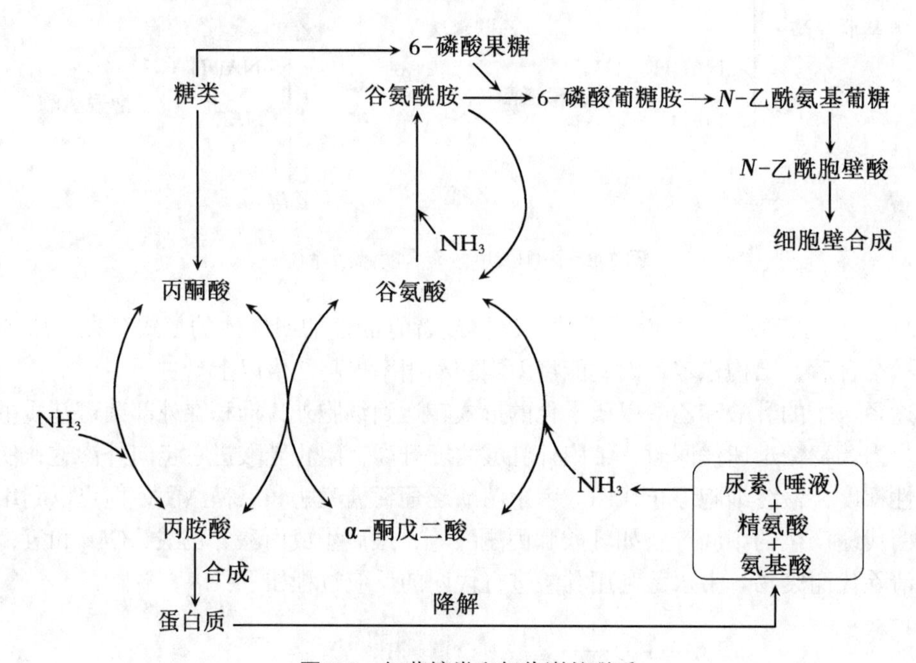

图 2-9 细菌糖类和氮代谢的联系

上述途径在细菌中广泛存在，在无氧条件下可以为细菌提供能量来源。一般来说，这一反应只在精氨酸供应充足的情况下进行。并且由于反应产物 NH_3 的作用，使 pH 显著升高。尤其在 pH 较低的条件下，反应生成的中间产物鸟氨酸随后即进行脱羧反应，消耗 H^+，使 pH 升高，同时产生大量腐胺：

鸟氨酸＋ H^+ ⟶ 腐胺＋ CO_2

氨基酸在无氧氧化过程中产生 NADH，同时释放能量：

氨基酸 ⟶（NAD^+ → NADH，释放 NH_3）⟶ 酮酸 ⟶（NAD^+ → NADH，CoA 加入，释放 CO_2）⟶ 乙酰辅酶 A ⟶（ADP ＋ P_i → ATP，释放 CoA）⟶ 乙酸＋ CO_2

通过鸟氨酸去氨基还原，或者脯氨酸分解还原生成 5- 氨基戊酸 $CH_2NH_3^+(CH)_2COO^-$，NADH 能被重新氧化成 NAD^+。

在陈旧性菌斑中，当细菌生长受到抑制时，能够产生更多的氨，常多于氨基酸合成所需。无论氨还是有机酸发生堆积，都将影响酸碱比例，最终影响菌斑的 pH。在开放环境中并且唾液流量较大的情况下，细菌产生的代谢废物可以被唾液冲走，菌斑的 pH 就能够维持相对稳定。新形成的菌斑结构疏松并且较薄，细菌密度也较低，并且基本上只有很少或者没有细胞外多糖，因此上述情况比较常见。如果口腔卫生条件较差，随着菌斑不断成熟，其厚度和密度也持续增加，细胞外多糖大量堆积，导致菌斑内部与外界交流困难，尤其当蔗糖被大量利用时，将使大量有机酸和铵盐残留在菌斑基质内，最终使 pH 明显改变。但改变后的 pH 要恢复到正常状态则是一个缓慢的过程。如果菌斑处于较高或较低的 pH 环境中，并相对稳定，有可能导致菌斑内的菌群在长时间内发生改变，进而使宿主发生病理改变。

三、菌斑引发口腔疾病的机制

龋病和牙周病是最常见的口腔疾病，严重危害人类的身心健康。菌斑中含有大量各种细菌，有些是对宿主无害的细菌，还有相当多的致病菌（表 2-2）。当菌斑中过量致病微生物及其代谢产物作用于易感宿主（牙）和宿主组织，或者致病微生物突破宿主防御屏障时，即可导致龋病和牙周疾病。

表 2-2　牙菌斑中的主要细菌

革兰氏阳性菌		革兰氏阴性菌	
革兰氏阳性球菌	革兰氏阳性杆菌	革兰氏阴性球菌	革兰氏阴性杆菌
变异链球菌	伊氏放线菌	布兰汉球菌	嗜血伴放线杆菌
血链球菌	黏性放线菌	奈瑟球菌	类杆菌
唾液链球菌	内氏放线菌	韦永菌	弯曲杆菌
轻链球菌	溶牙放线菌		梭状杆菌
茸毛链球菌	马氏类杆菌		嗜血菌属
米勒链球菌	嗜酸乳杆菌		
消化链球菌	双歧杆菌 丙酸菌属 真杆菌属 干酪乳杆菌		

1. 菌斑与牙周病　菌斑引发的口腔疾病之一是牙周病。菌斑和结石又是导致慢性牙周病的两个主要因素。

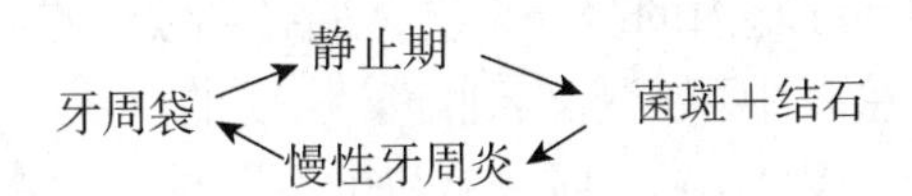

同牙结石一样，龈炎和牙周炎的发病频率、数量以及严重程度随着年龄的增长而增加。研究表明，龈炎的发生主要与菌斑的存在有关，结石则起促进作用。急性牙龈炎可以因菌斑聚集引起，其病理表现是暂时的、可恢复的非破坏性炎症，去除菌斑后可自愈。但是慢性牙龈炎转变为牙周疾病则与感染从龈沟向深层广泛扩散等因素密切相关。由于宿主防御功能缺陷，时常引起菌斑源性牙龈炎。如果牙龈炎不能得到及时有效的控制，炎症持续存在，侵入深层组织，可造成牙周结缔组织的进行性破坏，最终导致牙周病。在病变过程中，牙周组织结构发生变化，牙周膜与牙齿表面的附属纤维断裂，龈沟上皮附着向根方移位，最终形成牙周袋，同时伴有炎症反应和牙槽骨吸收。菌斑引发牙周病可以通过以下三条途径来实现：

（1）菌斑代谢产物的直接破坏作用：牙周病变的发展与细菌种类及数量密切相关。随着病程的进展，革兰氏阴性厌氧杆菌的数量逐渐增加，尤其是类杆菌属和螺旋体属等致病菌。致病菌可以生成胶原酶、透明质酸酶和蛋白酶。某些成分具有内毒素样作用。在代谢过程中还能

产生 H_2S 和 NH_3。在进展性牙周袋中，可以观察到大量螺旋体存在，侵袭正常组织，导致中性粒细胞、淋巴细胞以及成纤维细胞数量下降，损伤上皮与根面之间的牙周膜，导致龈沟上皮与牙周组织的完整性和连续性遭到破坏。在一些急性牙龈炎病例中可以观察到螺旋体侵入组织内部，但在慢性感染的牙龈中并不普遍存在。最直接的原因是一些细菌不断地释放各种有害物质侵入正常的上皮组织，导致组织的正常结构受到破坏，功能受到影响。

①外毒素：通常是一些释放到细胞外的蛋白质，其中一些是高毒性组织毒素，包括肉毒杆菌、破伤风梭菌、白喉棒状杆菌和志贺杆菌产生的神经毒素。还有一些是低毒性毒素，如链球菌和葡萄球菌产生的溶血素和杀白细胞素等，可以破坏红细胞和白细胞，最终影响牙周细胞正常的营养吸收，并使牙周组织的抵抗力下降。

②内毒素：是一种脂蛋白-多糖复合物，是构成革兰氏阴性菌菌壁完整的必需成分。活菌一般只释放少量内毒素，通常在细菌死亡后被大量释放出来。内毒素是一种烈性炎症因子，对牙周组织有较强的毒性，可以通过完整的龈沟上皮，经由血液系统扩散到牙周组织，对牙龈、牙骨质和牙槽骨均有破坏作用。研究表明，在牙周病患者的血清中，口腔细菌内毒素的抗体水平明显高于正常人群。龈下菌斑的内毒素含量也明显高于龈上菌斑。

③酶：菌斑细菌能够产生水解酶，可以破坏结缔组织，导致牙周疾病的损伤范围逐步扩大，但这不是直接导致牙周疾病的决定性因素。水解酶包括透明质酸酶、糖苷酶、胶原酶、溶纤维素酶以及其他各种蛋白酶。其中透明质酸酶可以破坏牙龈上皮细胞间的酸性糖胺聚糖，有利于其他细菌或酶深入深层结缔组织中，进一步破坏牙周组织上皮和纤维，使牙周组织分解，血管通透性增高，导致炎症扩散。

④低分子量成分：在菌斑的水溶性提取物中还发现有对白细胞有趋化作用的糖肽、低聚糖、胺、硫化氢、甲硫醇（CH_3SH）、吲哚、有机酸和铵盐等成分。实验研究表明，由于这些物质具有脂溶性，扩散能力强，容易渗透穿过完整的龈沟上皮，因而可以导致实验模型产生免疫反应和细胞损伤。在正常的口腔环境中，上述有害物质基本上都能被分解或排泄出体外，使产生的毒害作用可以降到最低。例如，氨离子，在正常情况下，细胞可以将其转化为尿素、谷氨酸盐或者天冬酰胺酸，从而消除其毒性作用，因而能够耐受大量氨离子。在病理条件下，如果氨离子浓度和细胞外环境中 pH 都处于高水平状态，则氨离子转化为氢离子和脂溶性的氨：

$$NH_4^+ \longrightarrow NH_3 + H^+$$

由于氢离子可以缓慢地渗透进入亲脂性细胞膜，使膜内外 pH 形成梯度，菌斑和组织液允许大量 NH_3 进入细胞内以中和细胞内的缓冲系统，最终导致细胞内 pH 升高以及由此而引起的细胞损伤。在严重的牙周病患者中可以观察到随着病变的发展，pH 和龈沟液数量都有增加，个别病例的 pH 可以达到 9.0（图 2-10）。胺、有机酸及其他能够影响 pH 的有害物质也能够以如下方式进入细胞内，使细胞受到损害。

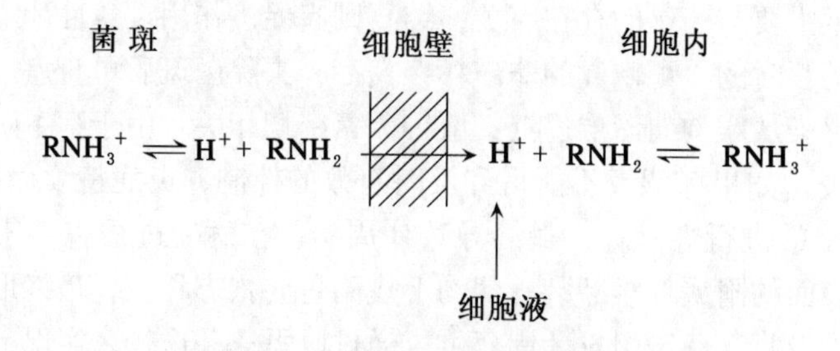

图 2-10 有机酸进入细胞的方式

（2）菌斑引起的免疫性病理损害：细菌产生的代谢产物，如有机酸（丁酸、丙酸）、内毒素、黏多肽、各种酶以及细菌自身溶解后的各种产物都具有较强的抗原性，能够引起宿主的一系列免疫反应。此外，结合上皮合成的 IL-1 和 PGE2 等炎症递质也能通过结合上皮进入结缔组织，导致组织水肿、牙龈血管出现炎性改变及血管通透性增高。例如，在内毒素作用过程中，脂蛋白成分的作用相当于毒素，而多糖则刺激抗体的形成。早期内毒素对牙周组织的致敏作用可以进一步增强此后牙周组织对同种内毒素的一系列反应，并增强中性粒细胞对入侵病菌的吞噬能力。白细胞损伤后释放出的溶菌酶和胶原酶使组织蛋白变性，变性后的蛋白质又成为自身抗体，导致更严重的抗原抗体反应。同时，大量 T 细胞和 B 细胞游出浸润组织。白细胞还释放出更多的溶菌酶和变性蛋白，形成恶性循环。

（3）其他因素对菌斑的辅助作用：如果已经形成急性牙周病，此时不管龈缘处是否有菌斑存在，都有可能发展成慢性牙周疾病。在这一过程中，其他一些因素（包括肿瘤、咀嚼压力、龋坏、牙齿缺失、对颌牙功能丧失以及设计不良的牙刷等）对牙周疾病的形成起到了促进作用。正常情况下，不良修复和牙排列不齐等异常咬𬌗产生的作用力对牙齿本身及牙周膜都会产生破坏作用，但由于机体的适应和自我修复能力，通常不会产生病理改变。在已经形成牙周病的情况下，上述因素产生的“外力”可以导致龈沟上皮与牙周组织的完整性和连续性遭到进一步破坏，牙龈上皮对细菌的抵抗力下降，从而使其更易感染，加重病情。

2. 菌斑与龋病 龋病是在以细菌为主的多种因素影响下，发生在牙齿硬组织的一种慢性疾病，其表现为牙齿的牙釉质、牙本质或牙骨质进行性破坏，色、形、质均发生改变，形成龋坏。病变进一步发展，还可以引起牙髓病、根尖周病以及颌骨炎症等病变，影响身心健康。研究表明，菌斑与龋病的发生有着密切的关系。牙菌斑量多者患龋率也较高。

菌斑代谢产生的有机酸如乳酸、乙酸和丙酸是导致龋病发生的直接原因。在适当的糖类和蔗糖存在的条件下，菌斑中的致龋菌产生的乳酸、乙酸和丙酸等在菌斑内形成浓度梯度，氢离子和半解离的酸逐渐扩散至牙釉质表面，导致局部 pH 下降。当 pH 低于 5.0 时，氢离子和少量乳酸根离子、乙酸根离子等通过釉质表面扩散到釉质内晶体周围。竞争到活性部位后，首先攻击较薄弱的晶格部位，如有碳酸根存在的部位，溶解釉质的碳酸盐-磷灰石结构，牙釉质表面开始脱矿，产生龋病。研究证实，在龋坏早期阶段，釉质中的碳酸盐和镁最容易丧失，是酸攻击的重要目标。由于有机酸的持续作用，导致牙釉质中的 CO_3^{2-}、Mg^{2+}、Ca^{2+}、OH^-、PO_4^{3-}、F^- 及 Na^+ 由晶格中移出，并扩散至晶体间的液相环境中。这些离子及其复合物如乳酸钙、磷酸钙和磷酸二氢钙等将按其浓度梯度，通过龋坏釉质中新扩大的孔隙扩散，使钙和磷酸盐等矿物质丧失至外环境中。随着菌斑细菌不断产生酸并扩散至晶体周围，脱矿过程将持续进行。

菌斑致龋的另一个重要因素是致病菌合成代谢产生的细胞外多糖。多糖是菌斑基质的重要组成成分，能够促进细菌在牙面的黏附和聚集，加速菌斑形成。同时，多糖具有生物屏障作用，限制菌斑内外各种物质的出入，使细菌产生的有机酸能长时间停留在菌斑-釉质界面上，而不被唾液稀释。此外，细胞内多糖如糖原和支链淀粉等可以在菌斑缺乏外源性糖供的情况下降解成单糖，提供能量，维持菌斑代谢。

第五节 牙齿硬组织矿化
Mineralization of Dental Hard Tissues

一、生物矿化

生物矿化（biomineralization）是指生物体内的钙、磷等无机离子在生物调控下通过化学反应形成难溶性盐类，并与有机基质（organic matrix）结合，形成机体矿化组织的过程。人类的矿化组织包括牙釉质、牙本质、牙骨质和骨骼，其无机成分主要为磷灰石晶体和其他磷酸钙盐。这些生物矿物（biomineral）在细胞调控下在基质中形成，并与基质一起构成硬组织。

生物矿化包括生理性矿化、病理性矿化和再矿化（remineralization）。生理性矿化是指在机体生长发育和成熟过程中，机体的无机离子在生物调控下在特定部位与有机基质中的生物大分子结合形成具有一定结构的矿化组织。病理性矿化是由于机体的生物矿化调控作用失衡，无机离子在非矿化的部位形成异位矿化或异常矿化组织，或造成矿化组织矿化过度或不足。再矿化是指无机离子在正常矿物组织内的再沉积，或在部分脱矿的组织内发生矿物质的重新沉积。

（一）生物矿物的形成

生物矿物在体内环境中形成的过程与自然界岩石的形成在化学反应上是相似的，但由于受有机体的生物调控，使它在组织结构上高度有序。它在有机基质中形成又被包埋于基质中，在整个生物体代谢过程中形成，又参与代谢过程，不仅参与矿化-脱矿平衡，而且也参与细胞活动。

生物矿物结晶的形成由热力学（thermodynamics）和动力学（dynamics）两方面决定。首先，这种矿物结晶的形成需要一定的热力学条件，其决定着结晶形成反应的方向和限度，即结晶能否形成，向什么方向进行和进行到什么程度。矿物盐从溶液中的析出首先取决于溶液的饱和度（degree of saturation），晶体析出的先决条件是过饱和。当将一种难溶性盐放入水中时，固体表面的少量阴、阳离子会离开固体进入水中，即有溶解现象发生。与此同时，这些溶解于水中的离子也在不断运动，其中部分离子当碰到固体表面时又被吸引而回到固体表面上来，即有结晶过程发生。当溶解速度大于结晶速度时，溶质就会继续溶解，这时的溶液为不饱和状态（undersaturation）。反之，当溶解速度小于结晶速度时，就会继续结晶，这时的溶液为过饱和状态（supersaturation）。当两种速度相等时，溶液的浓度就维持恒定不再改变。这时的溶解和结晶过程就达到平衡状态，称为饱和状态，此时的溶液称为饱和溶液。这时溶液中各种离子浓度幂的乘积称为这种固体的溶度积（solubility product），表示为 K_{sp}。一种溶液在非平衡状态时实际的有效离子浓度幂的乘积称离子活度积（ion activity product）。因此，当把一个固体放入一种过饱和溶液时，固体表面会有离子发生沉积，直至溶液与固体之间又达到一个新的平衡为止。从一种饱和溶液中析出的固相组成取决于活度积与溶度积之比，即过饱和度。当一种溶液对几种固相都是过饱和时，哪种固相优先析出取决于其热力学稳定性和溶液的 pH。

晶体形成还决定于动力学过程，即晶体的形成受一定机制的控制，形成的速率受外界因素的影响。难溶盐在生物体中的析出过程是缓慢的。其结晶过程包括成核（nucleation）、成长（growth）或聚集（aggregation）以及固相转化（solid transformation）。

1. 成核 过饱和是结晶析出的必要条件。要析出结晶，必须先形成晶核（nucleus）。晶核是指溶液中离子相互结合最先析出，经集聚形成有序的簇状结构，并达到某个临界大小，从而得以继续成长的结晶相微粒。在无任何颗粒或表面的情况下，从均匀溶液中自发沉积形成初始晶核的过程称为均相成核（homogeneous nucleation）。从理论上讲，由均匀溶液中析出晶核需要克服一个较大的能量障碍（energy barrier）。过饱和度越高，则表面能越低，成核越快。在过饱和度尚未达到一个临界值时，成核极慢，无固相析出，溶液处于亚稳态。一旦达到临界饱和度，成核速率突然增加，才有晶核形成。

向一个亚稳态溶液中放入晶种时，往往立即析出结晶。放入与结晶不同的固体时，也会借其表面促进晶核形成，称为异相成核（heterogeneous nucleation）。异相成核比均相成核要快，因此在生物体内，在较低的过饱和度下，即可析出晶核。均相成核比异相成核要慢，所以，尽管血清中钙、磷离子活度积大于生物磷灰石的溶度积，但血液中并没有晶体形成，说明羟基磷灰石的均相成核困难较大。因此，人们自然联想到生物硬组织初始矿化的发生与有机基质这种在矿化发生前就已经存在的固相形式的关系。

任何固体表面都具有促进新的晶体从过饱和溶液中形成的作用。特别是这种固体表面的结构形式与新形成的固体的结构形式相似时，它促进成核的作用就更大。Neuman 首先提出了矿化组织的基质可能是磷灰石晶体形成的成核因子（nucleator）。即有机物提供了成核核心（nucleation centre），使得离子聚集的能域降低，使晶体得以增长。因而，基质在矿化组织的形成过程中起着很重要的作用。

2. 成长或聚集　指晶核不断生长成为晶体。这个成长过程包括溶液中离子向晶核表面的运送和结合到晶核中去，即运送过程和表面过程。晶体成长的速率由运送速率和表面过程决定。表面过程包括离子在成长中的晶面上吸附或掺入。

固相颗粒变大除了由于晶体成长外，还可能是由于小颗粒的聚集。聚集有两种形式，一种是基本上不靠基质，另一种为多聚电解质作为黏合剂促进颗粒聚集。

3. 固相的转化　羟基磷灰石晶体的形成包括结晶的成核和晶体成长动力学与固相转化动力学两方面。钙-磷结晶析出后首先是形成无定形磷酸钙（amorphous calcium phosphate，ACP），然后转化成羟基磷灰石。

（二）生物矿化的机制

生物矿化过程与一般的矿化过程不同，它是在细胞内或细胞外介质中不断积累钙、磷酸根离子，达到一定过饱和度时，在基质蛋白中形成原始晶核，而后成长，并与基质一起构成硬组织。它需要有基质对矿化的指导和细胞的参与。

在对生物矿化的机制研究过程中，人们最初提出的是碱性磷酸酶机制（alkaline phosphatasehypothesis）。1923 年 Robison 发现骨钙化部位的碱性磷酸酶活性很高，认为可能是碱性磷酸酶分解有机磷酸酯而释放足够的无机磷，发生磷灰石的沉积，但后来发现组织内并没有足够的有机磷酸酯以供利用。而且，这种机制不能解释为什么其他富含碱性磷酸酶的组织不发生矿化。随后的组化研究表明，碱性磷酸酶与细胞活性有关，而矿化是发生于细胞外的基质。人们逐渐认识到生物矿化受基质和细胞的调控。

1. 基质调控　基质在生物矿化过程中发挥了为生物矿物提供矿化框架，以及引起和指导矿化的作用。一般认为，有机基质中的胶原成分为矿化提供了框架和模板，这是由胶原的结构所决定的。一个原胶原蛋白（procollagen）分子由三个呈螺旋状的多肽链（polypeptide chains）组成，每个多肽链由 1000 个氨基酸残基组成。三根螺旋的多肽链以右手螺旋方式拧成“超螺旋”，再由“超螺旋”组成原胶原蛋白。原胶原蛋白平行组装成胶原纤维丝，纤维丝组成更粗的胶原纤维，胶原纤维组成基质的三维网织结构（图 2-11）。胶原纤维的这种严格的有序结构与硬组织矿物的高度有序性密切相关。胶原分子长 280 nm，分子间距为 0.6 nm。这个分子间距为磷酸根离子提供了附着空间，因为磷酸根离子的直径为 0.4 nm。而其他软组织胶原分子的间距是 0.3 nm，这是与硬组织胶原的不同之处。因此，胶原纤维为矿物的结晶提供了有序排列的生长点，使矿物具有有序结构。在电子显微镜下可以看到羟基磷灰石微晶束与胶原纤维长轴方向平行排列，呈周期性。钙化发生于胶原纤维的空区中，磷灰石结晶在它的周期性空区中排列。然而，研究发现，胶原矿化过程并非简单的无机矿物相在有机基质中的异相沉积，形成胶原纤维外羟基磷灰石的无序沉积，该过程受到一些生物分子的调控，而是磷灰石在胶原纤维内的有序排列并形成多层次结构。这种胶原纤维内矿化决定了生物矿化组织的机械性能如硬度和韧性。

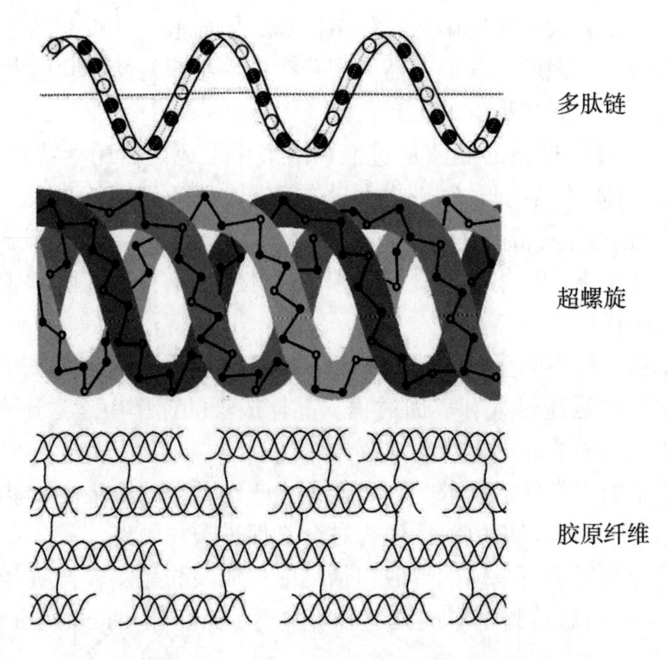

图 2-11 硬组织胶原蛋白结构示意图

一般认为，基质中的非胶原蛋白（non-collagenous proteins，NCPs）调控磷灰石在胶原纤维内有序排列，发挥引起和指导矿化的作用。非胶原蛋白的作用包括：一方面可与胶原结合，修饰胶原分子，减小钙磷酸盐与胶原纤维之间的界面能，促进 ACP 向胶原内的渗透。另一方面可提供磷酸钙的成核位点，启动矿化，调控无定形磷酸钙的大小，还可以改变晶体相变界面能，促进晶体的转化。另外，如果分子吸附到晶体表面，将占据晶体组分生长的位点，从而影响晶体的生长，调控其形貌。研究最多的是磷蛋白。磷蛋白是一类富含天冬氨酸及磷酸丝氨酸的蛋白质。其 80% 以上的氨基酸残基为带负电荷的磷酸和羧酸基团，使得这种蛋白质具有强酸性，并带多价负电荷，对钙具有很强的亲和力。磷蛋白分子上成核部位的原子排列与所形成的矿物晶格相匹配，从而使成核的活化能较低，发生离子的聚积，并不断长大，最终形成磷灰石晶体。所有矿化基质的共性是通过磷酸基与钙离子结合，从而与磷酸钙微晶结合，在大分子上发生异相成核。另外，磷蛋白在诱导磷灰石晶体形成的同时，又可通过抑制结晶形成及转化的速率来控制矿化的进度，以控制无序结构磷灰石的形成及不规则结晶的生长。这种功能主要通过磷蛋白与钙离子结合使钙离子活度降低，或者在临界簇形成前磷蛋白就结合在簇的表面，来阻止它的生长。因此，磷蛋白对矿物的形成具有重要的调节作用。

近年的研究发现，尽管非胶原蛋白调控矿化的能力已得到生物矿化学界的广泛认同，但这并不排除胶原分子本身也可能具有矿化诱导能力。有人发现 I 型胶原上的某些残基的位置在与钙离子和磷酸根离子结合后成为潜在的羟基磷灰石成核中心，并提出了 I 型胶原上可能存在成核位点。目前胶原调控磷酸钙有序矿化的机制仍存在很大争议。

2. 细胞调控 矿化组织细胞不仅合成、分泌矿化基质，而且在细胞内浓缩钙、磷离子并将其转运至细胞外基质中，对生物矿化起着重要的调节作用。血液和组织间液中游离的 Ca^{2+}、PO_4^{3-} 浓度很高。由于矿化抑制剂的存在，不会有自发性沉淀产生。这些离子可以通过浓度梯度扩散进入细胞内。为了维持细胞内正常的浓度，细胞要对 Ca^{2+} 进行转运。一方面，Ca^{2+} 可与线粒体膜内的磷脂及钙结合蛋白结合被浓集于线粒体内，形成无定形的磷酸钙颗粒，进入细胞液，而后通过浆膜进入细胞外液，以实现矿化。另一方面，细胞可以通过形成基质小泡（matrix vesicle），将浓集的离子转运至细胞外，并引发矿化的发生。由于细胞内存在矿化抑制剂，使矿化不发生于细胞内。基质小泡是细胞浆膜开始形成一个芽状小胞，而后与细胞分开，进入细胞间质，形成独立的细胞外细胞器，即基质器。基质器膜有主动吸收钙的功能。因为除了钙泵外，基质器膜比细胞膜更富于磷脂，Ca^{2+} 能与磷脂及 PO_4^{3-}形成三元配合物 Ca^{2+}-磷脂-PO_4^{3-}，使 Ca^{2+} 及 PO_4^{3-}在基质中浓集产生磷灰石颗粒。这些初始颗粒经过固相转化而变成羟基磷灰石晶体。由此可见，细胞对于组织的初始矿化起着关键的作用。

3. 基因调控 生物体是通过基因表达来控制基质蛋白的合成、分泌和细胞的活动，从而达到控制晶体的生长和成熟，形成特定结构和性能的组织。基因表达是通过基因转录及翻译的过程产生具有生物学功能的蛋白质分子。从分子水平更深入地研究基质蛋白的基因位点和基因表达调控，可应用于仿生矿化，如通过成釉蛋白的基因重组，模拟釉质的矿化，实现釉质的仿生合成。另外，可在分子水平进行遗传性矿化疾病的诊断和治疗，如骨形成缺陷症是由于编码胶原蛋白的基因突变造成胶原纤维异常而使骨矿化异常。研究发现，牙釉质发育不全与位于 X 染色体上成釉蛋白的基因突变密切相关。

二、牙齿硬组织的矿化

（一）牙本质和牙骨质的矿化过程

牙本质的形成是由成牙本质细胞完成的。成牙本质细胞分化后，开始形成牙本质的有机基质并分泌到牙乳头的基质中，包括胶原蛋白，主要是 I 型胶原，为矿化提供支架和空间。分泌的非胶原蛋白与胶原蛋白结合。同时，成牙本质细胞形成基质小泡，将其分泌到胶原纤维之间，并与非胶原蛋白结合。小泡中磷灰石以单个晶体形式存在，以后晶体长大，小泡破裂，晶体成簇分散在牙本质基质中，晶体继续长大融合，最后形成矿化的牙本质。

牙本质非胶原蛋白包括牙本质磷蛋白（dentin phosphoprotein，DPP）、牙本质涎蛋白（dentin sialoprotein，DSP）、牙本质基质蛋白 -1（dentin matrix protein-1，Dmp-1）、γ- 羧基谷氨酸蛋白及黏蛋白等。它们与胶原以共价键形式相结合，吸附于胶原上，可络合钙、磷等矿物质，使其沉积于胶原，形成矿物质晶体，诱导牙本质矿化。研究表明，未与胶原结合的可溶性蛋白可抑制矿物质晶体的生长和形态。因而，牙本质非胶原蛋白在矿化过程中起诱导和调节作用。

牙骨质的形成是由成牙骨质细胞完成的。当根部牙本质形成时，牙囊细胞进入新形成的牙根牙本质表面，并分化为成牙骨质细胞，在牙根表面和牙周膜纤维的周围分泌有机基质。牙骨质基质的矿化方式与牙本质相似，磷灰石晶体通过基质小泡扩散，使胶原纤维矿化。

参与牙本质及牙骨质形成的多个基因均位于人染色体 4q21—4q23 区间，构成一组牙本质-牙骨质形成的基因簇。集中分布的基因可能有利于牙本质-牙骨质在发育过程中的基因表达与调控。

（二）釉质的矿化过程

釉质的整个矿化过程都受控于成釉细胞，是釉质基质蛋白介导的矿化过程。在釉质形成初期，牙本质开始发生矿化后，成釉细胞开始产生并分泌釉原蛋白和非釉原蛋白有机基质。它们可能在矿物的成核或启动、离子结合成为晶体前体、控制晶体的生长、釉柱结构的形成、细胞信息的传递以及分泌功能的控制方面发挥重要作用。其中，研究最多的是釉原蛋白和釉蛋白。釉原蛋白的编码基因（Amel）位于 X 染色体上。釉原蛋白富含脯氨酸、亮氨酸、组氨酸和谷氨酸，具有很强的极性和疏水性。釉原蛋白分子在分泌后不久可分解为分子量较小的釉原蛋白多肽片段。这些带有磷酸基团的肽类及其羧酸端氨基酸残基具有很强的钙结合能力，利于钙离子的正确排位。釉原蛋白多肽常簇集成团，形成纳米球状结构，再相互结合形成空心隧道样结构，为离子的扩散和晶体的生长提供了空间和支持。同时，成釉细胞以被动扩散和跨膜转运的方式向基质输送矿物盐成分。矿物离子聚集形成矿物成核前体——无定形磷酸钙，细胞外基质蛋白稳定 ACP 并使其转化为羟基磷灰石晶体。基质蛋白在分泌期吸附于羟基磷灰石表面，使晶体沿 c 轴生长，直达釉柱全长。在成熟期，随着矿物含量的不断增加，成釉细胞同时分泌蛋白酶，如丝氨酸蛋白酶和基质金属蛋白酶，分解各种釉基质蛋白，为晶体生长提供空间，致使晶体主要在宽度和厚度上生长。随着釉质的矿化成熟，釉原蛋白最终完全分解消失，釉质中只留下部分非釉原蛋白作为基质。

釉蛋白的编码基因（*Enam*）位于第 4 号常染色体 4q13.3。它富含天冬氨酸和甘氨酸等酸性氨基酸，具有更强的酸性和亲水性。釉蛋白分泌后也发生有序分解，形成多肽片段，与釉原蛋白相比，更易于与钙离子结合，可牢固地吸附于羟基磷灰石表面。它在釉质晶体的成核及晶体的生长方向和速度调控上发挥着重要作用。成釉蛋白编码基因（*Ambn*）和釉丛蛋白的编码基因（*Tuft*）分别位于 4q21 和 1q21。

釉质基质蛋白是高度异源性的，来自不同的基因。目前，釉质矿化过程中基质蛋白对矿物沉积、羟基磷灰石晶体的形成、生长和取向的调控机制还不十分清楚。人们通过在体外研究釉质基质蛋白对晶体生长动力学的影响，以及在体内研究釉质发育的过程，不断深入了解和认识釉质的发育和矿化过程。

三、脱矿与再矿化

（一）脱矿的过程和机制

牙齿萌出进入口腔以后，由于酸性饮食的摄入，或由于牙面菌斑中致龋菌分解饮食中的糖产酸而造成牙齿周围液体环境的 pH 下降时，就可能有脱矿的发生。脱矿（demineralization）是指在酸的作用下，牙齿矿物发生溶解，钙和磷酸根等无机离子从牙齿中脱出和释放的过程。牙齿硬组织矿物的脱矿是龋病形成的一个重要化学过程。在龋病的形成过程中，脱矿过程不是独立存在的，它与再矿化过程同时存在。多年来，为了明确龋病形成的生物化学机制，人们对牙齿硬组织特别是釉质的脱矿溶解行为做了大量体外和体内研究，从而为龋病的预防奠定了理论基础。

1. 脱矿发生的生物化学条件 牙齿矿物在口腔内的物化完整性完全依赖于其周围溶液的组成和化学特性。对于牙齿最表层矿物，其周围溶液为菌斑液或唾液，而对于牙齿内部矿物晶体，其周围溶液为晶体间隙中的液体。牙齿矿物周围溶液相对于牙齿硬组织矿物的饱和度、pH、有机酸的浓度和氟浓度是决定牙齿硬组织脱矿发生的关键化学因素。

（1）饱和度：牙齿矿物（一般看作羟基磷灰石）与其周围溶液（如菌斑液）之间存在以下化学平衡：

$$\underset{\text{牙齿}}{Ca_{10}(PO_4)_6(OH)_2} \rightleftharpoons \underset{\text{菌斑液}}{10Ca^{2+} + 6PO_4^{3-} + 2OH^-}$$

牙齿矿物晶体的完整性取决于其周围溶液相对于磷灰石晶体的饱和度。饱和度由牙齿矿物周围溶液的离子活度积与磷灰石的溶度积之间的关系来决定。牙齿周围溶液的离子活度积是指牙齿矿物周围溶液中与磷灰石相关的离子如 Ca^{2+}、PO_4^{3-}、OH^-等有效浓度幂的乘积——$[Ca^{2+}]_5 \times [PO_4^{3-}]_3 \times [OH^-]$。牙齿磷灰石的溶度积是指在一定温度下，磷灰石矿物与其周围溶液保持平衡时，溶液中 Ca^{2+}、PO_4^{3-}、OH^-离子有效浓度幂的乘积。它是一个常数。釉质磷灰石的组成由于存在个体差异，其溶度积常数的研究结果不一。Moreno 等 1974 年的研究结果 K_{sp} 为 5.5×10^{-55}。当离子活度积等于磷灰石的溶度积常数时，溶液为饱和状态，牙齿矿物与其周围溶液保持平衡，无脱矿或沉积发生；当离子活度积大于磷灰石的溶度积常数时，溶液对磷灰石过饱和，会有矿物盐在牙齿表面形成（如临床上牙齿表面牙石的形成）；当离子活度积小于磷灰石的溶度积常数时，溶液对磷灰石不饱和，此时牙齿矿物盐开始溶解，即脱矿发生。

饱和度是影响脱矿速率的主要因素，饱和度轻微的改变会对釉质脱矿速率产生很大影响。体外研究表明，在相同的 pH 条件下，随着溶液饱和度的增加，脱矿速率会降低，病变逐渐减轻甚至消失。

（2）pH：如上所述，由于牙齿矿物与其周围溶液间（如菌斑液）存在下列平衡（1）。

$$\underset{\text{牙齿}}{Ca_{10}(PO_4)_6(OH)_2} \rightleftharpoons \underset{\text{菌斑液}}{10Ca^{2+} + 6PO_4^{3-} + 2OH^-} \qquad (1)$$

$$PO_4^{3-} \xrightleftharpoons{H^+} HPO_4^{2-} \qquad (2) \qquad OH^- \xrightleftharpoons{H^+} H_2O$$

$$HPO_4^{2-} \xrightleftharpoons{H^+} H_2PO_4^- \qquad (3)$$

当菌斑中有酸产生并发生堆积，造成 pH 下降时，H^+消耗平衡式右侧的 PO_4^{3-}和 OH^-［（2）、（3）］，使其浓度下降，使上述平衡遭到破坏。当牙齿矿物周围溶液中矿物盐离子活度积小于釉质的溶度积时，牙齿开始脱矿，这时的 pH 称为临界 pH（critical pH）。临界 pH 取决于牙齿矿物周围溶液中的钙磷离子浓度、离子强度和釉质磷灰石的溶解性。由于这些因素存在个体差异，因此，临界 pH 是不确定的。菌斑液的临界 pH 比唾液低，因为其矿物盐离子浓度高于唾液。

体外研究表明，在溶液中总的钙、磷浓度保持不变的情况下，随着 pH 的降低，溶液饱和度会大大降低。pH 是影响釉质溶解性的重要因素之一。在 pH 4～6 范围内,pH 下降一个单位，羟基磷灰石的溶解性即增加 7～8 倍。随着溶液 pH 的下降，釉质脱矿的速率明显增加，病变进展的速率明显加快。

（3）有机酸的种类和浓度：在饱和度恒定的条件下，矿物丧失率随溶液中酸浓度和活度的提高而明显增加。乳酸的脱矿率明显高于醋酸和柠檬酸，其原因是由于解离常数不同。另外，有体外研究表明，有机酸阴离子可以吸附于磷灰石表面从而降低它的脱矿。这是由于釉质的脱矿是一个表面控制过程。

由此可见，脱矿的速率不仅仅依赖于热力动力学的推动力——饱和度，也依赖于有机酸的浓度和 pH。这些研究结果对我们评价和推测体内菌斑液的致龋性很有帮助。

（4）氟化物

①牙齿中结合氟对脱矿的影响：氟化物的抗龋作用已经明确。但人们最初发现氟化物的抗龋作用时，推测其机制主要是在釉质发育过程中氟替代釉质羟基磷灰石中的羟基，形成氟化磷灰石（fluoraptite，FAP）或氟化羟基磷灰石（fluoridated hydroxyapatite，FHA），使牙齿的抗酸溶性增强，抑制了脱矿的发生。随后很多研究者对这一理论进行了研究。他们发现，虽然氟化磷灰石或氟化羟基磷灰石的热力动力学溶解性确实比羟基磷灰石低，但体外合成的氟化磷灰石内的结合氟对脱矿速率的影响研究结果不一。另外的研究表明，人釉质中氟的含量由表及里存在着梯度，其 FAP 的含量较低，对釉质的溶解性影响不大。有人提出，只有釉质中结合氟浓度很高时（10 000 μg/g）才对釉质的溶解性产生影响。因此，氟以固相存在时，对釉质的溶解性只有很小的影响。另外，如上所述，牙齿的脱矿过程除了包括牙齿矿物的溶解过程以外，还包括酸和解离的矿物离子的反向扩散过程，而且牙齿的脱矿速率主要受扩散过程的影响而不是溶解过程的影响。临床上在釉质氟含量与龋患率之间也没有找到直接的关系。

②牙齿矿物周围溶液中的氟对脱矿的影响：在 20 世纪 70 年代后期和 80 年代，人们曾经对合成羟基磷灰石、人牙和牛牙釉质以及根面牙本质进行了体外脱矿研究。这些研究表明，当脱矿溶液环境中有很低浓度的氟存在时，脱矿速率大大降低。这是因为，在低 pH 条件下，溶液对羟基磷灰石是不饱和的，而氟的加入使溶液变得对氟化磷灰石过饱和。因此，在釉质羟基

磷灰石晶体发生溶解的同时，晶体表面会有含氟矿物的沉积发生（图2-12）。氟化磷灰石在晶体表面的沉积一方面阻止了釉质进一步溶解，另一方面形成了离子扩散的屏障，阻止H^+的进一步渗入。当沉积速率超过离子从釉质中脱出的速率时，釉质脱矿就会被有效地抑制。因此，脱矿溶液中氟的存在发挥了抑制脱矿和促进再矿化的作用，这是目前认为氟化物防龋的主要机制。

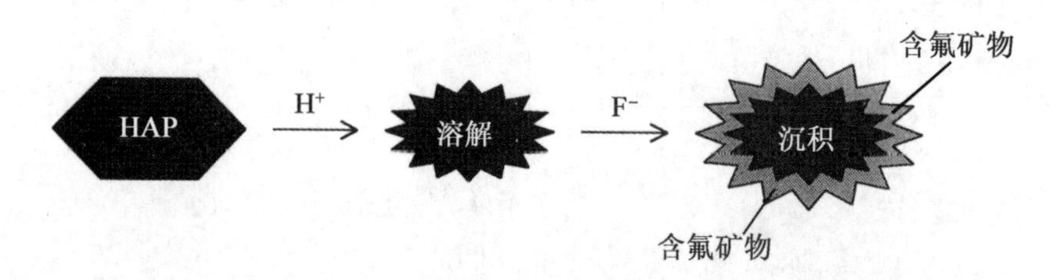

图2-12 氟离子对羟基磷灰石（HAP）晶体脱矿的抑制作用模式图

③氟浓度对脱矿的影响：ten Cate JM等以及很多体外研究表明，脱矿溶液中存在小于1 μg/g氟时，脱矿作用即会受到很大影响。体外研究发现，向脱矿缓冲液中加入不同浓度的氟时，发现随着氟浓度的升高，釉质病变的程度和深度明显减弱（图2-13）。体内研究表明，菌斑液中存在0.0018 μg/g氟即可完全抑制釉质的脱矿。但研究认为应用的氟化物浓度不一定与防龋功效呈比例。每天应用较低浓度的氟制剂即可获得适宜的氟效应。所以用氟最重要的是应当反复应用，以及时补充牙齿表面和晶体表面溶液中消耗掉的氟。因此，氟对脱矿的作用可归纳为：溶液环境中的游离氟干扰了脱矿的动态过程，使脱矿的速率降低，抑制了脱矿的进展，而不是釉质中的结合氟阻止了脱矿的发生。

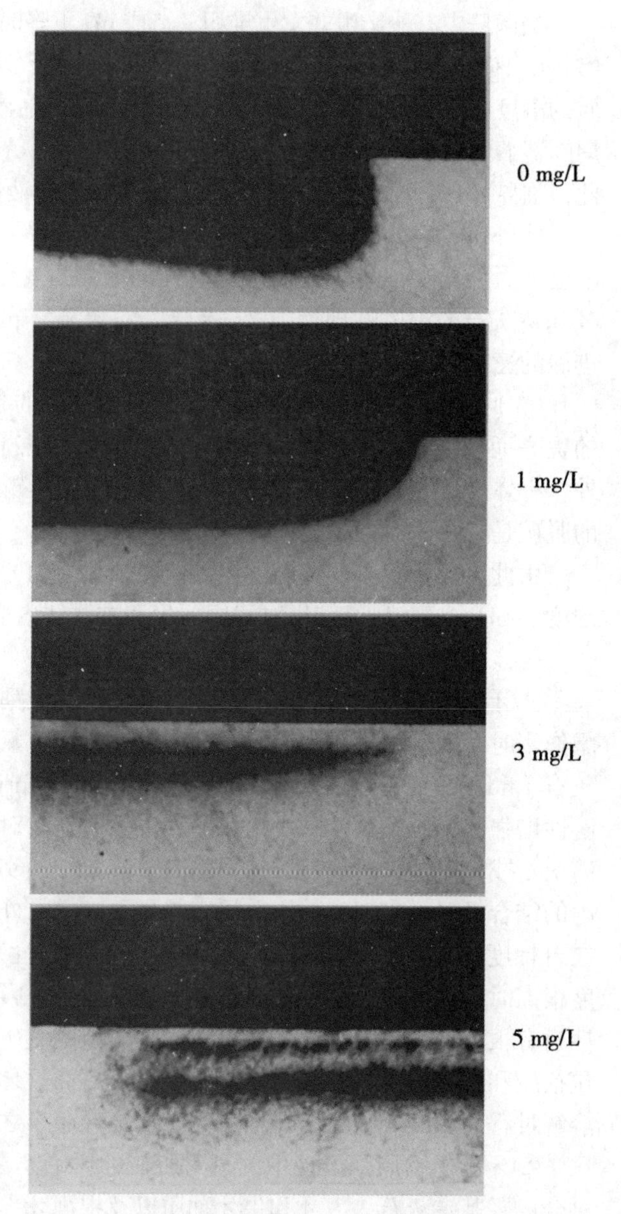

图2-13 脱矿溶液中加入不同浓度的氟时，釉质形成病变的显微X线照片

介于上述机制，人们认识到氟化物主要是通过局部作用发挥抗龋作用。即使是饮水氟化的防龋作用，也认为主要是由于饮用氟化水时氟与牙齿不断接触的结果。局部用氟方式的观念也发生了改变，已由原来的短时间、高浓度应用以增加釉质结合氟（如酸性磷酸氟溶液或凝胶）的方法，改为提倡低浓度、高频率反复应用，如含氟牙膏、含氟漱口水和低浓度氟缓释制剂等方式。人们认为这种用氟方式可以在菌斑内或牙齿表面沉积氟化钙类物质。当有酸产生而使pH降低时，氟化钙类物质可作为液态环境中氟的来源，使游离氟不断得到补充。另外，也有人认为釉质中的结合

氟在受到酸的侵蚀时可游离到晶体周围的液体环境中，由此发挥抗脱矿作用。

2. 口腔内脱矿形成的病变类型 牙齿的脱矿类型和速率依赖于牙齿周围溶液的组成和特性，存在两种类型——龋和酸蚀（erosion）。它们的组织学表现分别为表层下脱矿和表面酸蚀。前者是由于菌斑致龋菌分解糖产酸造成的牙体硬组织的溶解，后者是由其他酸因素如果汁、碳酸饮料和强酸等造成的牙齿硬组织的溶解。它们的发生是由于牙齿矿物溶液环境处于不同 pH 和饱和度的化学条件下造成的。

（1）龋——表层下脱矿（subsurface demineralization）：龋的脱矿过程始发于牙齿-菌斑界面，牙齿表面的完整性取决于菌斑液的化学特性。当口腔内有糖类摄入时，菌斑中的致龋菌酵解糖产酸，酸渗透并穿过获得性膜进入正常牙齿表面的孔洞。当酸不断地在菌斑液中堆积时，菌斑液 pH 由静止状态的中性迅速下降至临界 pH 以下。这时的菌斑液常常对羟基磷灰石（HAP）和氟化磷灰石都是不饱和的。在这种热力动力学驱动力作用下，牙齿最外层矿物发生溶解（图 2-14）。H^+与 OH^-结合形成 H_2O，钙、磷离子脱落释放。由于釉表面氟含量较高，会有较多的 F^-溶解释放。由于釉表菌斑胶状薄膜的存在，溶解的离子不易很快在菌斑中扩散。在缓慢的离子扩散过程中，依据局部溶液 pH 和离子浓度的变化，会有不易溶解的矿物盐优先沉积形成，如 FAP、FHA 和磷酸氢钙的沉积，即在原来部分溶解的晶体表面又有多种含高氟和低碳酸根的矿物形成。这种矿物重新沉积的发生是病变表层形成的原因之一。透射电镜观察证明了病变表层中晶体的溶解和长大。这种表面溶解打开了釉柱之间或晶体之间的微小通道。当菌斑与釉质内存在 H^+的浓度梯度差时，H^+会逐步向釉质深层扩散。深部釉质病变前沿的晶体周围间液 pH 和饱和度下降，造成表层下方深部矿物的溶解。氢离子的扩散非常缓慢，当牙齿外部环境中产酸停止时，病变内部酸度仍然很高，造成内部晶体的持续破坏，使病变体部溶解持续发生，脱矿严重。透射电镜发现病变体部大部分晶体的溶解，即表层下脱矿更加严重。

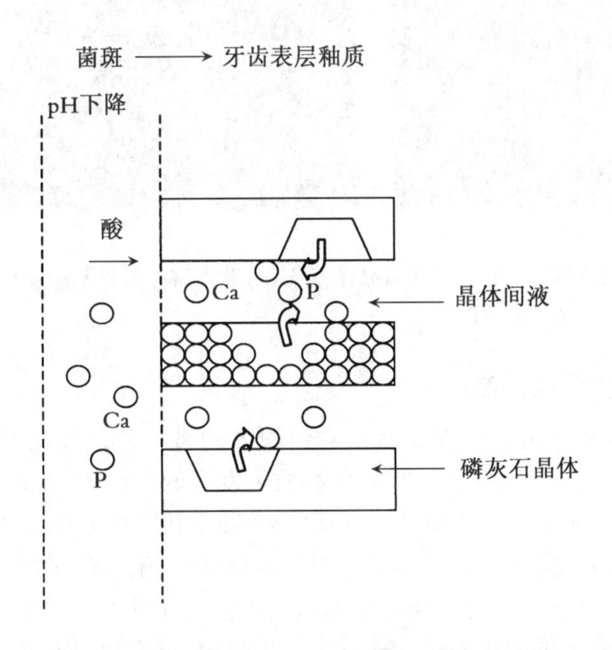

图 2-14 脱矿初始牙齿表层釉质晶体的溶解示意图

深层釉质脱矿释放的钙、磷和氟等离子向周围浓度低的方向扩散。在扩散的途中，在适宜的 pH 和饱和度条件下，会有不同形式的钙磷酸盐形成而沉积（图 2-15），可能是表层内侧和暗层晶体长大的原因。

釉质磷灰石晶体的溶解有两种类型——边缘溶解和中心溶解。前者造成锯齿状边缘（图

2-16a），后者称为中心穿孔（图2-16b），认为是由中心黑线周围的白点溶解和融合所引起的，从而形成孔洞。研究表明，溶解的边缘常呈锯齿状。随着边缘溶解的进展，晶格单位脱落，中心脱矿初期呈三角形或菱形等，之后融合为复杂的多边形。很多晶体的完全溶解加宽了晶体间间隙。

（2）酸蚀——表面酸蚀（erosion）：当牙齿矿物周围溶液pH很低时，溶液通常不仅相对于羟基磷灰石呈不饱和状态，而且相对于氟化磷灰石也呈不饱和状态，所有形式的牙齿矿物都会发生溶解。当牙面没有菌斑胶状薄膜存在时，由于溶解的离子很快扩散，没有新矿物的重新沉积发生，造成牙面矿物层层酸蚀，形成凹状缺损。临床常见的饮料龋通常是酸蚀和龋的综合表现。果汁和可乐等饮品的pH很低，一般pH为2.5～4.0，并且不含其他缓冲成分，经常饮用会造成釉质酸蚀。酸蚀后粗糙的表面易于存留菌斑，从而易于患龋。

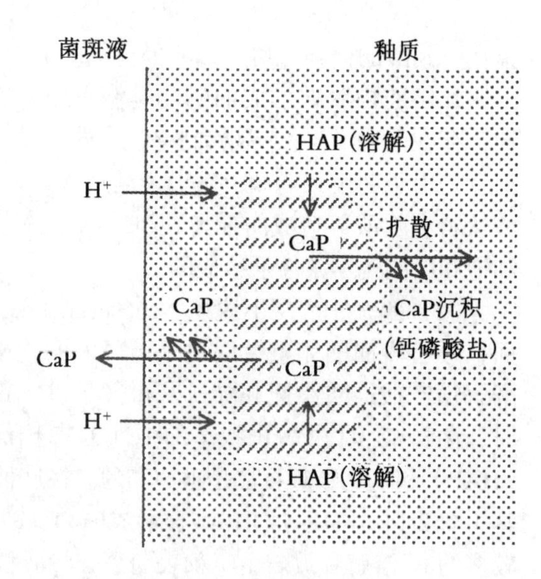

图2-15 釉质深层磷灰石脱矿溶解及沉积示意图

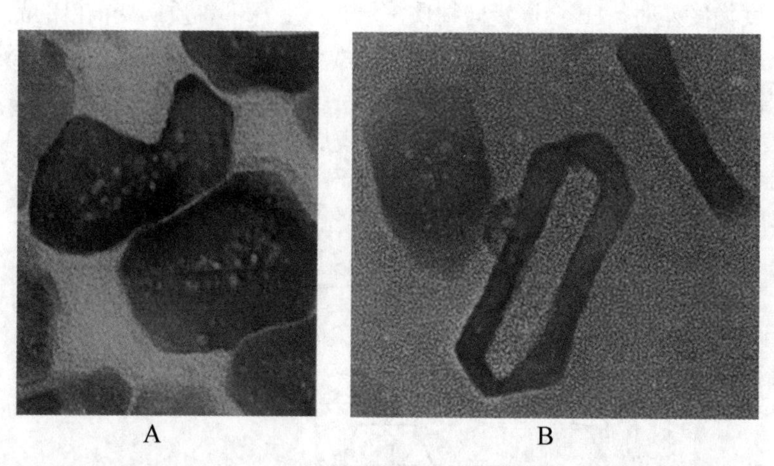

图2-16 羟基磷灰石晶体的溶解。**A.** 羟基磷灰石晶体边缘锯齿状溶解；**B.** 羟基磷灰石晶体中心溶穿孔（图片由东京齿科大学Yanagisawa T教授提供）

（二）再矿化的过程和机制

再矿化是指钙、磷和其他离子在正常矿物组织内的再沉积，或在部分脱矿的组织内发生的矿物质的重新沉积，并且结晶化。在正常釉质上发生的再矿化是指牙齿萌出后，由于未萌出釉质的多孔性结构，使得唾液中的钙、磷离子在釉质孔隙中发生沉积，也称萌出后成熟（posteruptive maturation）。病变组织的再矿化指牙齿脱矿后钙、磷等矿物盐离子在溶解脱矿的晶体上发生沉积，修复脱矿。为了逆转早期龋，加强再矿化过程曾成为人们研究的热点。Head于1912年最早报道了再矿化现象。随后，20世纪60年代初有不少流行病学调查报告表明，临床早期龋或白垩斑样病变不再发展，或发生再硬化（reharden），甚至发生逆转、消失，并认为唾液是再矿化矿物盐离子的来源，这种“愈合”再矿化只能发生于龋洞形成之前。为了弄清再矿化的机制，得到更加完善的再矿化效果以修复早期龋病变，20世纪60—80年代，许多研究者在体外对唾液或组成类似于唾液的合成矿（钙）化液对早期自然龋或人工龋的再矿化机制进行了大量研究。研究者对再矿化的影响因素、沉积物的物化性质以及组织形态学表现有了越来越明确的认识。牙齿的再矿化过程不仅是牙齿周围液体环境中矿物离子与牙齿病变组织矿物之间的反应，也包括了矿物离子的扩散和转运过程。再矿化的效果取决于周围溶液组成和病变的类型。

1. 再矿化的影响因素

（1）牙齿周围溶液 pH 和饱和度：理论上，临界 pH 以上的过饱和溶液，再矿化都是有效的，只是沉积不同的矿物盐所需的饱和度和 pH 有所不同。然而，早期龋的再矿化需要一个适宜的而不是最大的饱和度。在饱和度较低时，病变易于完全修复；而在饱和度较高或存在氟时，矿物会优先沉积于病变表面，从而减慢了表层下病变修复的速度。

（2）病变类型：表面酸蚀病变和表层下脱矿病变的再矿化结果不同。表面酸蚀病变无表层，病变疏松多孔，釉质活性较强，常能发生完全的再矿化修复。表层下病变的沉积受表面过程和扩散过程的控制，后者在病变形成过程中氟的优先吸收及致密表层的形成，一方面，使离子的扩散和转运过程受阻；另一方面，改变了病损对沉积作用的亲和力，釉质惰性增加。离子的转运和成晶在病变深层变得缓慢，使矿物的沉积易发生于表层，不易发生于表层下区。而且，似乎不同的病变需要不同的、适宜的饱和度。因此，临床上最早期浅表的脱矿可以被修复，而发展较深的早期龋病变不易被完全修复。虽然病变表面会变得坚固，但位于其下方的缺损仍然存在。

（3）氟化物：临床研究早就发现，临床早期龋或白斑的再硬化或逆转的发生率，在氟化区比非氟化区明显增高。很多体内外研究表明，牙齿周围溶液中有 1 mg/L 氟存在时，矿物盐在釉表的沉积速率可增加 2～3 倍。氟可大大增加氟化羟基磷灰石的晶体生长率。氟对唾液再矿化作用的促进是它防龋的一个重要方面。晶体周围溶液中氟的存在增加了溶液对氟化磷灰石或氟化羟基磷灰石的饱和度，有利于这些含氟磷灰石在晶体表面的沉积。这些新形成的晶体不易溶解而防龋。另外，也有研究表明，氟化物的应用不利于病变完全的再矿化。这是由于大量氟化磷酸盐在病变表面沉积时阻塞了病变的孔隙，使矿物盐离子向病变深部的扩散受阻。表层可能变得更加抗龋，但表层下仍有脱矿的表现。再矿化所需的适宜氟浓度难以确定，依赖于实验条件。体外研究表明只需很低的氟。口腔内的情况比较复杂，其再矿化效果不如体外效果好。

2. 再矿化沉积物的性质　Koulourides 等早就发现再矿化修复后的病变比正常釉质更不易患人工龋，推断再矿化后的沉积物与正常釉质不同。研究表明，再矿化沉积物包括氟化羟基磷灰石、羟基磷灰石、白磷钙石、磷酸氢钙和磷酸八钙等。

3. 再矿化的组织形态学表现　早期釉质龋损再矿化后，矿物盐以某种形式沉积于部分脱矿的釉质中，使龋损区显微硬度值增高，孔积率降低。组织学表现为龋损范围缩小，表层带和暗带增宽，在偏光显微镜下釉表负性双折射增强。龋损区正性双折射向负性双折射趋进，显微 X 线表现为密度增高。图 2-17 所示为人工龋矿化前后显微 X 线照相比较。另外，再矿化不仅指

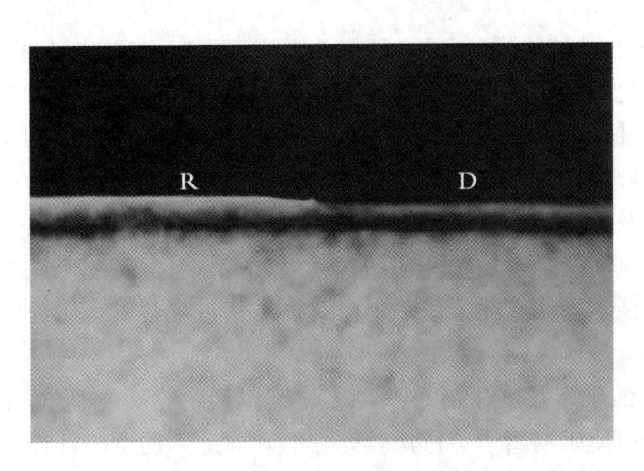

图 2-17　人工龋矿化前（D）后（R）显微 X 线照相比较

在中性条件下口腔液体中矿物盐在牙面上和病变内的沉积，也发生于龋齿病变形成过程中，如表现为表层的形成以及暗层晶体直径的增大。所以，再矿化的矿物盐离子可以是来源于唾液、合成再矿化液等外因，也可以是牙齿组织本身早期脱矿溶解的矿物质的再沉积，或者是这些因素的结合。

脱矿和再矿化过程的不断发生使晶体发生形态和化学组成上的改变，晶体的脱矿和再矿化可发生于正常牙齿、萌出后牙齿和龋坏的牙齿。晶体学上再矿化的表现包括：①部分脱矿晶体的再修复，指脱矿的锯齿状边缘变得平滑，在中心穿孔的部位，最初会有小的晶体形成，然后发生融合，直至穿孔被填满（图2-18A）。②新的晶体形成。新形成的晶体可发生于整个龋病变。一般晶体体积小于正常晶体，在c轴上看不到中心黑线（图2-18B）。另外，新形成的物质还包括磷酸三钙和二水磷酸氢钙以及其他钙磷酸盐类。有时也有氟化磷灰石形成，主要在增宽的晶体间隙生长，在釉质病变的表层下脱矿区和病变的最表层。③晶体的生长（图2-18C）。在釉质病变中经常可见新旧晶体的融合现象。自然或人工病变中都可发现比正常釉质晶体厚而大的晶体存在。

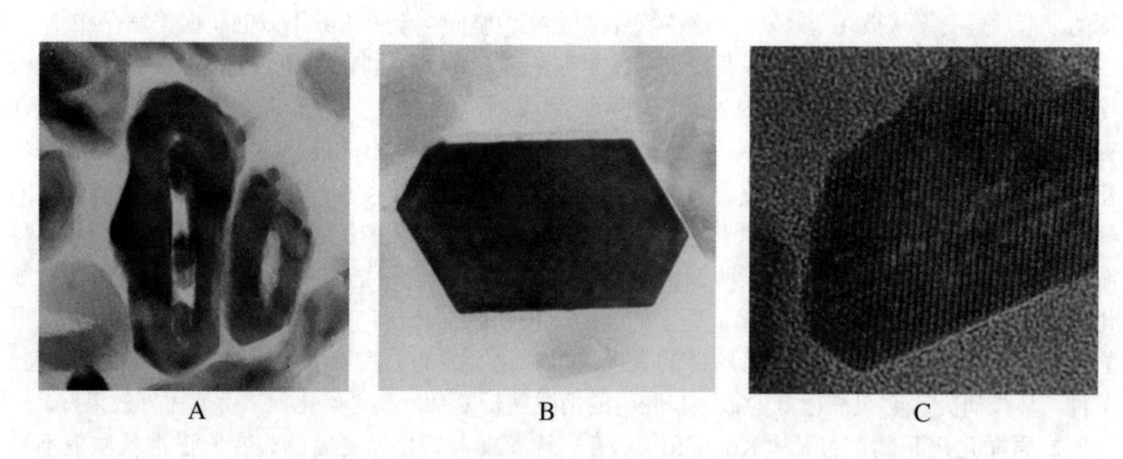

图2-18 再矿化晶体的形态学表现。**A.** 人牙釉质早期龋中部分脱矿晶体的修复；**B.** 新的晶体形成；**C.** 晶体的生长（图片由东京齿科大学Yanagisawa T教授提供）

4. 牙本质龋的再矿化 随着人口的老龄化，根龋的发病率在逐年增加。根龋主要表现为牙本质龋。由于根龋多呈环状，位于龈下，因而充填操作困难。研究根龋的预防及早期根龋的再矿化很有意义。牙本质的有机物含量高，并在组成、组织结构和生物活性上都不同于釉质，其再矿化过程比釉质更加复杂。

牙本质龋可发生过矿化现象（hypcrrcmincralization）。20世纪80年代末期，有不少研究者分析了这种过矿化发生的原因可能是牙本质在脱矿过程中形成了很多孔隙，使得矿物盐更容易和更多地在牙本质小管和管间部位沉积。人们还发现，对釉质龋矿化效果不佳的高pH、离子浓度较大的钙化液可大大增加根面牙本质龋的矿物含量。另外，牙本质早期龋再矿化受残留矿物、有机基质以及超微结构的影响。矿物盐丢失严重的，再矿化效果差，反之，则再矿化效果好。牙本质的再矿化是发生于脱矿后的残留晶体上，而不是矿物盐在胶原基质上的成晶作用。病变中变性的牙本质非胶原蛋白磷蛋白对再矿化过程起着阻碍作用，清除它可增加再矿化潜能。

5. 再矿化研究的难点及临床应用 再矿化应包括矿物在病变表层的沉积以及在病变深层的沉积。因而，如何使矿物离子穿过比较完整的表面进入病变内部发生沉积，成为再矿化的难题。病变不能完全修复的原因可能是再矿化过程受扩散速率的影响。越往病变深层，浓度和成晶速率就会下降。另外，表层形成了扩散的屏障，进一步加剧了对扩散过程的不良影响。另外有人认为，可能是釉质或牙本质基质在进一步的脱钙过程中释放了抑制因子而吸附于脱矿晶体的表面，从而影响了晶体的生长。

再矿化的概念是在20世纪初提出来的，但很多年来人们都没能找到足够的证据把它作为一种常规的治疗方法。在再矿化的研究中人们发现，唾液对早期釉质龋的再矿化比较缓慢和局限，因为唾液中的钙、磷离子浓度非常低，从而大大限制了再矿化的能力。因此，为了提高唾液的再矿化潜力，加速再矿化的进程，20世纪80年代以后，人们逐渐把研究焦点放在含氟矿化系统的再矿化作用上。这些再矿化制剂包括含氟和矿物盐离子的凝胶、矿化液、牙膏、口香糖等。氟可促进唾液的再矿化能力。王勤等曾对早期龋在合成再矿化液中的再矿化行为进行了大量研究。再矿化液的主要组成成分为钙、磷和氟离子，加入氯化钠作为溶液的稳定剂，还有人加入酒石酸盐以促进金属离子的结合和转运，或加入大分子钙携带剂，以利于矿物盐离子向病变深部转运。Reno 等在矿化制剂中加入酪蛋白以稳定钙、磷离子而不发生自发性沉淀，得到了更好的再矿化效果，但始终没有关于临床确诊的早期龋仅仅通过再矿化完全修复的真正证据。

四、仿生矿化与牙体硬组织修复

仿生矿化是指根据生物矿化的机制，模拟体内环境，以基质或类基质成分为模板，调控无机矿物在有机基质中定向生长和组装，形成具有复杂多级有序结构和性能与矿化组织相似的组织的过程。由于牙齿硬组织特别是牙釉质在遭受龋蚀、酸蚀和外伤时机体是不可再生的，而且目前的充填修复材料在物理、化学属性上不能与牙齿组织形成很好的结合，所以，仿生矿化主要被应用于釉质和牙本质缺损的修复。目前，研究主要集中在体外利用基质蛋白及其多肽或基质类似物等诱导再矿化以促进牙体硬组织再生修复。如釉原蛋白及其来源的多肽、牙本质磷蛋白来源的多肽、牙本质基质蛋白1来源的多肽以及细胞外基质类似物聚电解质等。这些材料在釉质仿生再矿化过程中的主要作用包括：稳定溶液中的钙、磷离子于无定形相，利于其渗透进入胶原纤维之间的空间以及胶原分子之间的空区；发挥成核模板作用，诱导无定形钙磷酸盐成核相变，形成多级有序结构；与无定形钙磷酸盐结合形成纳米聚合物，且对釉质羟基磷灰石晶面有高亲和力。牙本质有别于釉质仿生矿化的难点在于促进牙本质Ⅰ型胶原纤维内及纤维间的矿化。虽然利用仿生技术在恢复釉质和牙本质矿化组织生物学性能和结构上取得了一定的进展，但在矿化程度及矿化颗粒排列的有序性等方面，仍与天然牙体硬组织存在着差距。为了获得更接近自然硬组织的再矿化结构，仿生矿化领域仍需要不断开发新的人工仿生材料，并将体外再矿化修复的策略更好地应用于生物体内的复杂环境，为实现微创牙科的临床治疗提供新思路。

第六节　舌与味觉

Tongue and Taste

一、味觉分子与味觉

当进食时或舔食时，味觉（taste）系统检查和辨认溶解于水或唾液中的食物味道。味觉与嗅觉联系紧密，相互依靠，但又有区别。视觉也会影响嗅觉。在视、听、嗅、触、味等感觉中，味觉一直有些神秘莫测。近年来，通过应用分子生物学技术鉴别出苦味和甜味的关键受体以及咸味、酸味、鲜味的受体。

一般认为，有五种基本味觉，即甜（sweet）、咸（salty）、鲜（umami）、苦（bitter）和酸（sour）。如果将食盐、白糖、草酸和奎宁四种物质按不同比例配合，可得到不同的味道。最简单的味觉物是氢质子（H^+），被感知为“酸”味。“鲜”味即“美味”，通常是指由谷氨酸产生的味道。很多“苦”味的化合物属于碱类或植物（生物）碱类，没有共同的化学结构。大多数植物碱是有毒的，有些生物碱小剂量可以用作药。糖类，如葡萄糖、蔗糖被感觉为“甜”味。有些化合物如天冬氨酸、简单的多肽衍生物，甚至某些蛋白质都可使人产生甜觉。

产生五种特异的味觉主要是因味觉产生所经历的生物化学机制不同，但感觉味道的器官是同一个——舌。舌尖和两侧有一些突起，即所谓味觉乳头。味觉乳头由味蕾组成，味蕾体验味觉。人舌的不同部位对各种味的敏感性是不同的。舌尖对咸、甜、苦都敏感，尤其对甜味最敏感，舌面侧缘部对酸味最敏感（图 2-19）。

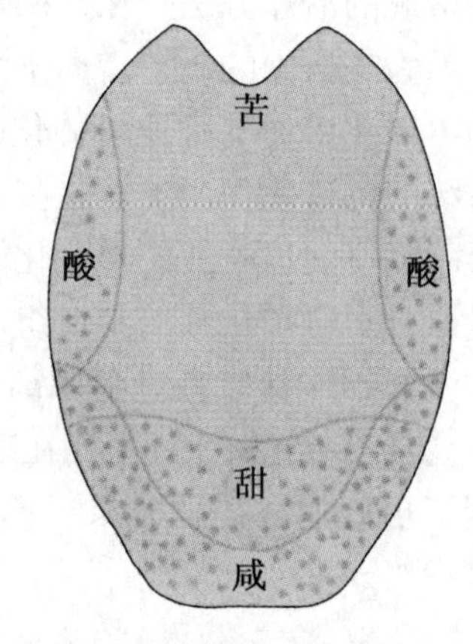

图 2-19 舌的味觉感知区域

二、味蕾和味觉细胞

味蕾（taste bud）通常存在于脊椎动物的口腔上皮（主要是舌、上腭、咽）处。舌上的味蕾尤其丰富，通常位于特殊的褶（痕）和乳突处。每个味蕾含有一个或多个味觉细胞。人的味觉乳头主要分布在舌尖和两侧，组成味蕾的细胞也较其他动物多。有的味蕾包括感觉神经元在内，最多的由150个细胞组成。味蕾有一个孔（开口朝向舌表面），使进入口腔的分子和离子能够到达里面的味觉细胞。人舌头上的各个味蕾间的差异是非常小的。目前人们已经认识到位于舌前和舌后的味蕾在形态和功能上存在差异。

脊椎动物的味觉细胞（taste cell）是一种双极细胞（bipolar cell）。双极细胞的顶端具有纤毛，称为味毛（microvilli），从味蕾表面的味孔伸出。底部与味神经形成化学性突触（synapses）。味蕾的结构如图 2-20 所示。

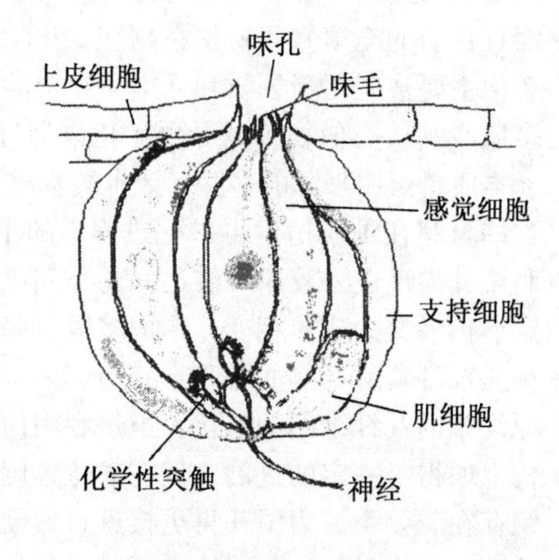

图 2-20 味蕾的结构

三、受体和换能

在味觉细胞纤毛部的细胞膜上分布有味觉受体蛋白（taste receptor proteins）。味觉受体蛋白是第一个与味觉分子相接触的分子。每种味觉细胞上都具有几种味觉受体，但通常只有一种受体活性最强，至今尚未发现一种既含苦味又含甜味受体的味觉细胞。与味觉分子结合后，味觉受体可引起换能级联反应（transduction cascades），激活突触并产生神经冲动。感觉神经末梢将味觉细胞的兴奋传入中枢。味觉细胞兴奋的传递途径不完全相同：高等哺乳类动物的舌前 2/3 神经冲动是经面神经到达脑干的，舌后 1/3 是经舌咽神经进入脑干的。多种蛋白质包括离子门控通道（ion-gated channels）、配体−门控通道（ligand-gated channels）、酶或 G 蛋白偶联受体（G-protein-coupled receptor，GPCR）等均可作为感觉甜、咸、鲜、苦、酸味的受体。在进行换能之前，味觉细胞像神经元一样能利用电压–门控（voltage-gated）依赖的 Na^{+}、K^{+}、Ca^{2+}等离子通道形成动作电位（action potential）。局部钙离子浓度的增加是产生神经兴奋所必需的。通过荧光图像，人们已观察到在味觉细胞对苦味剂和甜味剂产生应答时，细胞质中的钙离子浓度瞬时升高。而氨基酸既可引起钙离子浓度升高，也可引起其降低。

人们在味蕾中发现了许多递质（transmitters），但至今还不能确定它们是否由味觉细胞的突触分泌。去甲肾上腺素和乙酰胆碱（acetylcholine）可能是由神经纤维分泌的。它们对味觉细胞具有调节作用。谷氨酸（glutamate）很可能是由味觉细胞突触分泌的重要递质。

四、甜味

甜味是对口腔中溶解状态的糖类所产生的一种应答反应。许多非糖类也是甜的。在自然界中，苦味的植物大多有毒，甜味植物则通常含有较多糖类。对甜味的辨别能力在人类进化史上起着重要的作用。

1. 甜味受体　甜味受体（sweet-taste receptors）相关基因的发现不仅有助于研究和发现甜味受体，加深对味觉产生机制的认识，而且有助于开发新型甜味剂。首次寻找甜味受体获得成功是从果蝇体内克隆了一个漏芦糖受体后选基因（*Tasr*），其编码一个具有短氨基末端结构域的 GPCR。哺乳类甜味受体分别由 Charles Zuker 和 Nicholas Ryba 两个课题组发现。他们从千百个在味觉细胞内表达的基因中筛选出一个基因，编码蛋白质被命名为味觉 1 受体（T1R），主要分布在舌尖附近，即甜味敏感区的味觉细胞中。利用 T1R 的 DNA 序列，通过查找基因组数据库，发现了另一种相似基因，命名为味觉 2 受体（T2R），主要分布在舌后对苦味敏感的区域。

小鼠的甜味受体基因位于第 4 号染色体上。稍早，人们曾经认为第 4 号染色体存在的两个基因座——*Dpa* 基因座（*Dpa locus*）和 *Sac* 基因座（*Sac locus*）与甜味相关。最近有 4 个实验室通过基因组数据库搜索，在 *Sac* 基因座附近同时发现了甜味受体 T1R3。与以前发现的 T1R1 和 T1R2 相似，T1R3 也具有一个大的氨基末端结构域。因为表达 TR3 的味觉细胞也表达 TR2，所以人们认为这两种受体蛋白可能以异二聚体（heterodimer）形式存在，执行同一功能。Zuker 等将 *T1R3* 基因单独转移到卵母细胞表达，结果发现 T1R3 不能对甜味剂发生反应。但当卵母细胞同时表达 T1R3 和 T1R2 时，则可对甜味剂发生应答。这说明第一个在哺乳动物中发现的有功能的甜味受体是一个二聚体。

T1R3 基因也位于人的第 4 号染色体上。由于人可以探测不同食物中的甜味，所以科学家估计，人拥有多种甜味受体。

2. 甜味换能途径　大多数甜味和苦味化合物的换能是通过 GPCRs 传递的。TR3 就是一种 GPCR。G 蛋白是一类由 α、β、γ 三个亚基组成的三聚体蛋白，因其在味觉换能过程中起作用，故称为味觉蛋白或味觉素。甜味应答细胞以环磷腺苷和 IP3 作为第二信使。糖类甜味剂激活环磷腺苷级联反应，从而导致 cAMP 水平上升、膜去极化和 Ca^{2+}的摄入，而非糖类甜味剂则激活同一细胞内的 IP3 级联反应。最初认为关闭 K^{+}通道需要 PKA 的参与，但目前认为味觉细胞内的一种环化核苷酸–门控通道可能在 cAMP 水平升高时促进了去极化和 Ca^{2+}内流（图 2-21）。总之，甜味的换能是一个复杂的过程。对所有味觉换能分子途径的认识都是最近几年的事，所以目前对此过程还知之甚少。

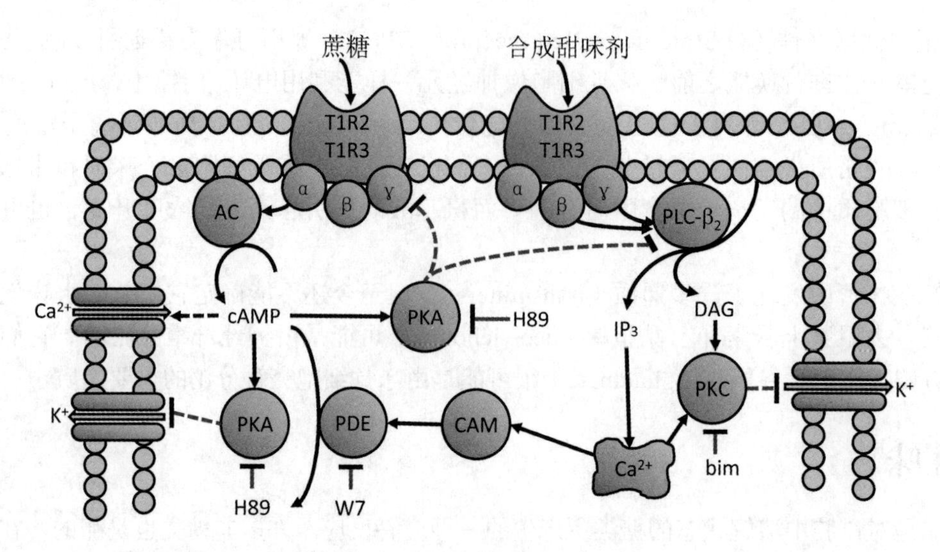

图 2-21 甜味信号转导的分子途径

甜味反应味觉细胞受激素的修饰调节。如瘦素（leptin）是一种由 *ob* 基因编码的多肽类激素，主要由脂肪细胞（adipocyte）分泌，主要作用是调节身体重量。瘦素受体——Ob-Rb 广泛分布于包括胰腺 β 细胞和一些味觉细胞等的各种组织细胞上。瘦素通过打开 K^+通道，使细胞膜超极化来抑制味觉细胞的功能。据此可以推测，瘦素可通过钝化传递甜味的神经信号来降低食物对动物的吸引力。去除瘦素对甜味应答细胞的抑制作用可增强甜味的灵敏度，使甜味食物更具吸引力。瘦素的这种对味觉系统的调节作用说明其在调节营养、体重和能量平衡等方面起重要作用。

五、苦味

苦味是一种令人不愉快的味道。但不少有强烈苦味的生物碱，如奎宁（quinine）、麻黄碱和阿托品等被当做药物，正所谓“良药苦口”。

1. 苦味受体 通过扫描基因组数据库，在小鼠的第 6 号染色体上发现了一组新的 GPCRs——*T2R* 家族。这一家族具有 40～80 个成员，在味觉细胞特异表达。它们的结构特点是具有短的氨基末端结构域。其中三种受体对苦味剂有响应，即苦味受体（bitter receptors）。人类的 T2R 家族包含至少 24 种 GPCRs，编码基因分布在三个染色体上。但目前尚不能确定所有 24 种成员均与苦味反应相关。

不仅 GPCRs 可作为苦味受体，一些具有两性游离特性（amphiphilic properties）的苦味肽能绕过受体，直接与 G 蛋白相互作用，使后者激活，引起苦味反应。在这一过程中，不妨将 G 蛋白直接看做苦味“受体”。这可能是因为这类肽的结构与受体的 G 蛋白结合位点相似。奎宁也是一种两性电解质，能渗透到细胞膜并直接激活 G 蛋白。

2. 苦味换能途径 T2R 家族成员与味觉蛋白（gustducin）的 α 亚基协同表达。缺乏 α- 味觉蛋白的基因敲除小鼠对苦味剂如奎宁和甜味剂如蔗糖和糖精的敏感度下降。当苦味剂与受体结合后，α- 味觉蛋白激活一种味觉特异的磷酸二酯酶，从而导致细胞内环化核苷酸的浓度下降。

cAMP 浓度的下降可引起 K^+通道的关闭，使细胞去极化。味觉蛋白的 β 亚基——Gβ3 和 γ 亚基——Gγ13 可激活磷脂酶 Cβ2（PLC β2），从而生成第二信使——IP_3 和 DAG。IP_3 与内质网上的 IP_3 受体结合，导致细胞内储存的 Ca^{2+}被释放到细胞质中，膜电位随之被调整。另外，GPCRs 还可激活其他 G 蛋白如 Gq 和 Gi。

总之，GPCR 介导的苦味信号可导致 cAMP 和 cGMP 水平瞬时下降，同时伴随着 IP_3 水平瞬时升高。目前尚不清楚为什么在苦味换能过程需要这种双重信号传递途径，在其他感觉细胞中不存在这种机制。

六、咸味

在咸味觉和酸味觉中可检测口腔中的离子。虽然一些中性无机盐具有咸味，但人类使用的主要咸味剂是食盐（氯化钠）。氯和钠是人体必需的无机盐。

Na^+选择性通道被称为内皮细胞钠通道（epithelial sodium channels，ENaC）。ENaC 是一种由三个亚基组成的寡聚体。倘若口腔中存有足够的 Na^+，此通道可作为 Na^+进入感觉细胞的特异途径。人们一直推测 Na^+通道起咸味受体作用。最好的证据是一种 Na^+通道阻断剂——阿米洛利（amiloride，一种胺盐）。它能阻止 NaCl 激活味觉细胞，并阻断对咸味剂的感觉。Na^+经 ENaC 进入味觉细胞后，引起细胞膜去极化。去极化引起 K^+通道开放，使 K^+外流，同时使 Ca^{2+}通道开放和 Ca^{2+}内流。Ca^{2+}引起神经递质从囊泡释放，递质作用于与味觉细胞联系的神经突触，产生向大脑的传入信号。

皮质类固醇醛固酮可以诱导 ENaC 的合成，从而增加咸味受体的数量。这样动物在需要 Na^+时，可通过诱导 ENaC 的合成来提高对 Na^+的敏感度，使体内的 Na^+维持在正常水平。

七、酸味

酸味觉是针对 H^+的反应。食物中的酸味都来自有机酸。有机酸能解离出氢离子。主要的有机酸有醋酸、苹果酸、柠檬酸、乳酸和酒石酸等。酸味觉可检测果实是否成熟以及食物是否腐败。

哺乳动物的酸味受体可分为两组：第一组由引导质子内流的通道组成，第二组由 H^+-门控通道组成，包括 ENaC/Deg 家族的 MDEG1、非特异 H^+-门控阳离子通道、HCN 和超极化激活环化核苷酸-门控阳离子通道等。目前发现了多种酸味换能机制，这更突出了味觉换能机制的复杂性。

H^+能封闭 K^+通道，进而导致去极化、Ca^{2+}内流和神经递质的释放。

八、鲜味

鲜味（umami）一词的英文源于日语 *umai*，意思是“美味”。该词首先由东京帝国大学的 Kikunae Ikeda 于 1909 年提出，是对含有 L- 谷氨酸的食物如鸡汤和肉提取物等味觉的描述。这样，非常普通的氨基酸——L- 谷氨酸在动物摄取蛋白质和多肽方面起重要作用。5′ - 嘌呤核苷酸如 IMP 和 GMP 具有增强鲜味的作用。

目前认为 L- 谷氨酸受体是 mGluR4（一种在中枢神经系统中含量丰富的 GPCR）的截短形式。虽然脑部的 mGluR4 具有相当大的氨基末端结构域，而味觉系统的变异体则具有截短的氨基末端结构域。这可能与食物中的高谷氨酸浓度相适应。当谷氨酸与其受体结合后，激活一种 G 蛋白，随后引起细胞内 Ca^{2+}浓度升高。除了这类受体外，在味觉细胞中还发现了其他谷氨酸及其他氨基酸的受体。目前对鲜味的换能过程所知甚少。

（丁二中）

第三章　口腔免疫学

Oral Immunology

免疫力（immunity）是机体防御微生物和外来异物的能力。参与防御的器官、细胞与分子构成了免疫系统。防御的本质是免疫系统对内外环境中抗原的免疫应答（immune response）。口腔是微生物和外来异物进入机体的重要途径。口腔免疫功能尤其重要，它既是全身免疫的一部分，又自有特点。本章介绍了口腔局部与免疫有关的器官和细胞、由这些器官和细胞构成的口腔免疫系统及其功能，并通过免疫应答原理讲解口腔常见疾病的发生机制。

第一节　口腔免疫器官和细胞

Organs and Cells of Oral Immune System

一、口腔免疫器官

口腔免疫器官是机体免疫器官的一部分。机体免疫器官分为中枢免疫器官（central immune organ）和外周免疫器官（peripheral immune organ）。中枢免疫器官又称初级免疫器官（primary immune organ），包括骨髓和胸腺。鸟类的法氏囊（bursa of Fabricius）相当于哺乳类动物的骨髓。中枢免疫器官发生较早，并影响外周免疫器官的生成和发育。淋巴细胞在中枢免疫器官发生、发育和成熟，然后进入外周免疫器官行使免疫功能。外周免疫器官是以发育成熟的淋巴细胞为实体的特定结构，也称次级免疫器官（secondary immune organ），包括淋巴结、脾及黏膜相关淋巴组织（mucosal associated lymphoid tissue，MALT）等，是免疫细胞捕获和浓缩外来抗原（antigen，Ag）、启动免疫应答的主要场所。

口腔免疫器官为外周免疫器官的组成部分，包括黏膜相关淋巴组织、咽淋巴组织、涎腺淋巴组织以及口腔周围的淋巴结等。

（一）黏膜相关淋巴组织

黏膜相关淋巴组织（MALT）也称黏膜免疫系统（mucosal immune system，MIS），指广泛分布于消化道、呼吸道及泌尿生殖道黏膜固有层的淋巴组织。机体的1/2淋巴组织存在于MALT。MALT的主要功能是参与黏膜表面获得性免疫应答；产生分泌型IgA（SIgA），是黏膜局部抵御病原微生物感染的主要机制。

MALT可分为器官型MALT（organized MALT，O-MALT）和弥散型MALT（diffuse MALT，D-MALT）两类。淋巴细胞集中分布，形成淋巴滤泡结构的称为O-MALT。肠道的

O-MALT 又称皮氏小结（Perye's patch）。皮氏小结以初级淋巴滤泡（primary follicle）为核心，滤泡内以 B 细胞为主，还有巨噬细胞（macrophage）、树突细胞（dendritic cell，DC）和少量 T 细胞。皮氏小结只有输出淋巴管，而没有输入淋巴管。抗原成分经皮氏小结上方上皮细胞的胞饮作用转移至体内，传输给小结内的巨噬细胞或树突细胞，激活辅助性 T 细胞（helper T cell，Th），再由 Th 细胞活化 B 细胞，产生并分泌可溶性免疫球蛋白 A（immunoglobulin A，IgA）。可溶性 IgA 经 J 链组装，成为二聚体 IgA，与上皮细胞表面 Poly-Ig 受体结合进入上皮细胞，在上皮细胞内结合分泌片后成为 SIgA，分泌于小肠黏膜表面。DMALT 是指黏膜固有层中分布广泛而分散的淋巴细胞、浆细胞（plasma cell）以及自然杀伤细胞（natural killer，NK）等。

口腔 MALT 主要是指口腔黏膜固有层的 D-MALT，上皮层内散在的淋巴细胞及朗格汉斯细胞（Langerhans cell）也参与其中。舌根部、软腭及牙龈的 MALT 最为丰富。在抗原刺激下，口腔 MALT 趋于活跃，黏膜固有层内淋巴细胞增生，在上皮下形成淋巴滤泡结构，即可称为 O-MALT。

（二）咽淋巴环

咽淋巴环是口腔特有的免疫防御形式。咽淋巴环的前下部为舌扁桃体，两侧为腭扁桃体及咽鼓管扁桃体，后上部为咽扁桃体。在上述扁桃体之间还散在分布着淋巴组织。扁桃体的内表面被复层扁平上皮覆盖。上皮凹陷形成许多隐窝，隐窝中有许多细孔和间隙，聚集大量以 T 细胞为主的淋巴细胞（lymphocyte）。扁桃体中央的淋巴滤泡内及淋巴滤泡周围的细胞以 B 细胞为主。扁桃体内的免疫应答过程是浅层的 T 细胞接受抗原信息，诱导滤泡内 B 细胞增生产生抗体，并将抗原信息通过淋巴循环传递到全身。扁桃体中 B 细胞与 T 细胞的比例高于外周血与淋巴结。扁桃体内 B 细胞产生的抗体以 IgG 为主，IgA 较少，其他 Ig 就更少。

（三）涎腺淋巴组织

涎腺淋巴组织分布于大涎腺结缔组织间质内，主要为淋巴细胞、浆细胞、肥大细胞（mast cell）和巨噬细胞。小涎腺，尤其是唇腺和颊腺等分泌管周围常有淋巴细胞聚集，称为导管相关淋巴样组织。涎腺内的浆细胞可能来源于肠黏膜皮氏小结内活化的 B 细胞，经淋巴循环转移至涎腺，最终发育成浆细胞。涎腺浆细胞主要合成 SIgA，还有 IgG 和 IgM，随唾液进入口腔。

（四）口腔周围相关的淋巴结

淋巴结是淋巴循环的中继环节。其主要功能是过滤淋巴液，截获抗原，并且是 B 细胞与 T 细胞活化、启动免疫应答的重要部位。淋巴结组织学结构分为皮质和髓质。浅皮质区内有淋巴小结或淋巴滤泡结构。淋巴小结内的细胞主要为前浆细胞和记忆性 B 细胞（B memory cell，Bm）。前者可移至髓质分化为浆细胞，在体液免疫应答中起作用。副皮质区也称 T 细胞依赖区（T cell dependent zone），主要是从胸腺转移来的 T 细胞和并指状树突细胞（interdigitating dendritic cell）。副皮质区 T 细胞受抗原刺激后，增生分化为 T 效应细胞（T effector cell）和记忆性 T 细胞（T memory cell，Tm）。

与口腔组织淋巴回流相关的淋巴结包括腮腺淋巴结、颏下淋巴结、下颌下淋巴结及颈深淋巴结等。

1. 腮腺淋巴结（parotid lymph node） 根据淋巴结与腮腺位置的关系，腮腺淋巴结分为腮腺深淋巴结及腮腺浅淋巴结两组。腮腺深淋巴结位于腮腺实质内，聚集在面后静脉及神经周围。腮腺浅淋巴结又可分为耳前淋巴结和耳下淋巴结。前者位于耳屏前方和腮腺表面，后者位于腮腺下端表面。腮腺淋巴结主要收集腮腺淋巴。腮腺浅淋巴结的输出管汇入腮腺深淋巴结和颈深上淋巴结。腮腺深、浅两组淋巴经腮腺深淋巴结回流至颈深上淋巴结、颈浅淋巴结或锁骨上淋巴结。

2. 颏下淋巴结（submental lymph node） 颏下淋巴结位于两侧二腹肌前腹和舌骨之间，在下颌舌骨肌浅面、颈阔肌深面，可分为前上和后下两群。颏下淋巴结主要收集下颌牙、舌尖、口底前部、下唇中部及颏部淋巴，注入同侧及对侧下颌下淋巴结，或直接注入颈上深淋巴结。

3. 下颌下淋巴结（submandibular lymph node） 下颌下淋巴结位于下颌下三角，在下颌骨下缘与下颌下腺之间。根据其在下颌下三角内的位置以及与下颌下腺的关系，可分为下颌下前、下颌下中、下颌下后及下颌下腺囊内淋巴结四组。下颌下淋巴结接受口腔颌面部大部分组织及下颌下腺、舌下腺的淋巴回流，还接受颏下淋巴结和颊淋巴结的输出管。下颌下淋巴结输出管注入颈深上淋巴结和颈深下淋巴结。

二、口腔免疫细胞

免疫细胞存在于中枢神经系统以外的几乎所有组织中，比较集中地分布在淋巴器官。参与口腔免疫应答的细胞主要有淋巴细胞、巨噬细胞、树突细胞、粒细胞（granulocyte）及肥大细胞等。它们和机体其他部位的免疫细胞一样，识别外来微生物或抗原，启动天然或获得性免疫效应，杀灭微生物或清除抗原，保护机体健康。

（一）淋巴细胞

淋巴细胞是一组光镜下形态相似、体积较小的单个核细胞的总称。细胞体呈球形，大小为6～10 μm。细胞核质比较大，核内异染色质丰富，细胞质含少量线粒体和溶酶体。根据细胞功能及膜表面标志，可将淋巴细胞分为B细胞、T细胞和NK细胞三群。B细胞和T细胞参与获得性免疫应答。NK细胞作为具有天然杀伤能力的细胞参与天然免疫（innate immunity）活动。

1. B细胞 淋巴样干细胞分化成前B细胞后，继续在骨髓内发育成熟为B细胞。成熟B细胞移居于外周淋巴器官的非T细胞依赖区，或进入体液循环。根据细胞表面是否表达CD5分子，B细胞可分为两个亚群。

（1）B1细胞：$CD5^+$。B1细胞在对蛋白质的免疫应答中并不重要，但是其抗原受体和产生的抗体有多反应性（polyreactivity），即它们可以与多种不同抗原表位结合。因为这些抗原主要是普通的细菌多糖，所以B1细胞对抵御微生物感染有比较重要的作用。此外，B1细胞还有产生自身抗体清除致病的自身抗原（autoantigen），或者产生致病性自身抗体而致病的作用。活化B1细胞主要产生IgM，不产生IgD。黏膜固有层中的B细胞多为B1细胞，其特点是发挥作用快（96 h内）。

（2）B2细胞：$CD5^-$。B2细胞即通常所说的B细胞，约占外周血淋巴细胞总数的30%。它的抗原识别单位（recognition unit）为膜抗原受体BCR（B cell receptor），是由膜表面IgM（surface membrane IgM）和Igα、Igβ链共同构成的复合体。其他表面标记分子包括BCR辅助受体、补体C3受体、Fc（fragment of crystalizable）受体及细胞因子受体，包括白介素-1（interleukin 1，IL-1）、IL-2、IL-4、IL-6及干扰素-γ（interferon-γ，IFN-γ）等的受体。

B2细胞的主要功能包括：①与特异性抗原结合导致B细胞活化、增殖，分泌特异性抗体而参与获得性体液免疫。②产生并分泌IL-6、IL-12及IL-14等细胞因子而参与调节免疫应答。③表达主要组织相容性抗原Ⅱ类分子（class Ⅱ major histocompatibility complex molecule，MHC-Ⅱ），具有抗原呈递作用（antigen presentation）而激活T细胞等。

口腔组织的B细胞分布于淋巴器官的非T细胞依赖区及黏膜固有层，在口腔获得性体液免疫应答中起重要的防御保护作用。

2. T细胞　T细胞发生于骨髓，迁移至胸腺发育并成熟，约占外周血中淋巴细胞总数的60%。T细胞不产生抗体，其膜T细胞抗原受体（T cell receptor，TCR）是由膜表面α、β链或γ、δ链组成的TCR抗原识别单位和CD3分子共同构成的复合分子，分别称为αβTCR或γδTCR。αβTCR T细胞占外周成熟T细胞的90%以上，是通常所指的T细胞，与获得性免疫相关。γδTCR T细胞则与天然免疫相关。T细胞对抗原识别具有特异性，但是不能识别游离或天然构象的抗原，只能识别抗原呈递细胞（antigen presenting cell，APC）呈递的MHC/抗原肽复合物。T细胞活化与扩增包括五个步骤：①T细胞与APC黏附。②TCR扫描APC膜表面。③TCR识别MHC-抗原肽复合物。④共刺激分子提供第二活化信号。⑤活化信号在细胞内传递，T细胞活化、快速扩增并分化。

根据细胞表面标记分子和功能，T细胞可分为辅助性T细胞（Th）、细胞毒性T细胞（cytotoxic T lymphocyte，CTL或Tc）、调节性T细胞（regulatory T lymphocyte，Tr）及自然杀伤T细胞（natural killer T cell，NKTC）四个亚群。

（1）辅助性T细胞：通常称$CD4^+$T细胞，其细胞的表型标志为$CD3^+$、$CD4^+$、$CD8^-$和$CD2^+$。Th细胞只能识别由MHC-Ⅱ-抗原肽复合物形式呈递的外源性抗原。$CD4^+$T细胞的主要功能是通过分泌细胞因子参与免疫效应：①辅助B细胞活化、增殖、分化并产生抗体。②激活巨噬细胞并增强其吞噬和抗原呈递作用。③活化细胞毒性T细胞。④趋化炎症细胞等。

Th细胞又可分为Th1、Th2和Th17三个亚群。Th1细胞主要分泌IL-2、IFN-γ及肿瘤坏死因子（tumor necrosis factor，TNF；分为α、β两型，因为它们有相同的受体和相同的生物活性，本章统称为TNF，仅在图表中分列其型）。Th2细胞主要分泌IL-4、IL-5、IL-10及IL-13等。此外，Th1和Th2细胞还能分泌IL-3和GM-CSF等细胞因子。Th17是新发现的一个T细胞亚群，被鉴定为$CCR2^+$ $CCR5^-$记忆性$CD4^+$T细胞，生物学特性与IL-23相关，分泌IL-17A、IL-17F、IL-21及IL-22等细胞因子。其发育分化受多种细胞因子的调节。Th17及其效应因子可介导由宿主对各种感染做出的防御反应，尤其是胞外细菌感染，在自身免疫系统及组织对抗感染中起重要作用，并在许多自身免疫病的发病机制中起到一定作用。

（2）细胞毒性T细胞：通常称$CD8^+$T细胞，表型标志为$CD3^+$、$CD4^-$、$CD8^+$和$CD2^+$。$CD8^+$T细胞只能识别由MHC-Ⅰ-抗原肽复合物形式呈递的内源性抗原。$CD8^+$T细胞的主要功能是直接杀伤被病毒感染的细胞及肿瘤细胞，排斥、溶解同种异体移植物，以及攻击体内产生非己物质（自身抗原）的靶细胞。$CD8^+$T细胞还能产生IFN-γ和TNF等细胞因子（图3-1）。

（3）调节性T细胞（Treg）：Treg的表型标志为$CD3^+$、$CD4^+$和$CD25^+$，具有抑制$CD4^+$T细胞和$CD8^+$T细胞活化与增殖的功能，在免疫应答的负调节和免疫耐受中起重要作用。

口腔组织的T细胞主要分布于淋巴器官的T细胞依赖区，在正常黏膜固有层及上皮层也可见。黏膜固有层内$CD4^+$T细胞与$CD8^+$T细胞的比例为2：1。如果机体免疫失调，比例可能发生改变。

（4）自然杀伤细胞：是少数能表达NK细胞表面标记分子NK1-1的T细胞，其中多数为$CD4^-$细胞和$CD8^-$T细胞，少数为$CD4^+$T细胞。这类细胞主要分布于骨髓、肝和胸腺，也

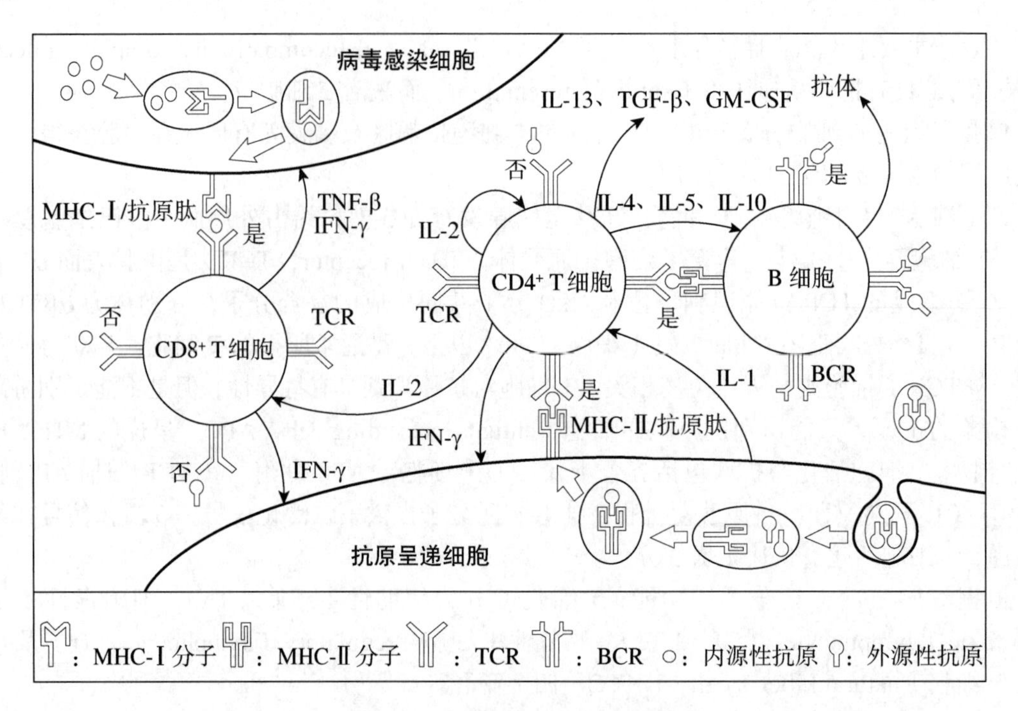

图 3-1 T细胞和B细胞功能示意图

分布于脾、淋巴结和外周血。其细胞表面为γδTCR。NKT细胞可识别不同靶细胞表面CD1分子呈递的共有脂类和糖脂类抗原，并且不受MHC限制，属于天然免疫细胞。NKT细胞具有细胞毒作用，可杀伤靶细胞，还分泌IL-4诱导T细胞分化而具有免疫调节功能。

3. NK细胞 NK细胞来源于骨髓淋巴样干细胞，属于淋巴细胞一类，其发育成熟依赖于骨髓及胸腺。NK细胞的体积大于一般的淋巴细胞，细胞质内有许多较大颗粒，因此也称大颗粒淋巴细胞（large granule lymphocyte，LGL）。细胞表面不表达T、B细胞特有的膜分子如TCR、BCR、CD4及CD8。目前，将TCR^-、mIg^-、$CD56^+$及$CD16^+$的淋巴样细胞鉴定为NK细胞。NK细胞属于天然免疫细胞，其抗原识别不受MHC限制，无须抗原致敏过程便天然地具有对肿瘤及病毒感染靶细胞的杀伤作用。同时，NK细胞能识别宿主正常细胞而不产生细胞毒作用。这是因为NK细胞表面有两类功能不同的受体：一类称杀伤细胞抑制受体，它们与靶细胞表面的相应配体结合后抑制NK细胞产生杀伤作用；另一类称杀伤细胞活化受体，与靶细胞表面的相应配体结合后刺激NK细胞产生杀伤作用。NK细胞对靶细胞杀伤作用的机制是在它与肿瘤及病毒感染靶细胞密切接触后，杀伤的途径是：①释放穿孔素（perforin）和颗粒酶（granzyme）作用于靶细胞膜，杀伤靶细胞。②表达凋亡蛋白，如FAS配体触发靶细胞内部的凋亡程序，使靶细胞发生程序性细胞死亡。③分泌TNF杀伤细胞。

（二）巨噬细胞

巨噬细胞由骨髓干细胞（myeloid stem cell）分化而来，进入外周血，称为单核细胞，直径为12～20 μm，占外周血液中白细胞总数的2%～10%。细胞核似肾形，细胞质含较多的线粒体和溶酶体。单核细胞随血液循环转移至组织内，便分化发育成巨噬细胞。巨噬细胞体积较原来增大10倍，具有很强的变形、移动和吞噬能力，并且是重要的抗原呈递细胞。但是在正常组织中巨噬细胞数量较少，功能也不活跃，处于静息状态，仅有非特异性吞噬外来异物和清理细胞碎片的功能，并不呈递抗原。如有IFN-γ刺激，便呈引发状态，细胞将上调MHC Ⅱ分子表达水平，连同被它吞噬和处理的抗原信息一起呈递给淋巴细胞，并且分泌IL-1

和 IL-6 等活化 T 细胞的细胞因子，启动免疫应答。如同时受 IFN-γ 和 LPS 或补体 C3b 刺激，细胞便处于功能亢奋状态，其直接吞噬微生物的能力明显提高。

正常口腔组织中的巨噬细胞较少，多分布于黏膜固有层及黏膜下层的结缔组织内，也游离出现于龈沟液中。发生炎症时，组织内的巨噬细胞数量增多，体积增大，细胞质内细胞器丰富，移动范围扩大，有时还可见巨噬细胞从固有层侵入上皮的现象（图 3-2）。

（三）树突细胞

树突细胞起源于骨髓淋巴样干细胞，专指免疫系统中胞体有许多树枝状突起的细胞。树突细胞只是统称，不同部位的树突细胞有具体命名。外周淋巴组织和胸腺髓质 T 细胞区的树突细胞称为并指状树突细胞；上皮内的树突细胞称为朗格汉斯细胞；心、肝及肾等脏器结缔组织中的树突细胞称为间质树突细胞等。

口腔黏膜上皮内的朗格汉斯细胞分布于深棘层和基层角质细胞间。在光镜下细胞质透明，有细胞质突起，核深染，核形态不规则，多巴染色阴性。电镜下无桥粒连接，胞核凹陷，细胞质内无张力细丝，线粒体和粗面内质网较少，可见特殊的网球拍样或棒状的朗格汉斯小体（也称 Birbeck 颗粒，图 3-3）。它们有移动能力而吞噬能力较弱，是上皮内唯一的抗原呈递细胞，能表达高水平的 MHC Ⅱ分子，并产生 IL-1，激活上皮内或固有层的 T 细胞而启动获得性免疫应答。此外，其细胞表面还表达 CD1、DR 抗原、IgG 的 Fc γ R 及 C3 补体受体等与免疫活动相关的分子。

（四）粒细胞

粒细胞的形态特征是细胞质内含有各种染色性质不同的细胞质颗粒。根据 Giemsa 染色结果，可分为中性粒细胞（neutrophil）、嗜酸性粒细胞（eosinophil）和嗜碱性粒细胞（basophil）。粒细胞具有清除侵入微生物和衰老死亡组织的作用，粒细胞还能被 T 细胞分泌的细胞因子激活和吸引，吞噬经过调理的异物颗粒。

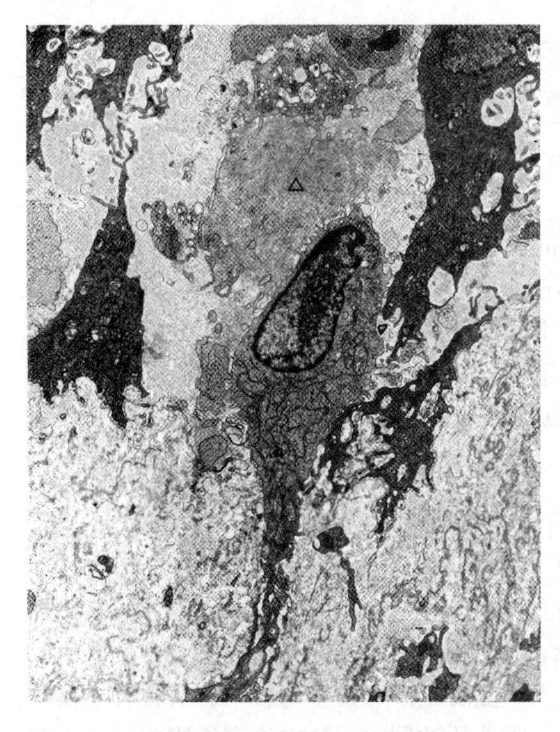

图 3-2　口腔黏膜炎症部位基层角质细胞液化变性，基膜断裂、增殖。巨噬细胞突破基膜进入上皮层。△：上皮细胞变性产物

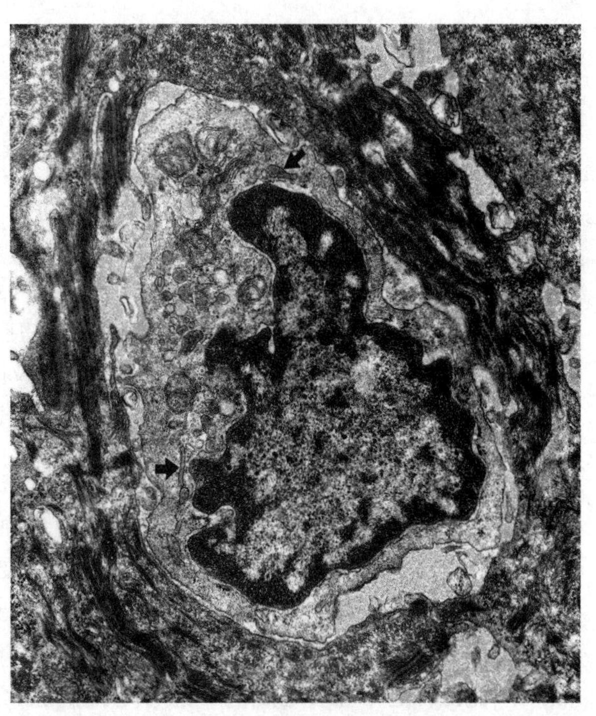

图 3-3　上皮深棘层角质细胞间的朗格汉斯细胞。箭头所指为朗格汉斯小体

1. 中性粒细胞 中性粒细胞占外周血白细胞总数的60%～70%，在外周血中生存期为2～3天。细胞核呈分叶状，细胞质有丰富颗粒，颗粒内含有多种水解酶、过氧化物酶、吞噬细胞素、防御素及趋化因子等能够破坏细菌和真菌胞膜的物质。中性粒细胞有很强的游走能力和吞噬功能，能够产生各种细胞因子。

2. 嗜酸性粒细胞 嗜酸性粒细胞占外周血白细胞总数的1%～3%，在外周血中生存期较短，不到24 h，在结缔组织内则为几天。细胞核呈双叶状。细胞质中有粗大的嗜酸性溶酶体颗粒。嗜酸性粒细胞能表达IgE抗体的Fc受体FcεR，在速发型超敏反应（immediate type hypersensitivity）部位产生IgE抗体时，嗜酸性粒细胞能高度聚集，通过吞噬和降解抗原-抗体复合物，以及释放组胺酶灭活组胺等反馈方式抑制超敏反应。嗜酸性粒细胞能被SIgA激活，也能被IL-5刺激而加速生长和分泌。

3. 嗜碱性粒细胞 嗜碱性粒细胞含量较少，占外周血白细胞总数的0.2%～0.5%。细胞质含有大量嗜碱性颗粒。进入组织后便称为肥大细胞，多分布于呼吸道、消化道和皮下的疏松结缔组织中。

（五）肥大细胞

在口腔黏膜的固有层中可见肥大细胞分布，其细胞形态不同于嗜碱性粒细胞，较大而不规则。细胞质内的嗜碱性颗粒含有肝素、组胺和5-羟色胺等炎症反应介质。细胞表面表达高亲和性的IgE受体FcεR，使细胞能高效地结合IgE。肥大细胞被激活后，便释放细胞质颗粒，各种炎症介质进入组织引起炎症。

第二节 口腔免疫体系
Oral Immune System

口腔免疫体系由口腔局部免疫组织和细胞、免疫分子及酶等生物活性分子组成。它们以天然免疫或获得性免疫方式各自或交汇地构成口腔免疫防御体系（图3-4）。

一、口腔天然免疫系统

天然免疫也称为非特异性免疫（non-specific immunity），是与生即有的免疫力。它是生物群体在物种进化过程中逐渐形成的能力，具有迅速、稳定、遗传和受基因控制等性质。口腔的天然免疫体系由物理屏障、化学屏障、生物屏障、各种细胞及其产生的细胞因子等组成。天然免疫主要通过识别微生物表面特有的多糖及脂多糖（lipopolysaccharide，LPS）等类物质，直接抵御微生物对机体的侵袭，其特异性较差，也没有免疫记忆效应。

（一）物理屏障

口腔黏膜覆盖于口腔组织表面，是隔绝病原体和有害物质直接进入机体的屏障。它由复层扁平上皮、基底膜和固有层组成。上皮层主要由角质细胞（keratinocyte）构成，还包括朗格汉斯细胞、淋巴细胞、黑色素细胞（melanocyte）和梅克尔细胞（Merkel cell）等非角质细胞。上皮是不断代谢更新的组织，全层更新周期为10～14天。基底层细胞不断分裂并向浅层推移，表层细胞相继衰老脱落，能够定期清除寄生于上皮表面的微生物。固有层含有丰富的血管、神经以及各种细胞。口腔黏膜在发挥机械屏障作用的同时，其中许多细胞成分还以其他形式参与口腔免疫防御。

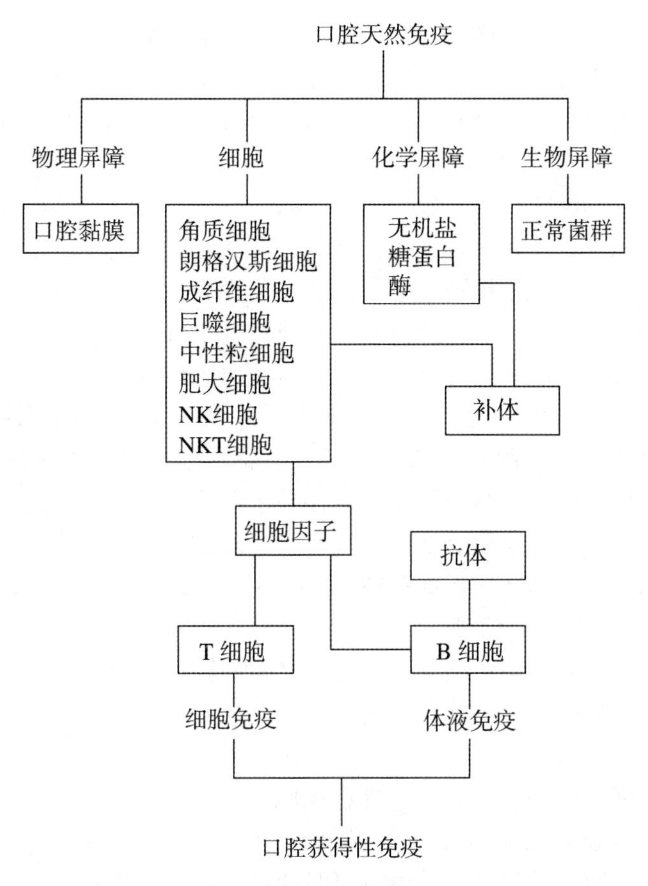

图 3-4　口腔免疫体系示意图

（二）化学屏障

唾液和龈沟液含有的无机盐、蛋白质和酶等化学物质对机体有天然免疫作用。

1. 唾液　唾液是腮腺、下颌下腺及舌下腺三对大唾液腺以及分布在口腔黏膜下的小唾液腺分泌的液体，透明而有黏性。唾液在口腔黏膜表面形成液态薄膜，使黏膜保持柔润而不易受到损伤，还使上皮细胞免受微生物的直接侵犯。唾液中的许多成分与天然免疫相关。

（1）无机盐

①硫氰酸盐（thiocyanate，SCN^-）：唾液中的硫氰酸盐浓度为 0.15～0.35 mmol/L。硫氰酸盐本身有一定的抑菌作用，若与唾液中的一些成分，如过氧化氢和过氧化物酶一起组成唾液抗过氧化物酶系统时，其抑菌作用明显增强。

②硝酸盐及亚硝酸盐：唾液中有较高浓度的硝酸盐。口腔内部分细菌能将硝酸盐还原为亚硝酸盐。硝酸盐和亚硝酸盐具有直接抑制细菌和真菌生长的作用。

③缓冲体系：口腔中有多种产酸和耐酸细菌，唾液中的重碳酸盐缓冲体系和磷酸盐缓冲体系使口腔环境 pH 保持在中性状态。这有利于正常菌群中非耐酸菌与耐酸菌之间的平衡，还有利于唾液中各种蛋白质、酶及抗体等具有生物活性的物质在口腔中发生作用。

（2）有机物

①糖蛋白和黏蛋白：它们是含多糖侧链的蛋白质分子，其分子中氨基己糖含量在 4% 以下者称糖蛋白，4% 以上者称黏蛋白。黏蛋白又以分子量大小分为 MG1（分子量＞ 1000 kD）和 MG2（分子量为 200～250 kD）。糖蛋白和 MG1 是唾液稳定地黏附于黏膜形成完整薄膜的物质基础。MG2 中含有大量神经氨酸，通过调理血链球菌表面凝集素，促进血链球菌和轻链球菌的聚集，减少菌斑中变异链球菌的比例，减弱菌斑的酸化作用而有防龋作用。

糖蛋白中的富组蛋白参与构成获得性薄膜，防止细菌酸性产物对牙釉质侵蚀。富组蛋白还有抑制变异链球菌生长和杀死白念珠菌及其芽生孢子的作用。分子量越小的富组蛋白，抑制白念珠菌的作用越强。蛋白分子中的组氨酸被分解后，形成多胺类碱性物质，中和细菌产生的酸，提高菌斑 pH，抑制龋病发生。

②乳铁蛋白：是由涎腺浆液细胞合成的铁结合性蛋白，分子量约为 80 kD。它能与 Fe^{3+}结合，降低唾液 Fe^{3+}浓度，干扰细菌代谢。此外，乳铁蛋白直接作用于细菌表面的羟基而抑制细菌的生长。也有人认为乳铁蛋白能增强 SIgA 的抑菌作用。

③过氧化物酶：由腮腺分泌，能和环境中的过氧化氢及硫氰酸盐一起组成唾液过氧化物酶系统，产生硫氢酸盐。后者能通过氧化细菌代谢酶的巯基杀灭细菌。唾液过氧化物酶系统对口腔链球菌及乳杆菌有较强的抗菌效果。若与 IgA 或溶菌酶协同，其抗菌作用明显增强。

④溶菌酶：由大、小涎腺及涎腺导管上皮细胞产生。溶菌酶通过破坏细菌胞壁主要成分——肽聚糖的结构，使细菌胞壁缺损而直接导致细菌死亡。溶菌酶是全身天然免疫的重要组成部分，然而在口腔，溶菌酶对细菌的破坏性不及在其他部位明显，这可能与口腔细菌对它的适应有关。如果它和其他物质如补体协同作用，溶菌作用便增强，能溶解口腔内的奈瑟菌、微球菌、链球菌及丝状杆菌等。

2. 龈沟液 是指游离龈与环绕牙颈部牙面之间的狭小空隙，里面的液体即龈沟液。龈沟液由龈沟上皮渗出的液体、无机盐和蛋白质构成，成分与血清相似。其中与天然免疫相关的成分如下：

（1）酶：龈沟液中的酶主要来自中性粒细胞和巨噬细胞。在中性粒细胞细胞质中有许多酶颗粒，其中 20% 含髓过氧化物酶，其余颗粒含蛋白酶与溶菌酶等。中性粒细胞在微生物的刺激下直接释放酶颗粒内的物质，环境有氧时通过髓过氧化物酶摄取氧，产生大量氧原子和 H_2O_2 等强氧化物质，有较强的杀灭病毒、细菌和真菌的作用。环境厌氧时以蛋白酶与溶菌酶等破坏细菌胞壁的肽聚糖而杀菌，其强度不及前者，但它是龈沟液中酶的主要作用方式。

（2）蛋白质：龈沟液中含有的乳铁蛋白及其他能抑制细菌生长的蛋白质成分。

（三）细胞、细胞因子及补体

有多种细胞以呈递抗原或直接杀灭微生物等形式参与口腔天然免疫体系，细胞因子和补体系统也在此体系中起非常重要的作用。

1. 细胞 参与口腔天然免疫的细胞包括中性粒细胞、肥大细胞、巨噬细胞、朗格汉斯细胞、角质细胞及成纤维细胞。前四类细胞已在“口腔免疫器官”部分介绍。

（1）角质细胞：角质细胞构成黏膜上皮的主体，是黏膜物理屏障作用的组织学基础。在受到刺激时，角质细胞能够合成分泌 IL-1。IL-1 有刺激淋巴细胞活化的效应。角质细胞还分泌膜被颗粒（membrane coating granule）至细胞外基质。膜被颗粒能与上皮细胞膜融合，连接形成彼此平行的板状结构，有助于增强黏膜屏障作用。

（2）成纤维细胞：成纤维细胞主要分布于黏膜固有层、黏膜下层、牙周膜及牙髓等组织的间质。它除了承担组织支持和修复功能之外，还产生 IFN-α、IFN-β、IL-7 及集落刺激因子（colony stimulating factor，CSF）等细胞因子。

2. 细胞因子 细胞因子是各类参与免疫功能的细胞受到刺激后合成和分泌的生物活性分子。作为信使因子，它们介导细胞间的信息传递和调节细胞功能。细胞因子是庞大的族群，至今已发现百余种。它们彼此协同或彼此抑制，互为因果，形成细胞因子网络（cytokine network），全面调控机体的免疫，并参与组织的再生、分化、损伤及修复等其他功能。

（1）细胞因子的分类：可根据来源或功能分类。如以来源分类，由白细胞分泌的细胞因子称为白介素，现已发现的白介素有 37 种，分别被命名为 IL-1 至 IL-37；由淋巴细胞分泌的称淋巴因子（lymphokine），等等。如以功能分类，有白细胞趋化功能的细胞因子称为趋化因子，促进细胞生长和分化作用的称为生长因子（growth factors），刺激造血、促进骨髓子代细胞生长和分化作用的称为集落刺激因子，能杀死肿瘤细胞的称为肿瘤坏死因子，机体在感染病毒后产生干扰病毒复制的因子称为干扰素等。

（2）细胞因子的特性：虽然细胞因子由不同的细胞分泌，但是具有许多共性：①多效性（pleiotropism）：一种细胞因子能对不同的细胞起作用。②重叠性（redundancy）：一种细胞因子可由多种细胞产生。③协同性（synergy）：两种或更多细胞因子间互相作用而增强效应。④拮抗性（antagonism）：细胞因子间互相作用而减弱效应。⑤特异性（specificity）：细胞因子需与靶细胞（或产生该因子的细胞）特异性受体结合而发生作用。⑥调控性（modulation）：靶细胞表面的细胞因子受体表达的强弱受特异性信号调节，这些调节信号通常也是细胞因子。

（3）细胞因子的效应方式：①细胞旁分泌（paracrine）：仅对邻近细胞起作用。②自分泌（autocrine）：仅对自身细胞起作用。③内分泌（endocrine）：进入血液循环而能对远处细胞产生效应。绝大多数细胞因子以前两种方式产生效应。

（4）口腔天然免疫体系细胞产生的细胞因子：口腔天然免疫体系的细胞均具有产生和分泌细胞因子的功能。需要强调的是，这些细胞因子通过调理淋巴细胞而间接参与机体的获得性免疫效应。

①介导天然免疫的细胞因子见表 3-1。

表 3-1　介导天然免疫的细胞因子

细胞因子	细胞来源	靶细胞	基本功能
IL-1	巨噬细胞、内皮细胞、上皮细胞	内皮细胞	活化（炎症、凝集）
IL-8	巨噬细胞、内皮细胞	中性粒细胞、巨噬细胞、T 细胞	趋化中性粒细胞、嗜碱性粒细胞和 T 细胞
IFN-α、β	巨噬细胞、成纤维细胞	所有细胞	抗病毒，抑制细胞增殖，加强 MHC-Ⅰ类分子的表达和活化
IFN-γ	NK 细胞	巨噬细胞 中性粒细胞 NK 细胞	增强吞噬能力，增加 MHC-Ⅰ和 MHC-Ⅱ类分子的表达 活化，增加 MHC-Ⅰ和 MHC-Ⅱ类分子的表达
TNF-α	巨噬细胞	中性粒细胞 内皮细胞	活化（炎症） 活化（炎症、凝集）

②调节淋巴细胞活化、生长及分化的细胞因子见表 3-2。

③刺激造血、促进骨髓子代细胞生长和分化等免疫功能和效应的细胞因子见表 3-3。

3. 补体系统（complement system）　补体系统是由血液和其他体液中 30 余种蛋白质分子组成的级联反应体系（cascade system）。其中包括 9 种补体固有成分（补体 C1～C9）、10 种以上补体调节蛋白以及补体受体。正常时它们以无活性的酶原（酶前体）形式循环于血液和组织液中。在抗原-抗体复合物及微生物等物质的活化作用下，各种酶原被依序激活而发生免疫效应。补体活化有三条途径，即经典途径（classical pathway）、替代途径（alternative pathway）和甘露糖结合蛋白途径（mannose binding protein pathway，MBP pathway）。这三条途径最终都将启动补体活化的终末步骤，生成 C5b6789 膜攻击复合体（membrane attack complex，MAC），形成细菌或其他靶细胞的膜穿孔，导致细胞渗透性裂解。

在口腔，除了血液补体系统外，唾液和龈沟液中含有的补体 C3、C4 及 C5 等成分也参与局部免疫效应。

表 3-2　调节淋巴细胞活化、生长及分化的细胞因子

细胞因子	细胞来源	靶细胞	基本功能
IL-1	巨噬细胞 朗格汉斯细胞	T 细胞、B 细胞 T 细胞	辅助激活剂 活化
IL-6	巨噬细胞 内皮细胞	T 细胞和 B 细胞 浆细胞	辅助激活剂 分化、生长
IL-12	巨噬细胞	Th1、NK 细胞	诱导 T 母细胞分化为 Th1，控制细胞介导免疫；促进 T 和 NK 细胞增殖
IL-15	上皮细胞、巨噬细胞	广泛	类似于 IL-2，诱导 $CD8^+$ T 和 LAK 细胞产生，刺激作用需要靶细胞的 IL-2Rβ
IL-23	树突细胞	T 细胞	诱导记忆性 T 细胞增生
TGF-β	巨噬细胞	T 细胞 巨噬细胞	抑制 T 细胞活化 生长调节作用

LAK 细胞：淋巴因子激活的杀伤（lymphokine activated killer）细胞

表 3-3　刺激血细胞分化的细胞因子

细胞因子	细胞来源	靶细胞	基本作用
IL-5	肥大细胞	定形子代细胞	向嗜酸性粒细胞分化
IL-7	成纤维细胞	未成熟子代细胞	向 B 细胞分化
GM-CSF	巨噬细胞、内皮细胞、成纤维细胞	定形子代细胞 巨噬细胞	向粒细胞、巨噬细胞和树突细胞分化 活化
M-CSF	巨噬细胞、内皮细胞、成纤维细胞、上皮细胞	定形子代细胞	向巨噬细胞分化
G-CSF	巨噬细胞、内皮细胞	定形子代细胞	向粒细胞分化

（四）生物屏障

生物屏障作用由口腔正常菌群构成。口腔正常菌群是指口腔组织表面稳定寄居的微生物群。正常菌群常居菌之间互相拮抗、互相协调，保持相对平衡状态，构成稳定的微生态环境，同时也与机体互相适应、耐受，能够有效地排斥外来细菌的侵入，保护机体免受新的、致病性较强的外来微生物的侵犯。它们也是口腔天然免疫的组成部分。

二、口腔获得性免疫系统

获得性免疫也称特异性免疫（specific immunity），是个体在生存过程中接触抗原，通过免疫应答产生针对该抗原的免疫能力，为个体特有，具有选择性强、可转移、不能遗传、有免疫记忆效应的特点。其本质是 B 细胞和 T 细胞通过 BCR 或 TCR 识别内外环境的抗原信号，继而产生不同的细胞内信号，加上其他膜受体传导的辅助刺激信号后，先后出现不同的细胞因子受体。这些受体在与相应的细胞因子结合后，获得细胞活化和分化的信号。随之启动基因转录程序，最终导致细胞的活化、增殖及分化。B 细胞产生抗体，参与体液免疫；T 细胞产生细胞因子或以直接杀伤的方式参与细胞免疫。

（一）抗原和半抗原

抗原（antigen，Ag）是能被 TCR 或 BCR 特异性识别、结合而激活 T 细胞或 B 细胞，介

导免疫应答的物质。一种物质在体内或体外能被抗体、TCR 或 BCR 特异性识别的性质称作抗原性（antigenicity）；继而使 T 细胞或 B 细胞致敏、刺激机体免疫系统产生免疫效应的性质称作免疫原性（immunogenicity）。免疫原性物质具有抗原性，但抗原性物质不一定具有免疫原性。抗原兼具抗原性和免疫原性两个特征。半抗原（hapten）是仅有抗原性而没有免疫原性的小分子物质，但是它能够通过偶联蛋白质分子获得免疫原性而成为抗原。该蛋白质称作载体（carrier）。

口腔环境及局部组织的常见抗原可分为天然抗原（natural antigen）和人工抗原（artificial antigen）。

1. 天然抗原

（1）微生物

①细菌：细菌抗原的成分主要包括：A. 革兰氏阳性细菌胞壁的多糖、肽聚糖、脂磷壁酸及表面蛋白等物质都具有抗原性。B. 内毒素：特指革兰氏阴性细菌细胞壁外膜的 LPS。它除了对维持细菌外膜的稳定性和通透性有重要作用外，还有比其他成分更强的抗原性、渗透性和致病性。LPS 由多糖和类脂 A 组成。多糖部分包含 O- 特异性多糖链和核心寡聚糖两部分，多糖的抗原性决定细菌血清学类型。类脂 A 则是 LPS 的毒性及生物活性中心，有抗原性并且与细菌的致病性相关。LPS 对机体的作用包括热原反应，白细胞数目增多，激活补体，生成干扰素和 TNF，以及介导抗感染的天然免疫反应，甚至引起内毒素血症及休克等。C. 外毒素：指细菌代谢产物中的致病因子，通常具有免疫原性，如变异链球菌产生的葡糖基转移酶等。

②真菌：真菌胞壁的主要成分为多糖、蛋白质及脂质。它们构成多种抗原。真菌胞壁基质的甘露聚糖蛋白及其侧链为血清学分型的基础。

③病毒：病毒颗粒的抗原通常是其膜表面的糖蛋白分子。

（2）自身抗原：自身抗原为机体自身组织在外界因素作用下或病理状态下，由于抗原决定簇发生变化而引起机体免疫反应的一类抗原。

①医源性自身抗原：为药物进入体内，使细胞膜表面蛋白的结构和性质改变所产生的新抗原。如塑化治疗后的牙髓组织变性，导致抗原性质发生改变，会引起局部免疫反应。

②病源性自身抗原：由于疾病造成组织变性而成为新生的抗原。如在慢性盘状红斑狼疮活动期，病损部位的上皮基底膜发生变性导致其抗原性改变，能引起机体的异常免疫应答。

（3）异嗜抗原（heterophile antigen）：也称多亲抗原（polytropic antigen）或 Forssman 抗原。它属于不同物种生物共有的一类抗原。与口腔组织化脓性感染有关的 A 组链球菌与肾小球基膜就共有异嗜抗原。机体感染 A 组链球菌后产生的抗异嗜抗原抗体（简称异嗜抗体）可结合于肾小球基膜，能够激活补体而导致肾小球肾炎。

（4）肿瘤抗原（tumor antigen）：肿瘤细胞异化，其正常基因表达下调、突变基因和（或）致瘤病毒基因高表达，致使肿瘤细胞表达正常细胞不表达或极少表达的特定表面蛋白，即肿瘤抗原。肿瘤抗原分为肿瘤特异性抗原（tumor specific antigen，TSA）和肿瘤相关抗原（tumor associated antigen，TAA）。

（5）同种异体抗原（alloantigen）：指同一种属动物不同个体间抗原性质不同的组织或细胞成分。

（6）异种抗原（xenoantigen）：指不同种属动物间抗原性质不同的组织或细胞成分。

2. 人工抗原

（1）化学药物：口腔科临床治疗使用的一些刺激性较强的药物，如甲醛甲酚和樟脑酚等有机物具有半抗原性质，进入体内后，若与组织中的蛋白质载体结合，便成为抗原物质。

（2）人工合成的多肽和基因重组蛋白质（recombinant protein）。

（二）主要组织相容性抗原

主要组织相容性抗原是指同种异体移植（allotransplantation）时引起急性移植排斥反应（acute rejection）的同种异体抗原。编码该类抗原的基因称为主要组织相容性复合体（major histocompatibility complex，MHC）。主要组织相容性抗原的概念与移植排斥反应相关，但是其功能不限于介导移植排斥反应，是免疫系统重要的免疫分子之一。

1. MHC及功能 MHC是控制机体对抗原产生免疫应答能力的多基因染色体片段，在人类位于第6号染色体。MHC的编码蛋白统称为主要组织相容性抗原或MHC分子，在器官移植中又称为移植抗原（transplantation antigen）。因为外周血白细胞高表达MHC分子，所以MHC分子也称作白细胞抗原（leukocyte antigen，LA）。MHC分子能够使免疫细胞之间彼此识别“自己”或“非己”。MHC分子在APC内与抗原肽结合后，将抗原呈递于APC的表面，刺激T细胞介导获得性免疫应答。MHC分子是免疫系统主要抗原特异识别分子之一，对机体的获得性免疫应答必不可缺。

2. MHC-Ⅰ和MHC-Ⅱ分子 人MHC编码蛋白主要分为两型，各称为MHC-Ⅰ分子和MHC-Ⅱ分子。它们均由α链（分子量45 kD，又称为重链）和β链（分子量12 kD，又称轻链）组成，相互以非共价键结合。根据氨基酸序列和三维构象分为四个区：肽结合区、免疫球蛋白样区、跨膜区和细胞质区。不同的是，MHC-Ⅰ分子仅α链为跨膜蛋白，而MHC-Ⅱ分子α、β链均为跨膜蛋白。它们的结构不同，功能也不同。

（1）MHC-Ⅰ分子：MHC-Ⅰ分子表达极为广泛，表达于几乎所有带核细胞的表面，仅神经细胞和心肌细胞等例外。MHC-Ⅰ分子在内质网内与内源性表达的蛋白质分子降解的抗原肽结合，并以MHC-Ⅰ-抗原肽复合物形式表达于细胞表面。该呈递途径称为内源性抗原呈递途径（endogenous antigen presentation pathway），也称Ⅰ类抗原呈递途径。其呈递对象为$CD8^+$ T细胞，主要对病毒感染和肿瘤细胞行使获得性免疫效应。

（2）MHC-Ⅱ分子：仅表达于巨噬细胞、树突细胞及B细胞等。上皮细胞在细胞因子的诱导下，也可表达MHC-Ⅱ分子。MHC-Ⅱ分子结合外源性蛋白质分子降解的抗原肽，以MHC-Ⅱ分子-抗原肽复合体形式表达于细胞表面。该呈递途径称为外源性抗原呈递途径（exogenous antigen presentation pathway），也称为Ⅱ类抗原呈递途径。呈递对象为$CD4^+$ T细胞，使之产生免疫效应（图3-1）。

（三）抗体

抗体是B细胞产生的体液免疫应答的效应分子，是血清γ球蛋白中具有免疫活性部分，因此也称作免疫球蛋白（Ig）。抗体的基本功能是特异性识别并结合抗原、结合Ig的Fc受体及激活补体等。抗体是获得性免疫的体液免疫效应的重要组成部分。

1. Ig的基本结构、命名、功能单位和分类

（1）Ig的基本结构：Ig的基本单位是一个由两条相同的重链（heavy chain，H chain）和两条相同的轻链（light chain，L chain）组成的Y形对称分子，分子量约为150 kD。每条重链由445～550个氨基酸构成，分子量约为50 kD。轻链为214个氨基酸，约为25 kD（IgE及IgM除外）。两条重链互相以共价二硫键结合。两条轻链在“Y”分叉部与两条重链也分别以共价二硫键相连。“Y”分叉部为能够自由转动的铰链区（hinge region）。Ig分叉顶端为氨基端（N端），另一端为羧基端（C端）。氨基端结构域（domain）差异显著，称为可变区（variable region，V区），其余为稳定区（constant region，C区）。重链包含一个重链可变区和三四个重链稳定区结构域，从N端到C端依次称为重链可变区、重链稳定区1、重链稳定区2、重链稳定区3或重链稳定区4。轻链含有一个重链稳定区和一个轻链稳定区两个结构域（图3-5）。

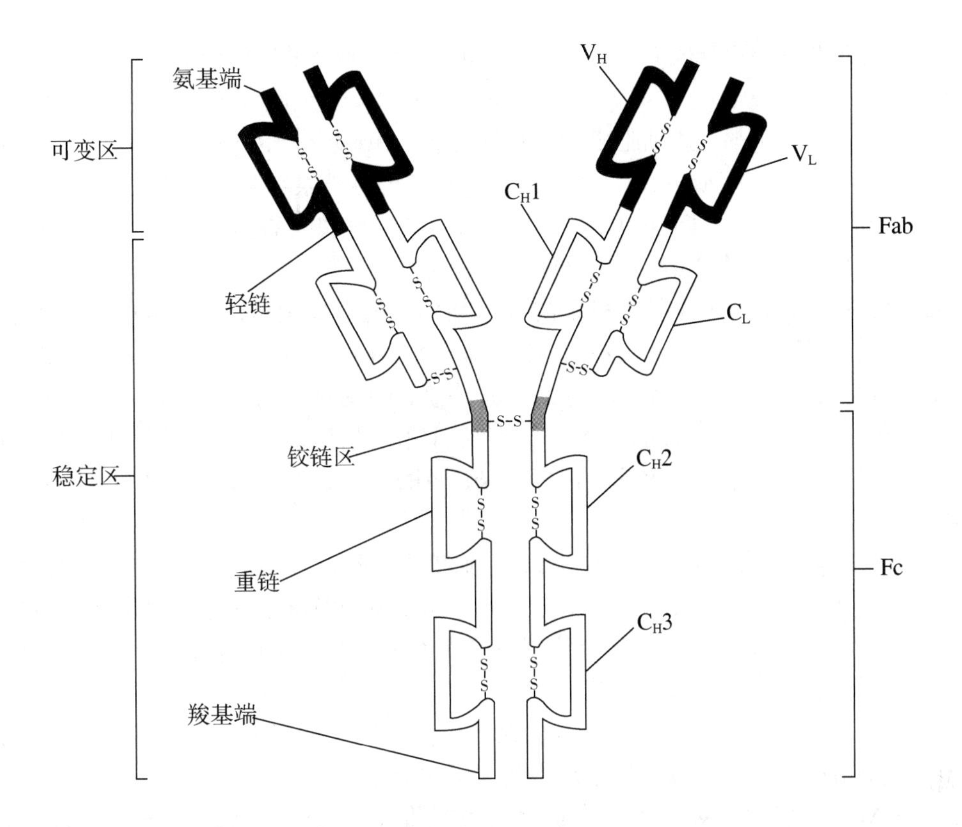

图 3-5　抗体分子的基本结构（IgG）。V_H：重链可变区；C_H：重链稳定区；V_L：轻链可变区；C_L：轻链稳定区

（2）Ig 的命名：根据 Ig 稳定区结构差异，Ig 的重链可分为 α、μ、δ、ε 和 γ 五类。它们参与组成的 Ig 分子分别命名为 IgA、IgM、IgD、IgE 和 IgG。α 和 γ 又分别有两个和四个亚型，因此 IgA 又有 IgA1 和 IgA2 两个亚型，IgG 则有 IgG1、IgG2、IgG3 和 IgG4 四个亚型。

（3）Ig 的功能单位：以 IgG 为例，Ig 分子能被木瓜蛋白酶（papain）在分叉部水解成三个不同的功能片段：两个相同的抗原结合片段（fragment of antigen binding，Fab），即通常所称 Fab 段，是 Ig 的抗原识别单位。另一个是不能与抗原结合的片段（crystalisable fragment），即 Fc 段。它能与 Fc 受体结合，是 Ig 的效应单位（effector unit）。

（4）Ig 的分类：Ig 分子有两种表达方式，一种是可溶性 Ig（soluble Ig），为由 B 细胞产生并释放至体液的游离型抗体，具有中和抗原的功能；另一种为膜结合型 Ig（membrane bound Ig，mIg），也称膜型 Ig 或表面 Ig（surface Ig，sIg），表达于 B 细胞膜表面并参与构成 BCR 复合分子，具有抗原识别和传导信号的功能。

2. Ig 与口腔免疫　血液中各类 Ig 都参与了口腔体液免疫。就局部而言，唾液和龈沟液中的 Ig 与口腔疾病的关系更密切。唾液中含有 SIgA、IgA、IgG 和 IgM。龈沟液中含有 IgG、IgM 和 IgA。其中以唾液 SIgA 和龈沟液 IgG 尤为重要。

（1）IgA 和 SIgA

① IgA：单体的分子量约为 150 kD。体内 IgA 有三种存在形式：A. 血清可溶性 IgA：由一条 J 链连成的二聚体（dimer）；B. SIgA：也属于可溶性 IgA，在二聚体的基础上又结合了糖蛋白成分；C. 膜型 IgA：参与 BCR 组成。

龈沟液中有少量 IgA，为来自血清的可溶性 IgA 单体分子。

② SIgA：由唾液腺分泌，是唾液中的主要抗体。SIgA 由两个 IgA 单体、J 链和分泌片构

成。J链是涎腺中浆细胞合成的富含半胱氨酸的多肽链，分子量约为15 kD，主要功能是将Ig分子连接为多聚体。分泌片（secretory piece）是由腺上皮细胞合成并分泌的含糖肽链，分子量约为70 kD，分布于腺上皮细胞表面，也称为poly-Ig受体。SIgA的合成过程是：A. 在浆细胞内IgA单体由J链连接成IgA二聚体；B. IgA二聚体被浆细胞分泌后，与腺上皮细胞表面的分泌片结合并由它导入细胞；C. 在细胞内通过二硫键转换酶作用，使二聚体与分泌片以二硫键形式结合成为完整的SIgA分子后释放到唾液。

SIgA具有比IgA化学性质更稳定的分子结构，能适应菌斑环境中的低pH而不被破坏，也能抵御口腔内细菌所产生酶的分解作用。唾液SIgA通过以下方式抵御口腔的微生物感染：A. 通过与细菌表面黏结素或凝集素结合，诱导细菌间的凝集而阻止它们在牙面菌斑的黏附；B. 抑制细菌与真菌在黏膜表面的黏附；C. 抑制细菌酶的活性，干扰细菌代谢；D. 与病毒表面受体结合，抑制病毒与宿主细胞膜的融合，阻止病毒进入细胞；E. 直接中和细菌和病毒产生的毒素。

（2）IgG：IgG的分子量约为156 kD，是血液中含量最高的抗体，也是在机体体液免疫应答中最重要的抗体。IgG主要由浆细胞合成并分布于血液及淋巴液等各种体液。IgG有抑制细菌、病毒感染和中和毒素作用，还有增强巨噬细胞的吞噬和杀菌作用。多个IgG分子与细菌结合，能够激活补体系统而杀灭细菌。

唾液中含有IgG。龈沟液抗体中IgG含量最高。健康牙龈龈沟液的IgG来自血清，牙周病的龈沟液的IgG主要由局部炎症组织中的浆细胞分泌。

（3）IgM：可溶性IgM是由J链通过二硫键将5个IgM单体分子链连接而成的五聚体（pentamer），总分子量为900 kD。IgM是初次免疫应答的主要Ig，为机体最早产生的抗体。它有激活补体、调理病原微生物及中和毒素等作用。血清可溶性IgM浓度明显低于IgG，但是由于它是五聚体分子，因而激活补体的作用比IgG更强。唾液中含有少量IgM。当唾液中SIgA不足时，IgM增多，有代偿作用。

（4）IgE和IgD：IgE在血清中含量较少。当IgE和肥大细胞、嗜碱性粒细胞IgE受体结合时，可使它们释放胞质颗粒。这些胞质颗粒含有趋化因子，活化嗜酸性粒细胞，使它们攻击侵袭机体的寄生虫，但是也可能引发机体I型超敏反应。

IgD血清含量较少，功能也不明确，但是能参与构成与B细胞活化和成熟有关的表面激活受体。

（四）细胞因子

如前所述，天然免疫体系细胞分泌的细胞因子既能介导天然免疫反应，也能作用于淋巴细胞而影响获得性免疫反应。T细胞和B细胞分泌的细胞因子也同样能够在天然免疫反应和获得性免疫反应中发挥作用。主要的细胞因子包括：

1. 介导天然免疫，增强机体防御微生物感染、引起炎症反应的细胞因子（表3-4）。

表3-4　介导天然免疫的细胞因子

细胞因子	细胞来源	靶细胞	基本作用
TNF-β	T细胞、B细胞	中性粒细胞	产生炎症
IL-6	T细胞、B细胞	T细胞、B细胞 成熟B细胞	辅助刺激剂 细胞生长
IL-13	活化T细胞	B细胞 巨噬细胞	刺激B细胞增殖和CD23表达 抑制巨噬细胞分泌炎症细胞因子

2. 调节淋巴细胞活化、生长及分化的细胞因子。这类因子主要由 $CD4^+$ T 细胞产生，作用是辅助细胞免疫和体液免疫（表 3-5）。

表 3-5　促淋巴细胞活化、生长和分化的细胞因子

细胞因子	细胞来源	靶细胞	基本作用
IL-2	T 细胞	T 细胞 NK 细胞 B 细胞	细胞生长，产生细胞因子 细胞生长、活化 细胞生长，合成抗体
IL-4	$CD4^+$ T 细胞	T 细胞 B 细胞 巨噬细胞	细胞生长 活化和生长，向 IgE 同型转换 FcεRⅡ表达
TGF-β	T 细胞	T 细胞 巨噬细胞 其他细胞	抑制活化和增殖 抑制活化 调节生长
IL-9	活化 $CD4^+$ T 细胞	T 细胞 肥大细胞	T 细胞生长 辅助 IL-3G 刺激肥大细胞
IL-10	活化 Th2 细胞	T 细胞	抑制 Th1 分泌细胞因子 辅助 IL-2 促进 $CD8^+$ T 细胞分化，促进胸腺细胞和肥大细胞增殖
IL-12	B 细胞	Th1 自然杀伤细胞	诱导 T 母细胞分化为 Th1 细胞，调节细胞介导免疫；促进 T 细胞和 NK 细胞增殖
IL-14	T 细胞	B 细胞	刺激 B 细胞活化和增殖

3. 活化炎症细胞的因子（表 3-6）。

表 3-6　活化炎症细胞的因子

细胞因子	产生细胞	靶细胞	生物学活化
IFN-γ	T 细胞	巨噬细胞 内皮细胞 NK 细胞 所有细胞	活化 活化 活化 增加Ⅰ和Ⅱ类 MHC 分子表达
LT	T 细胞	中性粒细胞 内皮细胞	活化 活化
MIF	T 细胞	巨噬细胞	由运动型转变为非运动状态
IL-16	$CD8^+$ T 细胞	$CD4^+$ T 细胞、巨噬细胞、嗜酸性粒细胞	趋化 $CD4^+$ T 细胞、巨噬细胞和嗜酸性粒细胞，产生游走应答，抑制 HIV 增殖
IL-17	$CD4^+$ T 细胞	T 细胞	活化 T 细胞，诱导 IL-6、IL-8 和 CAM-1 的表达

LT：淋巴毒素（lymphotoxin）；CAM-1：细胞间黏附分子 -1（intercellular adhesion molecule-1）；MIF：移动抑制因子（migration inhibition factor）

4. 刺激造血的细胞因子，功能为刺激骨髓子代细胞的生长和分化（表 3-7）。

表 3-7 刺激造血的因子

细胞因子	细胞来源	靶细胞	基本作用
IL-3	T 细胞	未成熟子代细胞	生长和向所有细胞系分化
IL-5	T 细胞	内皮细胞 B 细胞	活化 生长和活化
GM-CSF	T 细胞	未成熟子代细胞 定形子代细胞、巨噬细胞	生长和向所有细胞系分化 向粒细胞和巨噬细胞分化 活化

第三节 口腔疾病免疫
Oral Diseases Immunology

一、龋病免疫

龋病是在细菌为主的多因素参与下，牙硬组织发生慢性进行性破坏的疾病。导致龋病的主要因素包括微生物、宿主（牙）、食物及时间。龋病的基本变化是牙硬组织无机物脱矿和有机物分解，最终导致牙硬组织变性和缺损。

在研究龋病的病因和机制的过程中有过许多学说，如化学细菌学说、蛋白溶解学说、三联因素学说及四联因素学说等。这些学说的共同特点是强调细菌在龋病发生中的主导作用，因此，认识细菌在龋病发生过程中的作用就成为龋病研究的中心。口腔免疫学着重探讨的是在感染与发病过程中细菌和宿主双方所出现的免疫应答效应和机制。龋病的免疫学表现遵循着免疫学规律，既有病原菌的侵犯，也有机体免疫体系的防御，对抗双方演绎了免疫反应过程。但是与一般疾病比较，龋病有自身的特点：相关病原菌种类众多，病原菌必须形成菌斑才能致病，尤其是这些病原菌附着在几无生物活性的牙面而未进入体内。因此，龋病免疫与其他疾病免疫不同。

（一）龋病抗原

致龋的细菌种类很多，最重要的是变异链球菌群中的变异链球菌和远缘链球菌，其次还有乳杆菌和放线菌等。这些细菌处于游离状态时不能引起龋病，只有在它们黏附于牙面形成菌斑，并能产生大量酸性物质时，才有致病作用。那些有强黏附性、强产酸能力、强耐酸能力的致龋菌的细胞结构、代谢产物及其衍生物，凡具有抗原性的成分都是龋病的抗原。

1. 细菌细胞壁成分 细菌的抗原性与细胞壁结构相关。一种细菌的细胞壁常包含多种抗原成分。变异链球菌群的主要抗原成分是肽聚糖、多糖、脂磷壁酸、表面蛋白、葡聚糖结合蛋白及脂质等。

细菌细胞壁表面的多糖成分决定了细菌抗原类型。根据细胞壁多糖抗原的血清学特异反应，变异链球菌群有八个血清型。细胞壁肽聚糖是胞壁质（murein）的主要成分，其是一种复杂的多聚体，由肽链、肽桥及多糖支柱三部分组成，呈网状结构包绕在菌体表面，构成细菌胞壁支架。脂磷壁酸是胞膜表面一种由氨基酸残基、类脂和糖基组成的有抗原性的复合物，存在于细胞膜与肽聚糖之间，同时还突出在肽聚糖外，与抗体接触。肽聚糖受损时，它的抗原性增强。这些物质所具有的抗原性使细菌胞壁既是引起宿主免疫效应的起点，又是免疫应答的标靶。一旦细菌胞壁被破坏，细菌也随之死亡。

变异链球菌群的表面蛋白主要包括表面蛋白抗原（cell surface protein antigen，PAC）。表面蛋白抗原的致病性尚未明确，但由于它们在防龋疫苗研制中的潜在意义而被重视。变异链球菌群的葡聚糖结合蛋白至少有四种，能与葡聚糖结合，但无转移葡糖基的功能。它们对变异链球菌在牙面附着以及细菌间凝聚有重要作用。

2. 细菌胞外酶（extracellular enzyme）　致龋细菌的共性之一是产生多种能够利用环境中营养物质的胞外酶，如葡糖基转移酶（GTF）、果糖基转移酶、葡聚糖酶和蔗糖酶等。这些酶有较强的黏附性，在菌斑糖代谢中起主导作用，能够产生各种酸，降低菌斑的 pH 而有致龋作用。

不同的酶有不同的抗原性，即使同一种酶也有亚型，亚型酶之间的抗原性也不同。以 GTF 为例，均以蔗糖为底物，根据其产物可分为三型：能产生不溶性葡聚糖者为 GTF-Ⅰ，能产生可溶性和不溶性混合的葡聚糖者为 GTF-IS，能产生可溶性葡聚糖者为 GTF-S。它们分别由 *gtfB*、*gtfC* 和 *gtfD* 三种基因编码产生。其中不溶性葡聚糖具有很强的黏性，能促进细菌的黏附和聚集。水溶性葡聚糖则为细菌利用和储存。

（二）龋病的免疫反应

龋病的免疫主要发生在牙面的生态环境中。

1. 天然免疫　龋病的天然免疫由口腔天然免疫体系承担。

（1）物理屏障：排列整齐、牙面完整的牙列及发育良好的牙釉质是有效的物理屏障，也有利于唾液的冲洗清洁作用。

（2）化学屏障：唾液中的无机盐、糖蛋白（如富组蛋白）、酶（如过氧化物酶、溶菌酶）、蛋白质（如乳铁蛋白）、补体及缓冲体系对致龋菌的黏附和生长有抑制作用。

（3）混合唾液中的中性粒细胞有吞噬功能，但是由于口腔环境的特殊性，其作用不强。

（4）生物屏障：口腔固有菌之间既拮抗又协调，在数量和种类上保持相对平衡。固有菌与宿主之间则互相适应、包容，构成了独特的生态环境。在多数情况下，能够阻遏致龋菌的破坏作用。但若环境因素发生变化，如内分泌异常、放射线治疗或局部不合理使用抗生素等造成菌群失调，可能使致龋菌成为优势菌而导致发生严重龋病。

2. 获得性免疫　在获得性免疫效应中，体液免疫通常针对细胞外微生物，而细胞免疫通常针对细胞内微生物。龋病的病原菌在牙面，所以龋病获得性免疫主要为体液免疫，其次才是细胞免疫。龋病抗原通过局部淋巴回流或牙龈沟渗透作用进入机体刺激 B 细胞产生免疫效应。

（1）体液免疫：龋病体液免疫效应的主要表现是体液中含有 SIgA、IgA、IgG 及 IgM 等 Ig 成分。

① SIgA：当致龋菌进入唾液腺导管，其抗原成分致敏唾液腺内的淋巴细胞。经过一系列信号转换后，淋巴细胞活化。其中 B 细胞的活化、增殖及分化结果是在涎腺内产生 IgA，随后在腺上皮细胞表面结合分泌片后被导入细胞合成为抗该致龋菌的特异性 SIgA，随唾液分泌进入口腔。此外，SIgA 还能够抑制葡聚糖转移酶活性，减弱致龋菌的黏附能力。

动物实验表明 SIgA 对龋病有免疫效果。将灭活变异链球菌液注射到实验大鼠的唾液腺区，能够诱导产生 SIgA。其含量越高，则实验鼠的龋患率越低。对于龋病患者唾液中 SIgA 含量的临床意义，尚无明确认识。一般认为在致龋菌的刺激下，产生 SIgA 较多者不发生龋病，产生 SIgA 较少者易患龋病。但是也有临床资料表明有些严重龋病的患者，唾液中针对致龋菌的 SIgA 明显高于正常水平。对此相悖现象的解释是，龋病是一种慢性疾病，龋的严重程度与即刻的 SIgA 含量不一定吻合。

②龈沟液 IgG 及 IgM：研究表明，龋病患者血清中针对变异链球菌的 IgG 和 IgM 均增多。

它们能够经由牙龈黏膜渗入龈沟液，进入口腔。IgG 是龈沟液中的主要抗体。其作用包括阻止细菌在牙颈部牙面的黏附；抑制细菌酶；调理并增强中性粒细胞释放溶酶体的效应等。IgM 有抑制细菌及中和毒素的作用。IgG 和 IgM 都有激活补体系统，形成膜攻击复合体，溶解致龋菌的作用。

对新生儿而言，在出生时，体内有经胎盘获得的母体抗致龋菌 IgG，即被动地获得获得性体液免疫。这样的抗体存在 3～6 个月后逐步消失。在此后一段时间里，婴幼儿的乳牙可能因缺乏 Ig 的保护而容易患龋病。在婴幼儿通过母体或其他途径接触致龋菌产生唾液 SIgA 直接进入口腔，或者产生血清 IgG 和 IgM 经乳牙萌出部位渗入龈沟液而进入口腔时，乳牙龋患的危险才降低。

（2）细胞免疫：龋病的细胞免疫效应表现为被致龋菌致敏的 $CD4^+$ T 细胞释放细胞因子，辅助 B 细胞和巨噬细胞活化。不会发生激活 $CD8^+$ T 细胞所产生的细胞毒作用。

（三）免疫防龋

免疫防龋是根据机体对外来抗原刺激进行免疫应答，随之产生获得性免疫能力的原理，采取被动或主动免疫的形式达到防龋的目的。自 20 世纪 70 年代起，国内外有许多研究与应用。

1. 主动免疫（active immunization） 主动免疫是采取接种防龋疫苗，刺激机体发生获得性免疫应答而防龋的方法。特点是维持时间长，特异性强。

在防龋疫苗研究中，变异链球菌疫苗是研究重点。需注意的是变异链球菌与人类的心脏共有异嗜抗原——心交叉反应抗原（heart cross reactive antigen，HCRA）。人接种以变异链球菌全菌制备的疫苗后产生的抗体可能与心脏组织结合而形成免疫复合物，引起心内膜炎及肾小球肾炎等比龋病更严重的疾病。因此，接种变异链球菌全菌疫苗不够安全。现在所指的防龋疫苗都是针对致龋菌某些抗原成分的亚单位疫苗。

近年来运用基因工程研制基因重组疫苗取得了进展。基因重组疫苗是以特定的抗原蛋白编码基因片段插入细菌或酵母菌并表达“单一”抗原蛋白，制备出相应的疫苗。目前已生产出用于动物实验的表面蛋白抗原Ⅰ和Ⅱ以及 GTF 蛋白抗原的疫苗。DNA 疫苗也在研究之中。这是直接将防龋的外源性基因导入宿主细胞，诱导宿主对目的基因表达的蛋白产生体液免疫和细胞免疫效应而防龋，其产生的免疫力全面而持久。

另外，与许多感染性疾病只有单一致病菌不同，龋病是复杂的多因素疾病。即使忽略其他因素而视之为感染性疾病，龋病也与多种致病菌相关。若以疫苗防龋，仅在理论上就需要研制许多种疫苗。另外，要完成这些疫苗的接种也并不容易，包括解决接种方式、最佳接种年龄以及终生接种次数等问题。鉴于现有不少简单而有效的防龋方式，疫苗防龋尤其是以 DNA 疫苗防龋目前尚非适宜选项。

2. 被动免疫（passive immunization） 被动免疫是直接向体内输入含有针对致龋菌或细菌亚单位的特异性抗体，使机体获得获得性免疫的方法。其优点是迅速，缺点是短暂。实验表明，以变异链球菌亚单位，如 GTF、表面蛋白抗原Ⅰ、Ⅱ及Ⅰ-Ⅱ等作为抗原致敏动物，获得单克隆抗体或多克隆抗体，并给未免疫动物注射，输入的特异性抗体（通常为 IgG）能够抑制 GTF 活性、降低变异链球菌在牙面菌斑黏附作用而有抗龋效应。如果在局部反复应用抗变异链球菌表面蛋白抗原，Ⅰ或Ⅱ单克隆抗体也能有效地阻止变异链球菌在牙面菌斑的附着。

目前已有将变异链球菌免疫牛所获得的牛乳抗体、变异链球菌免疫母鸡获得的鸡卵黄 IgY 用于口腔局部抗龋的被动免疫方法，还有将变异链球菌表面蛋白抗原基因片段转入番茄基因，以此转基因番茄提供被动免疫。

二、牙髓炎免疫

牙髓炎是牙髓病中最主要的疾病，是指牙髓组织发生炎症、变性及坏死等改变的疾病。牙髓是疏松结缔组织，包含细胞、纤维、间质、血管、淋巴管及神经。细胞成分中与免疫相关的有T细胞、巨噬细胞、树突细胞和成纤维细胞等。牙髓对病原菌及其毒素侵袭的免疫应答发生在狭窄的牙髓腔内。

（一）牙髓炎的抗原

引发牙髓炎免疫的抗原主要是病原菌及其有毒的代谢产物。侵袭牙髓的病原菌主要来自牙本质深龋，少数由深牙周袋经根尖孔进入牙髓。龋病初期的主要致病菌是变异链球菌等革兰氏阳性球菌。发展为深龋时，病灶转为厌氧环境，病原菌种类增多。在开放性牙髓病变中，以兼性厌氧菌如链球菌和放线菌为优势菌。在封闭性牙髓炎病变组织中，可检出多种革兰氏阴性厌氧菌，通常以毒性较强的1～2种为优势菌，如牙髓卟啉单胞菌、中间普氏菌和具核梭杆菌等。这些细菌及其有毒产物可以直接从龋洞进入牙髓腔，也可以穿过龋洞及牙髓腔之间的牙本质小管而渗入牙髓腔。

1. 细菌胞壁成分　革兰氏阳性菌和革兰氏阴性菌细胞壁共有的结构包含多糖、肽聚糖、脂磷壁酸（lipoteichoic acid，LTA）、表面蛋白及脂质等成分。革兰氏阴性杆菌细胞壁的脂多糖（lipopolysaccharide，LPS）有强抗原性和致病性，是主要的牙髓炎抗原。

2. 细菌产物　与内毒素相对应的是外毒素，是细菌在其生命过程中释放的代谢产物。外毒素为蛋白质成分，具有A-B多肽链结构。A链常为毒素的活性中心，B链能够与宿主敏感细胞膜受体结合，决定毒素对宿主细胞的选择性。外毒素游离于细菌体，可以经深龋部位牙本质小管侵及牙髓。

3. 药物　临床使用的醛、酚等类药物具有半抗原性质，进入机体后，如结合蛋白质载体即成为抗原，也可能导致牙髓病变。

（二）牙髓炎的免疫反应

1. 牙髓炎的非特异性免疫　正常牙髓受到牙硬组织的良好保护，其结构疏松，细胞成分较少，细胞功能不活跃。各种细胞处于生长周期的G0期，即静息状态（resting state）。病原菌或毒素侵入牙髓组织后，首先启动的是旨在控制细菌快速繁殖的天然免疫：在细菌的刺激下，补体系统通过替代途径和（或）甘露糖结合蛋白途径激活，启动终末步骤，生成C5b6789膜攻击复合体，导致细菌胞膜穿孔而裂解。补体活化过程中产生的片段如C3a和C5a能够激活肥大细胞并趋化炎症细胞。牙髓内的细胞开始活跃，尤其是分布于毛细血管及小血管周围的单核细胞发育成巨噬细胞，直接吞噬细菌，并产生IL-1、IL-6、IL-12及TNF等细胞因子。在这些细胞因子的趋化作用下，大量中性粒细胞从血管移出，浸润牙髓组织，参与吞噬和杀灭细菌。在少数情况下，机体仅通过非特异免疫效应便能彻底清除入侵细菌。此阶段相当于急性炎症期。若未能清除入侵细菌，则继续有获得性免疫体系的参与。

2. 牙髓炎的获得性免疫　在牙髓炎的获得性免疫应答过程中，细胞免疫和体液免疫同样重要。

（1）细胞免疫：牙髓炎细胞免疫的中心是T细胞活化，产生细胞因子。如果病原菌及其毒素未被天然免疫效应清除，它们将继续刺激牙髓内的抗原呈递细胞，即巨噬细胞和树突细胞。由抗原呈递细胞对LPS、多糖及脂类等抗原信号加以识别，并通过MHC-Ⅱ分子呈递给$CD4^+$ T细胞。在此过程中，巨噬细胞还释放大量肿瘤坏死因子，进一步活化树突细胞，加速并扩增抗原呈递效应。正常牙髓内的T细胞处于静息状态，在T细胞抗原受体识别MHC-Ⅱ-抗原肽复合物（第一信号）后，再在抗原呈递细胞表达的共刺激分子CD80和CD86提供的第二活化信号作用下，T细胞活化、增殖分化为效应细胞和记忆细胞。效应细胞分泌各种细胞因子，如IL-2、IL-4、IL-6、IL-8、IL-10、IFN-γ及TNF等。它们进一步介导牙髓内的获得性免疫，如帮助B细胞活化和促进其他淋巴细胞亚群增殖分化，并增强天然免疫，如增强巨噬细胞的吞噬功能和抗原呈递能力，趋化中性粒细胞、肥大细胞及嗜碱性粒细胞等。

（2）体液免疫：正常牙髓内的淋巴细胞主要为T细胞，几乎没有B细胞。在病原菌和毒素的刺激下，活化的$CD4^+$ T细胞产生的IL-4和IL-6等细胞因子能趋化B细胞由末梢血向牙髓转移、扩增、分化，发育为浆细胞，后者产生并分泌IgG、IgA、IgM及IgE等。这些抗体在中和抗原的同时，IgG和IgM还能通过经典途径激活补体系统，攻击杀灭病原菌。至此，牙髓的免疫反应由最初的天然免疫反应进展为既有细胞免疫又有体液免疫的获得性免疫过程。疾病也从中性粒细胞浸润为主的急性炎症过渡至以淋巴细胞及浆细胞浸润为主的慢性炎症。

如果不予以治疗，上述免疫反应发生在引流不畅的硬组织腔内，导致厌氧菌大量增殖。与细胞活动相应的是血管扩张，通透性增强，内容物渗出，髓腔内压力增高而发生牙髓组织变性。如果中性粒细胞等天然免疫细胞继续大量渗入牙髓腔，则形成脓肿，并导致牙髓坏死。

三、根尖周病免疫

根尖周病是指根尖周围组织疾病，大多由牙髓炎继发而来。根尖周病的免疫与牙髓炎免疫关系密切。根尖周病的主要病理表现为炎症和增生。

（一）根尖周病的抗原

抗原成分大多来自根尖孔，包括三类物质：①从牙髓炎病灶向根尖孔扩散的病原菌及其代谢产物，细菌成分以革兰阴性厌氧菌为主。②变性、坏死牙髓组织的抗原性质发生变化，成为不被免疫系统接受的“非己”成分，分解后扩散至根尖周组织。③临床使用的醛、酚类具有半抗原性质药物，进入根尖周围，结合蛋白质载体而成为抗原。

（二）根尖周病的免疫应答

根尖周病多由牙髓炎继发而来，因此本病从一开始便有获得性免疫介入的特点。根尖周病是以慢性增生性炎症为主的疾病，典型病变是根尖肉芽肿，其次是根尖周囊肿。所谓急性根尖周炎大多为慢性根尖周病的急性发作。

根尖肉芽肿的主体是成纤维细胞、大量增生毛细血管及上皮团块，肉芽肿表面为纤维性被膜。病灶浸润细胞中60%以上是淋巴细胞及浆细胞，其余为中性粒细胞、巨噬细胞、肥大细胞及NK细胞等。病灶中含有各种免疫活性分子，如细胞因子IL-1、IL-2、IL-4、IL-6、IL-8、IL-10、IFN-γ、TNF、IgG、IgA、IgM、IgE及补体C3等。这些细胞和免疫分子表明根尖周病局部发生复杂而剧烈的免疫过程。获得性免疫包括T细胞介导的细胞免疫和B细胞介导的体液免疫，而中性粒细胞、巨噬细胞、肥大细胞及NK细胞等在细胞因子调理下参与了天然免疫的炎症反应。

根尖肉芽肿属于炎症性肉芽肿，对病灶浸润淋巴细胞分析显示以T细胞为主，尤其在病变活动期以$CD4^+$ T细胞为主，表明T细胞在疾病免疫过程中起主导作用。提示本病的形成机制可能是根尖周组织在淋巴细胞介导下，对来自牙髓的各类慢性抗原刺激发生的迟发型超敏反应（delayed type hypersensitivity），即Ⅳ型超敏反应。迟发型超敏反应主要由T细胞介导，有三种主要病变类型：结核菌素反应、肉芽肿和接触性皮炎。典型的免疫应答包括三个过程：①识别：T细胞识别抗原呈递细胞表面的抗原信号。②活化：T细胞活化、增殖并分泌细胞因子。③效应：趋化粒细胞及提高巨噬细胞的吞噬功能。

根尖周囊肿大多由上皮性根尖肉芽肿转变而来。囊腔的形成过程包括肉芽肿组织内上皮团块中央营养障碍、变性、液化、渗透压增高以及组织液内渗等。囊壁上皮衬里由上皮团块周边部分形成，外有纤维性被膜。这表明根尖周囊肿是根尖肉芽肿代谢障碍的结果，两者的免疫特点基本相同。

（三）根尖周病骨吸收与免疫

根尖周围牙槽骨吸收是根尖周病的重要病理改变。骨吸收是骨组织破骨量与成骨量失去平衡，破骨量大于成骨量的结果。本病骨吸收的免疫因素包括：①脂多糖：有直接刺激破骨细胞功能活跃的作用，还可以刺激成骨细胞产生破骨细胞分化因子（osteoclast differentiation factor，ODF），后者有诱导破骨细胞前体细胞活化为破骨细胞的功能。②T细胞分泌的淋巴毒素：有活化中性粒细胞、调节急性炎症反应的功能。③细胞因子：如巨噬细胞和淋巴细胞分泌的IL-1、IL-6、IL-8、TNF及破骨细胞激活因子（osteoclast activating factor，OAF）等。④前列腺素E_2（prostaglandin E_2，PGE_2）：由成纤维细胞、巨噬细胞及骨细胞在IL-1调理下产生并释放，有促进骨吸收、抑制骨形成的作用。⑤补体片段：IgG、IgM介导补体系统活化产生的C3a、C4a及C5a刺激炎症细胞释放炎症介质，导致骨吸收或抑制骨形成。⑥中性粒细胞释放的溶酶体也有降解骨组织的作用。

四、牙周病免疫

牙周病的广义概念包括牙龈病（gingival disease）和牙周炎（periodontitis）。本章所指牙周病取其狭义概念，专指在牙周组织发生的炎症性、破坏性疾病，即通常所说的牙周炎。

牙周组织包括牙龈、牙周膜及牙槽骨。严重的牙周病导致牙齿失去支持，出现松动、脱落的后果。牙周病作为口腔的重要疾病，是口腔医学的研究重点。然而，人们对它的认识经历了较长时间。目前，对牙周病发病机制的认识是“由病原菌与宿主互相作用的结果”。这一认识得益于医学免疫学进展，被看作“近代口腔医学里程碑式”的成就。

（一）牙周病的抗原

牙周病的主要致病因素为细菌，并且是存在于龈下菌斑内的细菌。若细菌以游离状态存在于牙龈沟，则通常不会引起牙周病。龈下菌斑的细菌成分与龈沟或牙周袋生态环境相关。正常牙龈沟的氧化还原电位（Eh）值为＋50 mV，初始菌斑主要为革兰氏阳性球菌和革兰氏阳性杆菌。随着菌斑厚度增加，菌斑深部的Eh值下降，细菌种类亦多样化。发生牙龈炎时牙龈沟加深，局部Eh值会逐渐从正降为负。革兰氏阴性厌氧杆菌及革兰氏阴性兼性厌氧杆菌就逐渐成为菌斑优势菌。革兰氏阴性菌的脂多糖和代谢产物是牙周病免疫的主要抗原成分。

1. 菌斑和细菌种类　菌斑是牙周病致病菌必需的载体，迄今对是否存在牙周病致病菌斑这个基本问题尚无一致的认识。通常有三种学说：

（1）非特异性菌斑学说：认为牙周病由口腔正常菌群混合感染引起，不存在特殊的致病菌斑。一旦菌斑数量增加而宿主抵抗力下降，就会发病。此观点比较强调菌斑数量。

（2）特异性菌斑学说：认为各种类型的牙周病由相应的细菌引起，口腔内存在着特定的致病菌斑。此观点比较强调菌斑的特定性质。

（3）菌斑失调学说：这种学说综合了上面两种观点，认为牙周病的发生和口腔正常菌群失调有关。这里所指的菌群失调既可能是菌斑内某种固有菌成为优势菌而导致牙周病，也可能是外来特殊致病菌进入菌斑而导致牙周病。

虽然不能肯定有无特异性菌斑存在，但是目前认为混合在一起的革兰氏阴性厌氧杆菌或革兰氏阴性兼性厌氧杆菌是牙周病的主要病原菌。最密切相关的有革兰氏阴性厌氧杆菌的牙龈卟啉单胞菌、福赛菌、中间普氏菌、变黑普氏菌、具核梭杆菌、伴放线放线杆菌及齿垢密螺旋体等，以及属于革兰氏阴性兼性厌氧杆菌的二氧化碳噬纤维菌等。

2. 细菌成分与细菌酶

（1）细菌成分：上述牙周病致病菌的许多成分具有抗原性。①内毒素。②肽聚糖。③脂磷壁酸。④表面蛋白抗原。⑤菌毛（fimbriae，pilus）抗原：如牙龈卟啉菌及伴放线放线杆菌的纤毛，其主要成分为菌毛蛋白（pilin）。⑥血凝素（hemoagglutinin）：如牙龈卟啉菌的HA-Ag2。⑦白细胞毒素（leukotoxin）：是伴放线放线杆菌产生的一种蛋白质，具有裂解白细胞的作用。其中以内毒素的抗原性和毒性最强。

（2）细菌酶：从牙周病病灶可检出较多的细菌酶，包括蛋白酶、胶原酶、溶纤维蛋白酶、透明质酸酶、硫酸软骨素酶以及DNA降解酶等。作为多糖和类脂的高分子复合物，细菌酶具有很强的抗原性，同时对组织有明显的损伤作用。细菌酶破坏牙龈上皮细胞间的桥粒连接并溶解细胞外基质，产生上皮细胞间隙，是致病菌能够穿透上皮屏障并进入深部组织的原因之一。

（二）牙周病的天然免疫

牙周病的非特异免疫包括牙龈黏膜屏障、细胞浸润、细胞因子及补体等对病原菌早期积极的炎症反应，也包括后期对宿主组织的损伤作用。

1. 完整的牙龈上皮是抵御外来病原菌的重要物理屏障　龈沟上皮薄，通透性好，有利于上皮下的Ig分子、细胞因子及免疫细胞渗入龈沟。研究表明，上皮细胞不仅是物理屏障，而且是免疫系统的细胞因子网络中的重要组成。现在已证明上皮细胞也能产生细胞因子，如IL-1α、IL-15及集落刺激因子等。

在龈沟上皮和结合上皮的细胞外基质（extracellular matrix，ECM）中，包含一组细胞黏附分子（celluler adhesion molecule，CAM）。病原菌侵袭上皮时，CAM具有趋化中性粒细胞进入牙龈沟及牙周袋，促进其杀灭细菌的作用。

2. 浸润细胞

（1）中性粒细胞：龈沟上皮受到病原菌及有毒产物侵袭时，组织最早的变化是中性粒细胞在上皮内CAM趋化下聚集、吞噬并杀灭病原菌，同时释放各种细胞因子及酶。其表现相当于急性炎症反应。

（2）巨噬细胞：巨噬细胞迟于中性粒细胞到达病原菌入侵部位，其直接吞噬、杀灭病原菌的作用也弱于中性粒细胞。巨噬细胞的主要作用是接触、吞噬、处置病原菌，并将有效抗原以MHC-Ⅱ分子-抗原肽形式呈递给$CD4^+$ T细胞，使其活化。此外，巨噬细胞能产生并释放各种细胞因子，如IL-1、IL-6及TNF等。巨噬细胞激活$CD4^+$ T细胞就意味启动了获得性免疫应答，其表现相当于亚急性炎症反应。

（3）NK细胞：NK细胞的主要功能是杀灭被病毒感染的宿主细胞。牙周病并非病毒性疾病，但是在重度牙周病或活动期牙周病病灶中的NK细胞多于轻症或静止期牙周病，表明NK细胞可能参与牙周病的天然免疫。

（4）其他细胞：成纤维细胞和血管内皮细胞是牙周病病变中功能相当活跃的细胞，通常表现为增生，在病变静止期和修复期更是如此。它们能分泌IL-6和IL-8而介入牙周病免疫反应的调控。在牙周病活动时期，成纤维细胞分泌PGE2和基质金属蛋白酶，与疾病进展相关。牙龈上皮内的朗格汉斯细胞也具有将NHC-Ⅱ-抗原肽复合物呈递给$CD4^+$ T细胞的功能。

3. 酶　从牙周病龈沟液里可以检测到一些酶，其中有的由炎症细胞分泌，有的是局部组织在炎症性损伤后分解产生的。它们的活性与病变严重程度相关。

（1）基质金属蛋白酶（MMP）：MMP是由中性粒细胞、巨噬细胞、上皮细胞及成纤维细胞分泌的一组酶的统称，包括胶原酶、弹性纤维酶、组织蛋白酶及酸性蛋白酶等。它们降解各型胶原组织、纤维蛋白及层粘连蛋白等，是牙周病病程中极具破坏性的介质。病变越活动，越严重，MMP的浓度就越高。MMP是判断牙周病处于活动或静止状态的重要指标之一。

（2）碱性磷酸酶：碱性磷酸酶是与骨代谢、中性粒细胞脱颗粒有关的酶，其活性与牙周袋深度及牙槽骨的丧失程度显著相关。

（3）天冬氨酸氨基转移酶：天冬氨酸氨基转移酶属于胞质酶，细胞死亡后才被释放，是反映组织或细胞坏死的标志酶。牙周病病变导致组织细胞坏死。它在龈沟液的含量与牙周病的活动有显著相关性，反映了病变组织的坏死程度。

4. 细胞因子 参与牙周病天然免疫的细胞因子种类很多。它们在龈沟液或局部组织内彼此协同或相互制约，形成复杂的细胞因子网络。这些细胞因子在介导免疫应答的同时也有破坏宿主细胞的作用，显示炎症的负效应。由炎症细胞分泌的细胞因子如下：

（1）趋化白细胞因子：IL-8。

（2）诱导巨噬细胞表达MHC-Ⅱ分子：IL-1及IL-4。

（3）激活T细胞因子：IL-2、IL-4、IL-6及TGF-β。

（4）促B细胞生长因子：IL-4。

（5）抑制牙槽骨吸收的细胞因子：IL-4及骨保护因子。

（6）促牙槽骨吸收的细胞因子：IL-1、IL-6、IL-8、TNF、PGE2及破骨细胞分化因子等。

5. 补体 补体是天然免疫系统的重要组成。从健康龈沟液中可测得的补体成分为C3和C4完整片段。牙周病龈沟液中C3和C4减少，C3a、C3b、C4a及C5a等片段增多，说明补体系统被激活。通常认为有两种补体激活途径：LPS大分子直接激活补体系统的替代途径和抗原-抗体复合物激活补体的经典途径，其中又以替代途径为主要激活途径。这些活化的片段最终生成C5b6789膜攻击复合体，造成细菌胞膜穿孔而杀灭细菌。其中一些小片段还有刺激肥大细胞和嗜碱性粒细胞释放组胺、增加局部血管通透性以及趋化中性粒细胞和巨噬细胞等作用。补体系统在杀灭病原菌的同时，一些补体片段，如C3a，对宿主细胞产生损伤。

6. Toll样受体（Toll-like receptor，TLR） TLR是一类富含亮氨酸重复序列的跨膜蛋白，主要表达于巨噬细胞、树突细胞和中性粒细胞表面，可以识别脂多糖和菌毛等抗原，参与天然免疫。在重度牙周病局部组织中有较高的TLR2和TLR4表达。

（三）牙周病的获得性免疫

在20世纪70年代，学者对浸润细胞尤其是淋巴细胞、细胞因子及抗体在牙周病过程中既有防御又有破坏的双重意义做了深入研究，对认识牙周病的发病机制有重要作用。认为牙周病的发生是免疫体系发生超敏反应的结果。超敏反应是指免疫系统在发挥免疫防御作用的同时，也给机体带来炎症性损伤的现象。Ⅳ型超敏反应（T细胞介导的迟发型超敏反应）在牙周病的发病机制中起主导作用。Ⅲ型超敏反应（抗原-抗体复合型超敏反应）也与牙周病的发病机制相关。

1. 细胞

（1）T细胞：正常牙周组织中的淋巴细胞处于生长周期的G0期，分布于龈沟上皮及结合上皮基层及上皮下固有层内，少数见于龈沟液中。病原菌侵袭引起天然免疫反应，巨噬细胞被抗原激活，将MHC-Ⅱ/抗原肽复合物呈递给$CD4^+$ T细胞。激活的$CD4^+$ T细胞迅速增殖分化成效应细胞和记忆细胞。$CD4^+$ T细胞分泌IL-2、IL-4、IL-5、IL-6、IL-10及IFN-γ等细胞因子作用于B细胞，从而调控体液免疫。其中IFN-γ等细胞因子又能刺激活化巨噬细胞和NK细胞。在牙周病早期浸润的淋巴细胞中主要是$CD4^+$ T细胞。此时的免疫效应也以细胞免疫为主。T记忆细胞在抗原被清除、$CD4^+$ T细胞凋亡后潜伏在体内。一旦特异性抗原再次出现，便迅速活化，启动更为激烈的再次免疫。因为牙周病的感染源是细菌，宿主细胞不产生内源性抗原，不呈递MHC-Ⅰ-抗原肽复合物，所以$CD8^+$ T细胞在牙周病的免疫活动中作用不大。

侵袭性牙周炎患者病损部位 $CD8^+$ T 细胞数量与健康人无明显差异也支持这一观点。

（2）B 细胞：正常牙周组织中的 B 细胞也处于 G0 期，但是活化途径与 T 细胞不同。它们在 $CD4^+$ T 细胞和巨噬细胞等分泌的细胞因子和外来抗原双重刺激下活化，并在抗原的继续刺激下快速扩增，分化成浆细胞和 B 记忆细胞。浆细胞产生的特异性 IgG、IgA 及 IgM 进入局部组织并渗入龈沟液。在血液及唾液内也可以检测出相同的抗体。B 细胞具有抗原呈递功能，将有效抗原以 MHC-Ⅱ分子-抗原肽形式呈递给 $CD4^+$ T 细胞，进一步加强免疫效应。B 细胞也分泌 IL-12 和核因子 κB 受体活化因子配体（receptor activator for nuclear factor-κB ligand，RANKL）等细胞因子。与 Tm 细胞一样，Bm 细胞在再次的免疫活动中起作用。

大量淋巴细胞增生、聚集表现出慢性炎症特征。即使炎症缓和稳定，由于淋巴记忆细胞存在，慢性牙周炎多会反复发作且逐渐严重。

2. 抗体 正常唾液中的抗体以 SIgA 为主，牙周病患者唾液 SIgA 变化不大，但是针对病原菌的特异性 IgG 水平明显升高。

龈沟液抗体水平与牙周病体液免疫关系密切。正常龈沟液内的 Ig 主要是血清 IgG 和少量 IgA。牙周病时，龈沟液抗体还来自炎症组织内的浆细胞和移入龈沟液里的浆细胞。这些浆细胞是分泌特异性抗体的效应细胞。以 IgG 为主，也有 IgA 及 IgM。牙周病时从血清来源的抗体中，除了原有成分外，还可以检测到针对牙周病病原菌抗原的特异性抗体，说明此时机体发生了全身体液免疫效应。

抗体具有免疫保护功能，但是也可能产生对宿主组织的损伤，即Ⅲ型超敏反应。其机制是牙周病病灶中浆细胞分泌的 IgG 或 IgM 沉积于组织间隙，与病原体抗原结合成抗原-抗体复合物后，如果不能被巨噬细胞及时吞噬并移走，达到一定浓度时，抗原-抗体复合物将通过经典途径激活补体系统，造成组织炎症性损伤。

3. 细胞因子 细胞因子是牙周病获得性免疫应答的重要介质。

（1）T 细胞分泌的细胞因子及功能

①促进 B 细胞活化：IL-2、IL-5 和 IL-6。

②促进其他淋巴细胞亚群增殖分化：IL-6 和 IL-10。

③趋化白细胞：TNF 和淋巴毒素。

④增强巨噬细胞吞噬功能和抗原呈递能力：IL-4 和 IFN-γ。

⑤ NK 细胞：IL-2 和 IFN-γ。

（2）B 细胞分泌 IL-12、核因子 κB 受体活化因子配体等细胞因子。前者具有诱导 $CD4^+$ T 细胞分化、调节细胞介导免疫及促进 T 细胞和 NK 细胞增殖的功能。后者刺激破骨细胞分化。

总之，牙周病是在以病原菌为主要成分的抗原刺激下，从天然免疫性质的急性炎症反应开始，激活淋巴细胞，启动淋巴细胞为主导的获得性免疫应答，呈现反复发生的慢性炎症特点。在此免疫过程中，免疫效应分子，如部分细胞因子、酶、补体和抗体在防御外来抗原的同时也对易感宿主造成包括牙槽骨在内的组织损伤。

五、口腔黏膜病的免疫

口腔黏膜病是口腔黏膜软组织疾病的统称。它们主要发生并局限于口腔，有些可能发展至全身，少数是全身疾病在口腔的表现。这些疾病的病因、临床表现和病理特征等各不相同，但是都与免疫相关。

（一）单纯性疱疹的免疫

单纯性疱疹是Ⅰ型单纯性疱疹病毒（herpes simplex virus 1，HSV1）感染引起的以疱疹性口炎为主要表现的疾病。病毒传播媒介为患者唾液或者疱液。本病传染性强。资料表明，超过 2/3 的城市人群血清中有抗 HSV1 抗体。在 1%～2% 成人和 5%～8% 儿童唾液中有 HSV1 颗粒排出。

1. 病毒的抗原成分　HSV1 是直径为 100～200 nm 的 DNA 病毒。其介导机体免疫应答的主要抗原成分是包膜糖蛋白（membrane glycoprotein），已知的有 11 种，分别称为 gB、gC、gD、gE、gG、gH、gI、gJ、gK、gL 和 gM。其中 gB 和 gD 是病毒配体，与病毒吸附于特异性细胞受体的作用有关，能诱导宿主产生特异性抗体。gC 能与 C3b 结合而通过替代途径激活补体系统，gE、gI 则与 IgG 受体 FcγR 互相作用。其他包膜蛋白的作用尚不明确。

2. 感染与发病　HSV1 能感染所有年龄段的人。该病毒感染通常分为原发性感染和继发性感染。原发性感染多发生于婴幼儿或青少年，常为隐性感染而无临床病变。如果发病，最常见的是疱疹性口炎，也可能是咽炎或扁桃体炎。原发感染后，病毒常在感染者的三叉神经节内终身潜伏，随时可被激活而引起继发性疱疹性口炎，因此本病容易复发。

3. 单纯性疱疹的免疫反应

（1）原发性感染：指机体内无抗 HSV1 抗体时的感染。病毒颗粒进入宿主细胞，并在细胞核复制 HSV1 基因。受到刺激的感染细胞分泌 IFN-γ，激活巨噬细胞。但是早期 HSV1 基因表达产物有抑制抗原呈递细胞将 MHC-Ⅰ-病毒抗原呈递到其膜表面的作用，以致 $CD8^+$ T 细胞不能发生获得性免疫应答。通常认为机体在原发性 HSV1 感染早期依赖天然免疫系统阻止病毒扩散。例如，NK 细胞 Fc 受体与感染细胞 Ig 抗体 Fc 段结合并活化，分泌穿孔素、颗粒酶和 TNF 等毒素杀伤感染细胞，抑制病毒复制。

（2）潜伏感染：HSV1 有潜伏感染的特点。原发性感染的病毒可以经感觉神经末梢蔓延至三叉神经节细胞内潜伏。HSV1 在三叉神经节短暂复制时，在节内神经元细胞表面可检测到 HSV1 糖蛋白抗原。机体产生的特异性抗体与之结合而抑制病毒复制。同时，感染的神经元细胞周围有大量 $CD8^+$ T 细胞和少量 $CD4^+$ T 细胞浸润，并伴有 TNF 和 IFN-γ 的释放。它们的聚集和包围也是将 HSV1 限制在潜伏状态的原因。

（3）继发性感染：原发性感染后，虽然机体产生抗 HSV1 的抗体，但是该抗体并无有效的保护作用。在机体抵抗力下降等情况下，潜伏的 HSV1 可沿神经干向神经末梢迁移，并在上皮细胞内复制，引起继发性病变，说明体液免疫对 HSV1 的防御作用不明显。在继发性病变中，$CD4^+$ T 细胞替代 $CD8^+$ T 细胞行使细胞毒作用。其机制是 $CD4^+$ T 细胞分泌 IFN-γ，以阻止病毒基因产物对 APC 细胞呈递 MHC-Ⅰ分子的抑制作用，同时刺激上皮细胞提升 MHC-Ⅰ和 MHC-Ⅱ分子的表达，间接地损伤被 HSV1 感染的宿主细胞。

（4）免疫学检查：多数人血清抗 HSV1 抗体如抗 gB、gD 的抗体阳性，抗体水平高低与疱疹复发次数无关。这进一步证明体液免疫保护作用有限。患者外周血淋巴细胞计数正常，但淋巴细胞释放的淋巴毒素与巨噬细胞抑制因子不足，说明细胞免疫功能有所下降，这都是 HSV1 容易反复发作的原因。

（二）口腔念珠菌病的免疫

口腔念珠菌病是白念珠菌感染引起的口腔黏膜病。本病曾经因为使用抗真菌药物而得到控制。自 20 世纪 80 年代以来，HIV 感染、使用免疫抑制剂以及滥用广谱抗生素等情况又使临床病例有所增加。正常人群中白念珠菌的带菌率为 1/6～1/3，真正发病的很少。健康人群对白念珠菌有较强的免疫力。通常认为口腔念珠菌是条件致病菌，口腔念珠菌病是“患病者的疾病”。强调在诊治本病的过程中需注意发病的背景，否则任何治疗都无济于事。所谓条件或背景就是各种原因导致的免疫机能低下。HIV 感染者几乎无例外地患有本病。

1. 白念珠菌的抗原性质　白念珠菌有与真核细胞类似的细胞结构，如细胞膜、细胞质及细胞核。它也有不同于真核细胞的结构，如细胞壁。白念珠菌的抗原性与其细胞壁的结构有关。其细胞壁的主要成分为多糖、蛋白质、脂质及无机盐。多糖以两种形式存在，一种为构成胞壁骨架（skeleton）的不溶性多糖，另一种为与蛋白质、脂质混合组成充填在细胞壁骨架间隙里的基质。骨架多糖的主要成分为 β 葡聚糖，具有维持细胞壁坚硬的作用，也是激发宿主免疫应答的主要抗原分子。基质的主要成分为甘露聚糖蛋白复合物，分散于葡聚糖分子之间，组成细胞壁的表面结构，是白念珠菌的主要抗原受体分子和部位。甘露聚糖侧链是抗原决定簇结构。白念珠菌的血清型由甘露聚糖的不同侧链结构决定。

2. 白念珠菌病的免疫反应

（1）天然免疫：完整的黏膜上皮、唾液的清洁作用、唾液 SIgA、龈沟液 Ig、补体以及正常人血清中含有的白念珠菌凝集因子（agglutinin）等都有利于机体预防感染白念珠菌。感染后，组织中的巨噬细胞和中性粒细胞能直接吞噬、杀灭白念珠菌并分泌细胞因子。在菌丝侵入部位的上皮浅层，出现主要由中性粒细胞形成的微小脓肿，显示局部强烈的白细胞趋化作用。朗格汉斯细胞和巨噬细胞作为抗原呈递细胞，将 MHC-Ⅱ-抗原复合物呈递给 $CD4^+$ T 细胞而引发获得性免疫。

（2）获得性免疫：本病患者血清抗白念珠菌抗体水平升高，唾液 SIgA 的含量明显增加，说明机体内发生了体液免疫效应。但是在局部组织内聚集的淋巴细胞主要是 $CD4^+$ T 细胞和 $CD8^+$ T 细胞而不是 B 细胞，说明细胞免疫可能更为直接有效。此外还有临床依据示仅有 B 细胞功能缺陷者，如性联无丙种球蛋白血症（sex linked agammaglobulinemia）患者中口腔白念珠菌病的患病率无明显升高。而仅有 T 细胞免疫功能缺陷者，如与染色体 22q11 区域缺失相关的 DiGeorge 综合征患者则易发生本病。

（三）口腔扁平苔藓的免疫

口腔扁平苔藓（oral lichen planus，OLP）是比较常见的黏膜病，同时还出现皮肤病变的病例约占 10%。本病与多种致病因素相关。全身因素主要是免疫，其他还有遗传、内分泌、精神紧张及系统性疾病等。局部因素有慢性物理性损伤和化学物质刺激等。也有人推测可能与病毒或细菌感染有关，但是迄今未获证实。

多数 OLP 的临床诊断并不困难。病理诊断的原则是在临床表现基础上，根据上皮基层液化变性、锯齿状钉突及固有层内淋巴细胞浸润带等镜下表现，做出“慢性炎症，倾向于扁平苔藓”的诊断。这也说明，即使是未知的不同因素致病，引起的病理表现都是以淋巴细胞浸润为主的慢性炎症。

1. 天然免疫反应 在 OLP 病变部位不出现中性粒细胞，也没有任何通常与天然免疫反应密切相关的急性炎症表现。

（1）朗格汉斯细胞：是正常上皮内唯一的抗原呈递细胞。OLP 上皮内朗格汉斯细胞数量成倍增多，细胞突起明显延伸，显示其功能活跃。

（2）巨噬细胞：正常上皮内无巨噬细胞。OLP 时，在上皮内抗原以及细胞因子刺激下，固有层巨噬细胞能够突破基膜向上皮内移动（图 3-2），成为上皮内兼有吞噬功能的又一种抗原呈递细胞，其吞噬目标是机体自身变性损伤的上皮组织。

（3）角质细胞：是黏膜上皮的主体，通常只是物理屏障。但是在本病中角质细胞介入了免疫过程。在未知病因的作用下，一些细胞因子如 IL-1 和 TNF 等刺激角质细胞，诱导其提升有活化 T 细胞的细胞黏附分子 -1 和活化 $CD4^+$ T 细胞的 MHC-Ⅱ分子的表达。

2. 获得性免疫反应 OLP 固有层淋巴细胞浸润带中主要是 $CD8^+$ T 细胞，说明 OLP 主要是 $CD8^+$ T 细胞毒作用为主的细胞免疫。其过程是：$CD4^+$ T 细胞在角质细胞高表达的 MHC-Ⅱ分子诱导下活化；活化 $CD4^+$ T 细胞分泌 IL-2 等细胞因子激活 $CD8^+$ T 细胞；$CD8^+$ T

细胞增生、聚集，形成固有层浸润带；$CD8^+$ T 细胞的细胞毒作用导致上皮基层细胞液化变性与基膜损伤。在固有层浸润细胞中也可见少量 B 细胞。病变部位上皮基膜有抗原-抗体复合物沉积现象，说明本病也有体液免疫。

（四）良性黏膜类天疱疮的免疫

良性黏膜类天疱疮（benign mucous membrane pemphigoid，BMMP）又称瘢痕性类天疱疮（cicatrical pemphigoid）。目前认为它是有自限性的慢性自身免疫性疾病，病程可达数年。病损累及口腔、眼、生殖道、尿道及肛门等部位的黏膜。口腔病变多发于牙龈，常表现为水疱以及水疱破溃而形成的黏膜溃疡。主要病理特点为上皮基层细胞变性，基层下疱形成，上皮全层剥离，固有层胶原纤维水肿变性，上皮下有密集的淋巴细胞、浆细胞及嗜酸性粒细胞浸润。

1. 抗原　免疫荧光技术检查显示病损部位基膜区有抗基膜抗体阳性的荧光带，提示变性的基膜是本病的自身抗原（autoantigen）。新的研究结果认为基膜与基底细胞连接复合体的半桥粒蛋白（hemi-desmoplakin）是本病抗原。

2. 抗体沿病变区域基膜呈带状沉积的抗基膜抗体主要为 IgG，偶有 IgA 和 IgM　20%～40% 的患者血清中有低效价抗自身基膜抗体。

3. 补体　在病变基膜区和疱液内可检测到补体 C3。

4. BMMP 的免疫反应　BMMP 的发生与机体自身耐受（immunologic tolerance）机制被破坏有关。自身耐受是免疫系统区分自己和非己的基本和特有的性质。自身耐受的前提是机体内没有能够识别自身抗原的淋巴细胞。其基础是“克隆消除”和“克隆无反应”：凡是对自身抗原有免疫活性的 T 细胞和 B 细胞，在具备免疫功能前要么被消除，要么被灭活。BMMP 患者体内原来耐受基膜和半桥粒蛋白的淋巴细胞的识别功能发生变化，对它们产生了抗自身抗原抗体（autoantibody），与自身抗原结合成免疫复合物（immune complex）并沉积于基膜区，继而激活补体导致基层细胞坏死。此过程也可称为Ⅱ型超敏反应。

（五）过敏性口炎的免疫

过敏性口炎是过敏体质者受全身或局部抗原、半抗原刺激，在口腔黏膜发生过敏反应而出现的炎症。能引起过敏反应的物质称为变应原（allergen）。一般物质引起的过敏性口炎称为接触性口炎（allergic contact stomatitis），但是不包括腐蚀性物质引起的炎症。药物引起的称药物性口炎（allergic medicamentosus stomatitis）。

1. 接触性口炎　属于 T 细胞介导的Ⅳ型超敏反应，即迟发型超敏反应。接触口腔黏膜的变应原经由上皮朗格汉斯细胞加工处置，以 MHC-Ⅱ/ 抗原肽复合物形式呈递给 $CD4^+$ T 细胞，同时通过 $CD4^+$ T 细胞激活 $CD8^+$ T 细胞。在 IL-2 和 IFN-γ 等细胞因子作用下，T 细胞活化、增殖，其中一些就分化为静止的 Tm 细胞。机体再次接触相同的变应原后，Tm 细胞被重新激活，分化增殖为新的效应细胞，分泌 TNF 和 IFN-γ 等细胞因子，2～3 天后黏膜出现炎症。

2. 药物性口炎　全身用药引起的药物性口炎多数为Ⅰ型超敏反应，即速发型超敏反应，属于最常见的类型，为由血清 IgE 介导的超敏反应。$CD4^+$ T 细胞在经注射、口服的药物变应原刺激下产生 IgE。IgE 是五连体的大分子结构（分子量为 173 kD），能直接与肥大细胞、嗜碱性粒细胞和嗜酸性粒细胞表面的 IgE 受体结合，使这些细胞处于致敏状态。待相同变应原再次出现时，致敏的肥大细胞、嗜碱性粒细胞和嗜酸性粒细胞表面的 IgE 与之特异性结合，释放组胺、5- 羟色胺、缓激肽及肝素等具有强生物活性的介质，导致血管通透性明显增加。口腔黏膜有充血、肿胀、渗出甚至糜烂等表现。

口腔局部用药引起的过敏性口炎也称为药物性口炎，但是多数属于Ⅳ型超敏反应。其免疫机制与接触性口炎相同。

（六）获得性免疫缺陷综合征的免疫

获得性免疫缺陷综合征（acquired immunodeficiency syndrome，AIDS）的病原体为人免疫缺陷病毒（human immune deficiency virus，HIV）。本病曾经是迅速传播而又无法治疗的致命性疾病。联合运用数种药物的鸡尾酒疗法已经能够控制疾病进展，乃至基本消除患者体内的病毒。一些作用机制不同的 HIV 疫苗正有效地预防发生新的感染。

本病最早的病损是肺孢子虫病（pneumocystosis）和口腔毛状白斑（oral hairy leukoplakia）。许多人并不知道自己已经患艾滋病或感染 HIV，其中一部分在患口腔毛状白斑就诊时被口腔科医师发现并诊断。在得知他们有传染性之前，接诊口腔医师和其他就诊者面临极大的受感染风险。更大的风险是漏诊此类患者而导致疾病播散。了解艾滋病的免疫学特点和临床表现对口腔医师有重要意义。

1. HIV 感染与免疫缺陷 HIV 是一类反转录病毒（retrovirus）。它的主要结构包含在蛋白质核（core）内的 RNA 基因组、反转录酶（reverse transcriptase）、衣壳蛋白 P17 和 P24、磷脂外壳及外壳上的膜蛋白 gp120 和 gp41 等。HIV 表现出明确的细胞亲和性，目标是免疫系统和中枢神经系统。它们能高亲和性地结合 $CD4^+$ T 细胞表面的 CD4 分子而黏附于细胞表面。然后在融合因子（fusion）的作用下，HIV 的表层与宿主细胞膜融为一体，将遗传物质注入宿主细胞。在细胞内，HIV 的 RNA 通过反转录酶转化成 DNA，在整合酶的作用下整合到宿主细胞基因组内，成为 HIV 的前病毒（provirus）。前病毒可保持静止数月或数年，期间不产生新的病毒，患者也不发病。一旦病毒被激发，病毒基因将利用宿主的转录和翻译体系进行表达和复制。

HIV 对免疫系统的损伤主要与 gp120 对 CD4 分子的特异趋向性有关。HIV 的复制速率极高，每天能产生 10^{11} 个新病毒，能使全身 1% 的 $CD4^+$ T 细胞死亡。正常人外周血中 CD4/CD8 比值为 1.49 ± 0.57。本病患者的比值降低，甚至倒置。患者 $CD4^+$ T 细胞数量减少导致 $CD4^+$ T 细胞溶解和功能丧失，造成免疫缺陷。

2. HIV 感染与发病过程

（1）临床潜伏期：HIV 原发性感染后的表现比较复杂。初期可能无症状，也可能出现类似流感的发热、咽痛、皮疹和肌肉酸痛等一般症状。此时，病毒在机体内复制，主要出现于血液和脑脊液内。3～20 周可出现抗 HIV 抗体。初期过后，细胞外的病毒消失，病毒转而潜伏在 $CD4^+$ T 细胞、巨噬细胞及中枢神经系统的小胶质细胞内。临床表现为无症状的潜伏期，可持续数月或数年，甚至更长。

（2）AIDS 相关症候群（AIDS related complex，ARC）：潜伏期过后，许多患者发生全身性淋巴结肿大，免疫系统开始受到影响，部分患者发生 ARC。其特征是发热、腹泻、体重下降，发生口腔念珠菌病、带状疱疹及毛状白斑等。ARC 之后便进展为 AIDS。也有部分患者不经 ARC 阶段，直接发生 AIDS。

（3）AIDS：AIDS 患者 $CD4^+$ T 细胞严重减少，并存在免疫缺陷。其诊断原则是“在血清学检查阳性的基础上，出现卡波西肉瘤（Kaposi’s sarcoma，KS）和至少一项机会性感染（opportunistic infection）”。机会性感染是指在一般人群中不会出现，只有在缺乏体液免疫或细胞免疫时才发生并引起疾病的特殊感染。最典型的机会性感染是肺孢子虫病，它在 AIDS 患者中的患病率超过 50%，属于致命性感染。

3. AIDS 的口腔表征 或称作与 HIV 感染相关的口腔表征，可以分为三组：

（1）第一组：为与 HIV 感染密切相关的病变，有念珠菌病、毛状白斑、卡波西肉瘤、线性牙龈红斑（linear gingival erythema）、坏死性牙龈炎（necrotizing gingivitis）、坏死性牙周炎（necrotizing periodontitis）和非霍奇金淋巴瘤（non-Hodgkin’s lymphoma）。

（2）第二组：与 HIV 感染有关的病变。有结核分枝杆菌感染（mycobacterial infection）、黑色素性过度色素沉着（melanotic hyperpigmentation）、坏死性口腔炎（necrotizing stomatitis）、涎腺疾病（salivary gland diseases）、血小板减少性紫癜（thrombocytopenic purpura）和病毒感染（单纯性疱疹病毒、人乳头瘤病毒等）。

（3）第三组：与 HIV 感染可能有关的病变。有细菌感染（以色列放线菌等）、杆菌性上皮样血管瘤病（bacillary epithelioid angiomatosis，BEA）、药物反应（溃疡、多形性红斑、苔藓和中毒性表皮松解症）、真菌感染（除外念珠菌，如新型隐球菌、组织胞浆菌等）、神经系统紊乱（面神经麻痹、三叉神经痛）、复发性阿弗他口炎（recurrent Aphthous stomatitis）和病毒感染（巨细胞病毒等）。

4. 实验室检查

（1）测定血清抗体：临床通常采用酶联免疫吸附试验（ELISA）和蛋白质印迹法（Western blot）。前者检测抗 HIV 抗体；后者检测抗 HIV 结构蛋白，如衣壳（capsid）蛋白 P24 和膜蛋白 gp36、gp41、gp120 等抗体。检验结果对临床诊断有重要意义。

（2）测定病毒抗原：通常用双抗原夹心法直接检测 HIV 的 P24。此法灵敏度极高，主要用于母亲 HIV 阳性新生儿及可疑感染的成人早期诊断。

（3）T 细胞计数：不同地区人群 $CD4^+$ T 细胞和 $CD8^+$ T 细胞正常值有很大差异，通常认为两者比值更有意义。但是 $CD4^+$ T 细胞值一旦低于 $200/mm^3$，则有重要临床意义，此时患者必定出现免疫缺陷症状，是开始抗病毒治疗的标准。$CD8^+$ T 细胞计数变化不大。

六、肿瘤免疫

肿瘤（这里指癌或肉瘤）是以其浸润或转移到邻近或其他部位器官组织中失控性生长，对机体造成危害的疾病。肿瘤免疫的内容主要包括研究肿瘤抗原、机体对肿瘤抗原的免疫应答和结果、肿瘤细胞的免疫逃逸以及对肿瘤的免疫防治。

肿瘤是全身性疾病，口腔颌面部肿瘤免疫与其他部位肿瘤基本相同，只是由于器官解剖和组织结构的特殊性而略有差异。

（一）肿瘤抗原

肿瘤抗原是细胞恶变过程中表达的特异蛋白质，是体内的新抗原（neoantigen）。肿瘤抗原可分为肿瘤特异性抗原和肿瘤相关抗原。

1. 肿瘤特异性抗原（tumor specific antigen，TSA） TSA 只有肿瘤细胞表达，正常细胞不表达。TSA 的生成大多是基因突变的结果。所谓突变基因就是癌基因。癌基因导致细胞表达的蛋白质分子中的 T 细胞或 B 细胞表位（epitope）发生变化：①出现新的 T 细胞或 B 细胞表位。② T 细胞或 B 细胞表位发生变化。③丢失原有的 T 细胞或 B 细胞表位。宿主免疫系统能够识别 TSA，从而攻击和清除肿瘤细胞。

癌基因表达的蛋白质产物是肿瘤免疫应答的前提和基础，也是肿瘤免疫应答的靶点（target）。如与口腔鳞状细胞癌关系密切的野生型 p53 基因是抑癌基因（tumor suppressor gene）。野生型 p53 蛋白具有重要的抑癌功能。一旦 p53 基因突变，就成为癌基因，其表达的突变型 p53 蛋白执行癌基因功能。突变型 p53 蛋白就成为抗癌药物筛选的重要靶点，相关药物已开始临床应用。

2. 肿瘤相关抗原（tumor associated antigen，TAA） TAA 是肿瘤细胞和正常细胞均可表达的抗原，但是肿瘤细胞的表达明显高于正常细胞。这类抗原有多样性表型的特点，如人黑色素瘤（melanoma）的 TAA 在 50% 以上的黑色素瘤表达，也在 25% 的乳腺癌表达，在正常细胞则有低表达。

TAA中有一类抗原称为肿瘤胚胎抗原（oncofetal antigen）。它们是肿瘤细胞处于异常活跃的生长与分化状态，对相关基因失去控制而表达了胚胎阶段才表达的抗原。目前所知的有甲胎蛋白（alpha fetoprotein，AFP）、癌胚抗原（carcinoembryonic antigen，CEA）及胚胎硫糖蛋白抗原（fetal sulfoglycoprotein antigen，FSA）。颌面部癌患者有血清CEA升高的现象，在临床检测CEA并结合放射性标记的抗体显像技术，对诊断肿瘤部位、范围、淋巴结转移及扩散等有很大的帮助。

（二）抗肿瘤免疫

机体的抗肿瘤免疫体系每天都无数次成功地监视和消灭恶变细胞。一旦发生肿瘤，就可以认定机体抗肿瘤免疫效应失败。然而从逻辑上说，如果没有发生肿瘤，就无法证实体内是否出现过恶变细胞，也就无法证明体内有哪些抗肿瘤免疫机制在起作用，因此，只能以体外实验结果间接证实抗肿瘤免疫效应的存在。

1. 天然免疫反应

（1）巨噬细胞的抗肿瘤作用：巨噬细胞在抗肿瘤免疫应答中可能具有双重意义。有资料显示，肿瘤组织周围的巨噬细胞浸润程度越高，肿瘤扩散和转移概率越低，患者预后就越好。巨噬细胞能够通过其膜受体识别肿瘤细胞表面异常抗原，或者利用抗体FcR间接识别被抗体结合的肿瘤细胞，从而发挥其吞噬或杀伤活性。巨噬细胞还能够在T细胞分泌的巨噬细胞活化因子（macrophage activating factor，MAF）、IFN-γ和TNF的作用下被激活，成为强细胞毒性细胞，杀伤肿瘤细胞。另外，也有资料表明，有些浸润到肿瘤组织内的巨噬细胞不仅不能杀伤肿瘤细胞，反而因其分泌EGF、TGF-β等细胞因子而促进肿瘤的生长和扩散。

（2）NK细胞的抗肿瘤作用：NK细胞具有天然的“广谱”抗肿瘤效应，可以直接杀伤或以分泌细胞毒性因子方式杀伤肿瘤。其杀伤作用具有非特异性与非MHC限制性，是机体早期抗肿瘤免疫的重要效应细胞之一。

2. 获得性免疫反应

（1）体液免疫应答：抗肿瘤体液免疫应答有以下三种情况。①IgM和IgG在补体存在的条件下有溶解肿瘤细胞的作用。②抗肿瘤细胞抗体能够致敏肿瘤细胞而诱导巨噬细胞的破坏作用。③用抗肿瘤细胞抗体直接作用于肿瘤细胞表达的黏附分子，能够干扰和降低肿瘤细胞转移过程中与组织的黏附。

（2）细胞免疫应答：在抗肿瘤的免疫过程中，T细胞介导的免疫应答起重要作用。肿瘤抗原主要诱发两类亚群T细胞发生反应：①MHC-Ⅱ抗原限制性T细胞，主要是$CD4^+$ T细胞。它们在经抗原呈递细胞加工、并由抗原呈递细胞表面MHC-Ⅱ类分子呈递的肿瘤抗原刺激下致敏，通过分泌TNF和IFN-γ等细胞因子直接杀伤肿瘤细胞，或者诱导肿瘤细胞MHC-Ⅰ类分子上调，使之更容易被$CD8^+$ T细胞识别和杀灭。②MHC-Ⅰ抗原限制性T细胞，即$CD8^+$ T细胞。它们接受由MHC-Ⅰ类分子呈递的肿瘤抗原，并在$CD4^+$ T细胞产生的细胞因子协助下分化为$CD8^+$ T细胞。$CD8^+$ T细胞是抗肿瘤免疫中最主要的免疫效应细胞。有两个效应机制：一是通过$CD8^+$ T细胞表面的TCR特异性识别并结合肿瘤细胞抗原，从而直接杀伤肿瘤细胞；二是通过分泌IFN-γ和TNF等细胞因子来杀伤肿瘤细胞。

（三）肿瘤的免疫逃逸机制

肿瘤的发生起始于调控细胞分化的基因发生突变。有资料显示人体每天突变的细胞可能有10^7～10^8个之多，但是大多数人终生并未发生肿瘤。这是因为机体免疫系统始终监视着组织和细胞，并且通过细胞免疫系统特异性地识别并杀伤突变细胞，在其未形成肿瘤前便予以清除，否则肿瘤便形成和发展。但是这种突变的肿瘤细胞往往具有逃逸宿主免疫系统监视的机制，使宿主不发生有效的抗肿瘤免疫攻击或者逃避抗肿瘤免疫攻击，这种现象称为肿瘤的免疫逃逸（immune escape）。虽然其机制相当复杂，涉及许多因素，但主要与肿瘤细胞和宿主免疫系统相关。

1. 与肿瘤细胞有关的因素

（1）肿瘤抗原的变异：肿瘤细胞基因频繁突变，产生新的突变克隆（mutant clone），其表达的肿瘤抗原不断变异，使免疫系统难以产生免疫记忆和有效的免疫应答，成为新的肿瘤细胞株。

（2）MHC-Ⅰ类分子表达水平下调：通常肿瘤细胞 MHC-Ⅰ类分子表达低下，无法在细胞表面呈递肿瘤细胞特有的抗原肽，因而 $CD8^+$ T 细胞不能有效地识别。

（3）抑制宿主的抗肿瘤获得性免疫：一些肿瘤细胞能分泌 TGF-β、IL-10 及前列腺素 E_2 等对 T 细胞、NK 细胞及巨噬细胞有抑制作用的可溶性因子，干扰抗肿瘤获得性免疫。

（4）肿瘤的抗原调变作用（antigenic modulation）：肿瘤抗原与抗体分子结合，形成的抗原-抗体复合物往往被肿瘤细胞内吞，造成肿瘤细胞表面多种抗原消失，使之能逃避抗体介导的抗肿瘤免疫效应。

2. 与宿主免疫系统相关的因素　主要指宿主免疫功能低下或免疫耐受，以及抗原呈递细胞的抗原呈递功能低下等。

（四）肿瘤的免疫治疗

免疫学方法一直被认为是预防和治疗肿瘤的理想途径之一。尽管肿瘤免疫治疗的临床探索已有近百年历史，但是直至 20 世纪 80 年代，由于分子生物学理论和基因工程技术进步带动分子免疫学的迅速发展，才有了质的进展。肿瘤的免疫治疗包括使用肿瘤疫苗（主动免疫）、抗肿瘤细胞因子、细胞和抗体（被动免疫）等。目前临床主要应用被动免疫治疗方法。

1. 细胞因子免疫治疗

（1）IFN-α 及 TNF：它们具有上调 MHC-Ⅰ分子表达和增强 NK 细胞活性的作用。在体外实验中，IFN-α 与 TNF 联合使用，对口腔鳞状上皮癌细胞的增殖有明显的抑制作用。临床上它们对面部皮肤基底细胞癌和鳞状上皮癌有一定疗效，但是副作用过强。

（2）IL-2：用 IL-2 活化的 NK 细胞能使体外培养的颌面部肿瘤细胞坏死。临床应用 IL-2 后，患者外周血 T 细胞和 NK 细胞的数量和活性明显增加，血液 IL-1、IFN-α 及 TNF 含量升高。其副作用明显，通常与抗肿瘤免疫细胞联合应用。临床上使用的细胞因子还有 G-CSF 和 GM-CSF 等。

2. 细胞免疫治疗　指从患者的血液或肿瘤组织中分离干细胞、淋巴细胞、NK 细胞及树突细胞等潜在或已经具有抗肿瘤能力的免疫细胞，在体外快速、大量扩增，回输给患者以增强抗肿瘤免疫能力的方法。同时还能用细胞因子调理扩增细胞，增强回输细胞的抗肿瘤能力。例如，具有肿瘤抗原特异性的细胞毒性 $CD8^+$ T 细胞。从肿瘤组织分离出的肿瘤浸润性淋巴细胞（tumor infiltrating lymphocyte，TIL）以及淋巴因子激活的杀伤细胞（lymphokine activated killer cell，LAK 细胞）等。如果 IL-2 活化调理 TIL 和 LAK，将极大提升它们的抗肿瘤能力。

3. 抗体免疫治疗　抗体免疫治疗是目前肿瘤免疫治疗很受重视的方法。它是利用抗原与抗体特异性结合的原理，即单纯应用或联合放疗、化疗药物的肿瘤抗原特异性的抗体与肿瘤细胞抗原发生特异性结合后，发挥“生物导弹”作用而消灭肿瘤细胞。目前此方法是肿瘤免疫治疗研究的热点，并已有一些能供临床应用的产品。虽然这类产品价格昂贵，但是与细胞免疫治疗方法相比更为便捷，有良好的发展前景。

七、移植免疫

移植是将个体的细胞、组织或器官作为移植物（graft）植入另一个体的过程。提供移植物的个体称为供体（donor），接受移植物的个体称为宿主（host）或受者（recipient）。根据供体与受者之间的关系，移植分为四种：自体移植（autotransplantation）、同种同型移植（syngeneic transplantation）、同种异体移植（allogeneic transplantation）和异种移植（xeno-transplantation）。其中同种异体移植和异种移植会发生免疫排斥（transplantation rejection）。免疫排斥主要指宿主免疫系统对移植物发生免疫应答，导致移植物变性甚至坏死的过程；也指移植物内免疫细胞对宿主组织的免疫应答，导致宿主组织的病变。显然，免疫排斥成为移植是否成功的关键。由于移植物来源的限制，目前临床应用最广的是同种异体移植。移植免疫（immunity to transplantation）的内容是认识、避免或抑制同种异体移植的免疫排斥，使移植获得成功。

（一）MHC与移植免疫排斥

导致免疫排斥的主要原因是MHC分子的差异性。有差异的MHC-Ⅰ分子在同种异体移植中的作用是诱导宿主产生抗体和$CD8^+$ T细胞，表面带MHC-Ⅰ分子的细胞成为$CD8^+$ T细胞排斥的标靶。MHC-Ⅱ分子在移植排斥中非常重要，又以DR抗原最重要。它主要活化$CD4^+$ T细胞而介导免疫应答。器官移植与宿主的DR的配型越好，免疫排斥越弱，移植就越有可能成功。通常认为在移植免疫中MHC-Ⅰ分子比MHC-Ⅱ分子的影响小。

1. 混合淋巴细胞反应（mixed lymphocyte reaction，MLR） MLR是证明T细胞识别异体MHC分子的经典实验。将两个同种异体个体的外周血单核细胞（peripheral blood mononuclear cell，PBMC）群在体外混合培养，培养体系中具有同种异体抗原特异性的T细胞会被激活并开始增殖。细胞增殖数量可以用导入^{3}H-胸腺嘧啶方法测定。培养体系中测得的放射性越强，说明合成DNA越多，增殖细胞越多，反应越强。

2. T细胞对同种异体MHC分子的识别

（1）TCR对同种异体MHC分子的直接识别：宿主淋巴细胞TCR直接识别进入其淋巴组织中的移植物MHC分子而介导免疫应答。其机制是TCR与异体MHC–抗原肽之间的交叉反应。宿主T细胞在胸腺发育过程中，凡是与自身MHC分子过于亲和的T细胞均被消除。因而在发育成熟的T细胞中，就先天存在大量能识别与宿主MHC分子有差异的移植物MHC分子。异体MHC分子与宿主MHC分子的差异越大，反应就越强烈。直接识别在移植排斥反应早期起主要作用。

（2）TCR对同种异体MHC分子的间接识别：移植物MHC分子进入宿主体内，被抗原呈递细胞认作普通外来抗原一样被吞噬、处理、呈递给$CD4^+$ T细胞。$CD4^+$ T细胞活化并介导针对异体MHC分子的获得性免疫应答。间接识别途径引起的排斥反应比较慢，但是对免疫反应有放大和维持作用。间接识别在迟发性移植排斥反应中起主要作用。

（二）同种异体移植排斥反应

根据移植物被宿主排斥的速度，可将移植排斥反应分为超急性排斥反应（hyperacute rejection）、加急性排斥反应（accelerated rejection）、急性排斥反应（acute rejection）和慢性排斥反应（chronic rejection）四类。此外，同种异体移植还可能发生移植物抗宿主反应（graft versus host reaction，GVHR）。

1. 超急性排斥反应 超急性排斥反应发生于移植术后数分钟至数天内。主要表现是宿主血管与移植物血管吻合后，移植物血管发生栓塞。其病理特点是血栓形成早于血管炎，原因是宿主体内抗移植物MHC-Ⅰ分子的天然抗体与移植物血管内皮表面抗原结合后激活补体，刺激内皮细胞，诱导血小板黏附和凝聚，引起血管栓塞，产生不可逆的缺血性损伤甚至坏死。

最典型的天然抗体是抗 ABO 血型抗原的抗体。

2. 加急性排斥反应 加急性排斥反应发生于移植术后 1～3 天，是 $CD8^+$ T 细胞介导的针对移植物免疫应答引起的该移植物实质细胞变性坏死。原因是宿主在接受本次移植之前，已经被供体 MHC 分子致敏。加急性排斥反应的发生机制是免疫记忆。

3. 急性排斥反应 急性排斥反应发生于移植手术后 1 周左右，可分为急性细胞排斥反应和急性体液排斥反应。

（1）急性细胞排斥反应：病理特点是移植物实质细胞坏死。其效应机制包括巨噬细胞和 NK 细胞诱导的细胞溶解作用，以及同种异体反应性 $CD8^+$ T 细胞对移植物细胞的识别和溶解。

（2）急性体液排斥反应：特点是血管炎和血管坏死，由抗内皮细胞 MHC 分子的 IgG 介导，激活补体系统，引起血管内皮细胞的直接溶解。此过程有淋巴细胞参与。淋巴细胞对血管内皮细胞 MHC 分子进行免疫应答，产生细胞因子，后者活化炎症细胞而引起内皮细胞坏死。因此，急性体液排斥也称急性血管排斥（acute vascular rejection）。

4. 慢性排斥反应 慢性排斥反应出现于移植手术后数月乃至数年。主要表现是移植物血管腔变狭窄、血管栓塞和组织坏死，导致移植物正常结构消失和纤维化。其机制尚未明确，一般认为慢性排斥与移植物血管内皮损伤引起的慢性缺血有关，也与宿主抗移植物同种异体抗原、抗体结合同种异体抗原的免疫复合物沉积及补体活化等效应有关。慢性免疫排斥是目前造成临床器官移植失败的主要原因。

5. GVHR GVHR 是移植物内的淋巴细胞对宿主体内的同种异体抗原发生的免疫反应，大多发生于移植后 1～3 个月。在宿主免疫功能低下时，可导致移植物抗宿主病（graft versus host disease，GVHD），病变累及皮肤、黏膜、肝、小肠及免疫器官。严重的 GVHD 可导致死亡。

（三）口腔移植排斥

口腔科临床进行的器官移植主要是牙和骨。义齿种植涉及不同性质的材料。

1. 同种异体牙移植（tooth alloplasty） 异体牙移植的成败与移植后是否发生移植牙牙根吸收直接相关。通常认为导致牙根吸收的原因有感染、咬殆创伤、牙槽窝形状及免疫排斥等。临床资料显示，由于牙齿特殊的解剖位置和功能，即使自体牙移植也可能出现牙根吸收。因此对免疫排斥在异体牙移植过程中的重要性认识不一致。

（1）异体牙的抗原性

① MHC：异体牙与宿主的接触部位为牙周膜和牙骨质。MHC-Ⅰ分子表达于牙周膜内有核细胞，如成纤维细胞、成牙骨质细胞、上皮剩余和血管内皮细胞等的膜表面，以及细胞性牙骨质中牙骨质细胞表面。MHC-Ⅱ分子可表达于牙周膜浸润细胞如活化 B 细胞表面。由于 MHC 分子在移植免疫排斥中的重要作用，在异体牙移植术前，通常需以理化方法彻底去除移植牙牙周膜，以消除 MHC 分子的影响而降低免疫排斥强度。

②一般抗原：异体牙根面牙周膜和牙骨质组织的各种蛋白质成分具有外来异物的免疫原性。

（2）异体牙移植的免疫排斥：目前对异体牙移植免疫应答的认识尚在探索中。

①获得性免疫排斥：以兔作为实验动物的两组实验能够证明异体牙能够介导宿主发生获得性免疫反应。一组实验将供体兔牙的牙骨质和牙周膜分别制备成悬浮液，致敏受者兔后，再将供体皮片移植给受体，出现 T 细胞介导的加急性排斥反应。另一组实验将除去牙周膜、封闭根尖孔并以胰蛋白酶处理根面残余软组织的供体兔牙移植入受体兔新鲜牙槽窝，然后将供体皮片移植给受者，也出现加急性排斥反应。说明受者兔在接受皮片移植前，已被异体牙牙骨质和牙周膜组织悬浮液中的 MHC 分子、移植牙牙骨质内 MHC 分子致敏，体内产生并潜伏 Tm 细胞。这些免疫记忆细胞在供体兔皮片 MHC 分子作为移植抗原二度出现时被激活而导致发生加急性排斥反应。

②炎症与免疫排斥：异体牙移植的免疫排斥与牙移植后发生并延续进行的炎症反应有密切联系。牙移植免疫排斥过程可能的模式为：宿主天然炎症细胞对移植的异体牙牙根组织的作用引起牙骨质基质蛋白的分解和释放；这些游离的蛋白质以及其中的MHC分子经由APC抗原呈递作用而被T细胞识别，发生免疫应答；活化的淋巴细胞进一步和移植牙牙骨质中未被释放的一般蛋白质抗原以及MHC分子结合，引起新的细胞免疫和体液免疫应答。这些免疫反应又加剧了牙骨质的分解，游离出更多的抗原刺激宿主。如此反复，最终导致移植牙牙骨质吸收而移植失败。

2. 同种异体骨移植（bone alloplasty） 同种异体骨的骨细胞、血管内皮细胞及淋巴组织的免疫细胞表面均表达MHC分子。移植骨的蛋白质成分也是具有免疫原性的外来成分。骨移植的免疫排斥反应以T细胞介导的细胞免疫为主。与其他器官移植成功的主要标准为移植器官在宿主体内存活并具有功能的标准不同，骨移植的理想结局是移植骨被吸收，由宿主新生骨取而代之。进行同种异体骨移植同样必须考虑移植骨的组织相容性配型和一般抗原性。理想的移植骨除了应该无抗原性或弱抗原性外，还应该在宿主体内具有骨引导和骨诱导作用，即有移植骨吸收快、宿主新骨形成快的特点。为此，临床经常用经过处理的同种异体骨进行骨移植。

（1）冷冻异体骨：指在－20～－196℃下保存2周以上的骨。特点是机械强度不变，抗原性下降。

（2）冷冻干燥异体骨：冷冻至－85℃，并真空干燥。其抗原性低于单纯冷冻骨，但骨诱导作用也弱于冷冻骨。

（3）部分脱矿异体骨和脱矿异体骨：以酸脱去无机盐成分及酸溶解性蛋白质，使它们的抗原性下降。部分脱矿异体骨和脱矿异体骨相比，成骨诱导性相同，机械强度较高。

（四）移植物抗宿主病的口腔表现

GVHD是由GVHR引起的疾病。主要靶器官是皮肤、肝和胃肠道黏膜。虽然口腔黏膜在组织学上是复层扁皮上皮，与皮肤相同，但是和胃肠道同属消化道黏膜。GVHD口腔黏膜病损的发生率为60%～70%，唇与扁桃体最为好发，其次为舌、颊等部位。口腔黏膜病变可以分为三阶段：①变性：大多在移植术5～6天后发生，临床表现为黏膜肿胀，镜下表现为上皮全层细胞内及细胞间水肿，基层及棘层细胞胞内空泡形成。②坏死：术后11～12天后发生，临床表现为黏膜丘疹，镜下可见黏膜深层上皮细胞干酪性坏死，炎症细胞浸润。③溃疡：多发生于术后2～3个月，黏膜溃疡形成，镜下表现为上皮脱落，溃疡底部及周围明显炎症细胞浸润。

虽然口腔黏膜不是GVHD最重要的靶器官，单纯的口腔病损也并不致命，但是由于口腔病损有相对多发而又便于观察的特点，在施行主要脏器移植后，密切观察口腔黏膜是否发生GVHD病损以及病损的程度对于及早发现和控制GVHD有重要的临床意义。

（张筱林　邱晓彦）

第四章　口腔分子生物学

Oral Molecular Biology

随着分子生物学理论和技术的发展，从分子水平认识、诊断和治疗疾病已经渗透到医学的各个学科，口腔科学也不例外。对口腔组织发生的分子调控机制的研究、口腔遗传疾病致病基因的发现以及口腔多基因疾病的发病机制等的研究成果，向我们展示了从口腔组织发生到口腔疾病发病机制的分子调控网络，为我们从分子水平认识疾病提供了宝贵的信息。随着科学的进步，还会有更多更新的信息不断完善我们对疾病的认识。本章对这一领域中的部分研究现状和成果加以介绍，供大家参考。

第一节　口腔组织发育的分子生物学基础

Molecular Biological Basis of Oral Tissues Development

一、颌面部发育

（一）上腭发育的分子调控

人上腭的发育始于胚胎第 5 周腭突（palatal shelf）发生，至 12 周时腭突完全融合形成腭。小鼠腭发育在胚胎的 12～16 天。在腭发生的过程中，腭突中嵴上皮（medial edge epithelial，MEE）细胞和腭间充质（palate mesenchyme）细胞分化和发育异常，导致两侧腭突不能接触，形成唇腭裂（cleft lip and palate）。

唇腭裂是较常见的颌面部畸形，发病原因尚不十分清楚。上腭的发育受一些基因在时间和空间上的精密调控。研究表明，发生腭裂时，有些发育基因的表达异常。通过基因敲除（gene knockout）技术，发现有些基因或因子与腭裂的发生可能有一定的关系。其他动物实验研究也发现某些因素可导致实验性腭裂的发生。

上腭发生基因调控的研究多以小鼠为对象。现已发现一些基因异常或其产物的异常表达与腭裂的发生有一定的关系，如 *Wnt*、*Shh*、*Bmp*、同源盒基因（homeobox gene，*Hox*），*Rb* 家族基因产物 *pRb*、*p130* 和 *p107* 以及 *TBX22* 等。

在视黄酸（retinoic acid，RA）和地塞米松诱发的实验性腭裂的模型中，发现包括转化生长因子（transforming growth factor，TGF）、上皮生长因子（epidermal growth factor，EGF）以及成纤维细胞生长因子受体 1 和 2（fibroblast growth factor receptor 1 and recepter 2，FGF-R1，FGF-R2）等一些生长因子表达异常，提示这些因子与腭裂的发生有关。

下面简述部分分子和信号通路参与腭发育的分子机制。

1. pRb、p130和p107 它们是肿瘤抑制基因RB家族的基因产物，通过磷酸化调控其功能。在腭发生的重要阶段，功能型pRb（hypo-phosphorylated）占主导地位。在上腭生成过程中，胚胎侧腭突（继发腭，embryonic secondary palate）可见pRb、p130/p107蛋白表达量和磷酸化状态不断发生动态改变。另有研究表明Rb蛋白的磷酸化在腭形成过程中受TGF-β的选择性调节。

2. MSX1（muscle segment homeobox gene 1） 是同源盒基因家族成员。*Msx1*突变与人类单纯腭裂和牙的发生有关。用*Msx1*缺陷鼠模型（有严重的颅面畸形，包括腭裂和牙齿缺失）研究发现，*Msx1*的表达限制在上颌第一磨牙前部的腭间充质，*Msx1*可以调控*Bmp4*和*Bmp2*在间充质的表达及*Shh*在腭突中嵴上皮的表达。体内和体外研究都表明，由*Msx1*突变引起的腭裂，原因可能是腭间充质细胞增殖下降，而不是腭突融合失败。

3. TGF-β 哺乳动物基因组编码三种TGF-β——TGF-β1、TGF-β2和TGF-β3。它们以非活性形式潜伏态分泌。TGF家族蛋白结构相对比较保守，没有种属特异性，且其异构体活性基本相同，具有调节细胞生长和分化等功能。TGF-β受体（transforming growth factor-beta receptor，TGF-βR）有3种，其中TGF-βR Ⅰ和Ⅱ共同组成有活性的TGF-β受体，但这两者参与不同的信号传递，且与不同的功能相关：TGF-β抑制细胞增殖的作用必须有Ⅱ型受体存在，而Ⅰ型受体能介导TGF-β对细胞外基质的作用，并与TGF-β诱导的几种基因表达有关。自分泌和旁分泌TGF-β最常见的是导致部分上皮间质转化（epithelial-mesenchymal transition，EMT）。这一过程涉及基因表达模式的广泛重编程以及细胞极性的转换。

小鼠胚胎12～13天时，在融合前，TGF-β1和TGF-β2在MEE细胞和腭突的间充质细胞中都有表达，而TGF-β3主要在MEE细胞中表达。与其他配体相比，TGF-β3在腭生成过程中的表达模式和在MEE的定位上更为特异性，因此有可能特异调控MEE细胞的迁移、凋亡或EMT的命运。在RA诱导的腭裂小鼠模型中，在胎鼠发育的各时期和各个部位TGF-β3的表达上调或下调。TGF-β3在MEE的表达增强，可能促进了MEE的异常分化，影响了MEE的增殖，从而影响了腭突的融合和生长。有研究显示，抑制TGF-β3的活性会阻碍腭突的正常融合。TGF-β3的突变可以增加人和鼠腭裂的发生。

TGF-β1在腭突的表达较弱。在RA诱导的腭裂模型中，TGF-β1的变化主要发生在双侧腭突的接触融合期。此时MEE细胞TFG-β1的表达升高，可能与诱导MEE成熟分化以及抑制中缝上皮带的形成有关。

4. EGF EGF是由53个氨基酸组成的多肽，通过与EGF受体（epidermal growth factor receptor，EGFR）结合发生作用。EGF是上皮和间质培养物的有丝分裂原，可诱导体内和体外培养细胞的分化。应用免疫组化方法发现，EGF存在于胎龄13天小鼠腭突上皮的所有区域，可促进腭突上皮细胞和MEE细胞的增殖，抑制MEE细胞的凋亡，诱导MEE细胞的分化。在RA诱导的腭裂模型中EGF在腭突发育的早期表达较弱，随后增强，抑制了MEE细胞的凋亡，促使MEE细胞的成熟分化，影响了中缝上皮带的形成和消退。

5. FGF-R1和FGF-R2 FGF-R1和FGF-R2参与细胞的增殖和分化，在调控上皮-间充质的相互作用中起重要作用。研究者用免疫组化方法进行了体内和体外标本的研究，发现FGF-R1和FGF-R2出现在上腭融合的全过程，在腭突上皮有特异表达。在中缝上皮接触期表达特别强，从中缝上皮形成一直持续到中缝的溶解。说明成纤维细胞生长因子信号在侧腭突融合的关键过程中起作用。另外，FGF-R1和FGF-R2在侧腭突间充质的表达提示它们在中缝上皮融合后腭的分化和成熟中也发挥作用。

6. HOXA2 *Hoxa2*在小鼠腭发育过程中起重要作用。在对小鼠腭发生过程的研究中发现，小鼠胚胎12天时，*Hoxa2*基因在腭的间充质和上皮细胞都有表达，胚胎13天时逐渐限制在腭突的顶端。在胚胎第13.5天时，HOXA2蛋白在整个腭突都有表达，与腭突的生长方向有关，间接指导腭突沿舌垂直生长。胚胎14天时，腭抬高。在间充质内，HOXA2蛋白表达下调，但在中缝上皮有表达，并一直持续到两侧的腭突融合。胚胎15天时，HOXA2蛋白在腭的表达下调，局限在鼻和口腔上皮。在苯妥英诱发的腭裂动物模型中，*Hoxa2* mRNA和蛋白的表达明显降低，表明*Hoxa2*基因在苯妥英诱发的腭裂中可能发挥了作用。

7. WNT（Wingless/integrated or int-1）信号通路　WNT信号通路可分为经典和非经典通路。β-catenin是经典通路的关键转录激活因子。非经典通路包括平面细胞极性（planar cell polarity，PCP）和WNT/Ca^{2+}两个途径的信号传导。PCP途径主要通过细胞内GTP酶Rho和JNK相互作用调控细胞分化方向，WNT/Ca^{2+}途径主要通过细胞内的钙离子及蛋白激酶等分子来抑制转录过程。WNT信号通路对胚胎发育极其重要，且维持成熟组织的内环境平衡。WNT蛋白与细胞表面受体结合后在细胞内产生级联反应，来调节细胞的增殖、运动和分化，还可起到维持干细胞的特征的作用。在上下颌的发育过程中，WNT信号通路主要作用于上颌突。参与WNT信号通路的众多分子表达于上颌突的各个位置。通过对这些分子的磷酸化、去磷酸化、激活、灭活、极化和去极化的过程来影响细胞的增殖、分化和凋亡，从而完成唇部和腭部的复杂发育过程。在此过程中，WNT信号通路介导的细胞或组织分化出现差错均可导致唇腭部发育异常。

8. SHH（Sonic Hedgehog）信号通路　SHH信号通路是动物许多器官和颌面部发育的重要通路。SHH信号通路中的信号分子包括配体Sonic Hedgehog（SHH）、Indian Hedgehog（IHH）和Desert Hedgehog（DHH），与受体PTCH1（Patched1）结合可活化Smoothened（SMO），使之转位到初生纤毛，进而使转录因子GLI1发生核转位。它们之间相互作用，协同保证唇腭部的正常发育。PTCH1是SHH的配体和该信号通路的标志蛋白。在小鼠胚胎11天，SHH信号通路在口部外胚层区域开始启动，随之分布在中鼻突的PTCH1大量表达，其表达障碍或突变可导致唇腭裂的发生。SHH信号通路分子在细胞纤毛及跨膜蛋白部位活跃表达。一般认为其影响唇腭部发育主要是通过影响细胞融合进行的。

9. 骨形态发生蛋白（bone morphogenetic protein，BMP）信号通路　BMP信号通路不但是骨及软骨组织形成的关键因子，在唇腭部的发育中也至关重要。BMP信号通路的信号分子是TGF-β基因超家族的亚族，主要通过作用于细胞表面受体丝氨酸或苏氨酸激酶启动细胞内级联反应。BMP配体使BMP的Ⅰ型受体磷酸化并活化，再通过BMP Ⅱ型受体启动依赖SMAD1、SMAD5、SMAD8的经典通路和非依赖SMAD的非经典通路。BMP通路异常可导致磷酸化的SMAD1、SMAD5、SMAD8表达量减少，导致唇腭裂的发生。

（二）面部发育的分子调控

与面部发育缺陷有关的临床表型有很多报道和研究，但相关的发育基础研究较少。面中上部由前鼻突发育而来。在发育早期，RA信号传导通路调节维持关键调控分子的表达。Scheider等对RA信号传导通路调控鸡胚面部和前脑的发育进行了研究。向胚胎中加入外源性特异性维生素A类似物，暂时抑制喙头部维生素和其受体的结合能力，结果产生了前脑发育不全、融合眼、前鼻突发生的结构——上喙部缺如。这些畸形是由于丧失了*Fgf8*和*Shh*基因的表达，导致细胞凋亡增加，使前鼻突和前脑细胞增殖下降。通过加入外源性维生素A或FGF和SHH蛋白，可以挽救这些畸形的发生，说明喙头局部的维生素A启动了分子调节信号的级联反应，控制前脑和前鼻突的形态发生。

（三）唾液腺发育的分子调控

唾液腺发育的启动和形态发生依赖于上皮和间充质细胞与细胞之间的交流。通过这种方式，将自分泌和旁分泌的信号传递给特定的基因，调控细胞的增殖和组织分化。这也是其他器官（牙、肺和泪腺等）形态发生分子调控的典型方式。实验证实，胚胎颌下腺的间充质来源于颅神经嵴，与牙齿间充质来源不完全一样。牙齿间充质有两个来源：神经嵴和非神经嵴。在颌下腺的发育中，BMP和FGF家族对腺管的形态发生起很重要的作用。在颌下腺发育启动和腺管发生阶段，FGF2/FGF-R1、FGF8/FGF-R2及FGF10/FGF-2R信号具有不同的旁分泌功能。

二、牙齿发育的分子调控机制

牙齿发育包括发育的起始、细胞分化和形态形成，此过程受上皮源性细胞和外胚间充质细胞间有序的相互作用的调控。早在20世纪50年代和60年代，胚胎学家就发现，细胞之间的信号传递是牙齿发育的重要特征。这一现象主要是指牙齿发育过程中上皮和间充质之间的相互作用和调控。在人的胚胎第7周，原发性上皮带（primary epithelial band）向深层生长，分裂为前庭板和牙板（dental lamina）。这种作用从牙板上皮细胞聚集和牙齿发育启动开始，一直延续到硬组织形成。上皮-间充质相互作用的调控机制是牙齿发育研究的重点。目前对这一调控机制的认识还不够全面，还有很多问题需要研究来解答。

20世纪80年代，人们才开始从基因水平认识牙齿的发育。越来越多的调控牙齿位置、形状和数量的基因被人们认识。到目前为止，人们了解到的所有在介导细胞交流（cell communication）中有重要功能的基因也发挥着控制胚胎发育的重要功能。细胞的这种交流是由信号分子介导的。这些信号分子把信息传递到邻近细胞，影响它们的行为和进一步的分化。发育信号分子在器官发生中介导上皮与间充质之间有序的相互作用，激发或抑制相关基因的表达。它们可结合在靶细胞表面的受体上，引发细胞间一连串的级联反应和调控基因的表达。信号分子之间互相诱导又互相抑制，构成庞大的网络系统，在器官形成过程中的特定时空发挥调控功能。对于这个复杂的调控，目前认识还十分有限。在牙齿发育和形态形成中，研究较多的信号分子有成纤维细胞生长因子、TGF-β、BMP、sonic hedgehog（SHH）、WNT、HOX家族和NOTCH信号通路等。

（一）骨形态发生蛋白（BMP）

BMP属于TGF-β超家族。目前已知BMP家族有20多个成员，其发挥生物学效应可通过依赖SMAD蛋白的经典途径和依赖丝裂原活化蛋白激酶（mitogen-activated protein kinase，MAPK）的非经典途径两种方式。

BMP在牙胚、面突、眼和肾多种器官的发育中都有表达。作为牙齿发育重要的信号分子，BMP几乎参与牙齿发育的全过程，尤其是BMP2、BMP4、BMP7对牙发育至关重要。在牙胚发育的早期牙源性上皮合成BMP蛋白，诱导间充质细胞内很多基因的表达以及细胞增殖，参与发育信号中心的构建，而且被认为是成釉细胞和成牙本质细胞最终分化的基础蛋白。

BMP4是牙齿发育中最早起诱导作用的信号分子之一，与牙齿发生的启动和位置的确定有关。它在牙齿形态发生的过程中介导上皮与间质的相互作用。BMP4的表达先于牙齿发生形态变化（鼠胚胎10.5～11.0天）之前。在胚胎小鼠胚胎10.5～11.0天时，BMP4在上皮表达，并诱导其下方的间充质细胞表达MSX1。在11.5天时，BMP4的表达从上皮移至其下方的间充质细胞，并在BMP4相同位置迅速上调MSX1的表达。

BMP2是牙齿发育关键的信号蛋白。在釉结中，持续增加的BMP2诱导BMP信号拮抗剂Ectodin分泌，抑制*Msx*基因，从而调控BMP的信号强度。在钟状期，BMP2诱导上皮细胞和牙乳头细胞分化为成釉细胞及成牙本质细胞，参与牙硬组织的形成、矿化和成熟。BMP7是牙胚发育重要的起始信号分子，主要在下颌磨牙区表达。其作用机制与BMP4类似，在蕾状期由上皮细胞分泌后诱导间充质细胞MSX1和MSX2的表达，参与牙胚的发生。在钟状期

BMP7 可介导间充质细胞的分化。

（二）*Hox* 基因家族

1894 年，英国的 Bateson 提出了“同源异形”（homeosis）的概念，用于描述一种结构变得像另一种结构。他举的例子包括：有些蜜蜂没有腿，而在腿的位置长出触角，将运动器官（腿）变成了嗅觉器官（触角）。在细胞水平，同源异形是一种细胞变成另一种细胞。基因突变造成同源异形表型，称为同源异形突变，被改变的基因称为同源异形基因（homeotic genes）。*Hox* 基因原先作为同源异形突变中重要的果蝇座位而得名，但亦在哺乳动物中控制发育的基因中存在。*Hox* 基因家族在胚胎发育期控制身体的部位和位置，决定轴向形状，如肢体前后的发育。在早期的颌面部胚胎组织中同源盒基因广泛表达，参与牙齿发育的启动、定位（location）、形态发生（morphgenesis）及牙齿形状的调控，在局部表达时提供牙齿形成位置的信息。现在发现与牙齿发育有关的同源盒家族成员有 *Dlx*（distal-less homeobox）、*Lhx*（LIM homeobox）、*M*sx、*Pax*（paired box homeotic gene）和 *Barx*（BARX homeobox）等。在小鼠胚胎第 11 天时，第一鳃弓的口腔表面特定位置的上皮细胞出现聚集，此时就观察到 *Lhx6* 和 *Lhx7* 的表达。*Lhx6* 和 *Lhx7* 的表达是由 *Fgf8* 诱导的。*Fgf8* 也是牙齿发育启动级联反应的首要分子之一。

当确立口腔与非口腔的轴向位置在第一鳃弓之后，上皮源性信号分子，如 FGF8、SHH 及 BMP4 等发出信号激活或抑制间充质的下游相关基因，确立形成特定数量的牙胚。例如，上皮源性的 FFG8 促进同源盒家族的 PAX9 在间充质的表达，而 BMP4 则抑制其表达。间充质中 PAX9 的表达确定鼠磨牙的发育部位，而 PAX9 的表达是受 FGF8 和 BMP4、BMP2 交互作用的结果。现在认为，上皮源性的信号分子促进或抑制间充质细胞某些信号分子的表达。间充质细胞的信号分子决定和控制牙齿发育的位置。

在帽状期和钟状期，牙胚中央的内釉上皮局部增厚，形成釉结（enamel knot）。釉结是一个暂时性的结构，也是控制牙齿形状的信号中心。现在已经发现在釉结表达的基因有 *Bmp* 家族、*Tgf-β* 家族、*Fgf4*、*Msx* 和 *Shh* 等十几个基因。

1. *Msx* 基因 *Msx* 家族是 HOX 家族的重要成员，包含三个在染色体上不相连、但核苷酸序列相似的成员。*Msx3* 仅在背侧神经管中表达，其表达模式与果蝇中的同源基因 *Msh* 基因相似。然而在胚胎发育中，几乎所有的器官发育过程中的上皮与间充质相互作用的部位都有 *Msx1* 和 *Msx2* 表达。在牙齿发育过程中，*Msx* 基因主要起信号介导和传递的作用。牙源性上皮分泌的 *Bmp4*、*Fgf8* 和 *Shh* 能诱导间充质中的 *Msx1* 的表达，并通过 *Msx1* 的介导，激发间充质中的 *Bmp4*、*Fgf3*、*Lef1* 和 *Ptc* 等有关基因的表达并产生相关的形态变化。小鼠的 *Msx1* 和 *Msx2* 基因的表达模式与牙齿发生过程的形态学变化密切相关。在 *Msx1* 基因敲除小鼠中，牙齿发育停滞在蕾状期，*Msx2* 基因敲除小鼠的牙齿发育表现出后期发育形态的缺陷。临床上，Vastardis 发现了在一个缺牙家族中的所有缺牙家庭成员均伴有 *Msx1* 基因突变，证实牙齿缺失与 *Msx1* 基因突变有关。*Msx2* 是在釉结中最早发现的 *Hox* 基因。与 *Msx1* 不同，*Msx2* 在上皮源性和间充质细胞中都有表达。它可诱导牙胚上皮源性细胞的分化和内陷，促进牙胚发育进入帽状期并参与诱导釉龛（enamel niche）、釉索（enamel cord）及釉结的形成。

2. *Dlx* 基因 *Dlx* 和 *Msx* 一样，在牙齿的发育中也扮演着重要的角色。*Dlx1* 和 *Dlx2* 双重突变可以使上颌磨牙的发育阻止在牙板期。虽然 *Dlx2* 在蕾状期磨牙间充质中表达的维持是 M*sx1* 依赖的，但在牙板期（lamina stage），既没有 *Dlx2* 表达的维持，在间充质中也没有 *Dlx1* 和 *Dlx2* 启动的激活。与 *Msx1* 突变使牙齿发育阻止在蕾状期相反，*Msx1* 和 *Msx2* 双重突变表现为一种早期的接近于牙板期阻止的表型，与 *Dlx1* 和 *Dlx2* 双重突变的表型相似。这一现象与 *Msx1* 和 *Msx2* 在牙源性间充质的功能性冗余相似，从而支持这样一种模式，即在牙齿发育的启动阶段，在牙源性间充质中，*Msx* 和 *Dlx* 基因的功能是平行的。

（三）WNT 信号途径

WNT 信号途径是一类在生物体进化过程中高度保守的信号转导途径。在动物发育的早期，WNT 信号决定背腹轴的形成、胚层的建立、体节分化、组织或器官形成，并直接控制着增殖、分化、极化、凋亡与抗凋亡等细胞的命运。*Wnt* 基因表达持续胚胎发育的整个过程，对组织和器官的形成起关键作用。WNT 信号途径在启动牙齿发育以及调控牙齿形态发生等过程中发挥作用，是传递上皮-间充质间相互作用的信号之一。其中，WNT-10（a、b）和 WNT-5（a、b）是两种代表性 WNT 蛋白亚型，作用于牙胚发育的起始期至成熟期整个阶段。同时，WNT 信号途径也与肿瘤发生密切相关。目前已知有十几种癌变与 WNT 信号转导途径的失调有关。

如前所述，WNT 信号转导途径分为经典 WNT 信号途径（canonical WNT signal pathway）和非经典 WNT 信号途径（noncanonical WNT signal pathway）。经典 WNT 信号途径也称为 WNT/β-catenin 信号途径。它包括细胞外因子 WNT、跨膜受体卷曲蛋白、胞质蛋白 β- 连环蛋白以及核内转录因子 TCF 等。当 WNT 与卷曲蛋白结合后，激活 Dvl 蛋白，抑制糖原合酶激酶 3β（GSK3β）的活性，从而抑制 β- 连环蛋白被磷酸化后的泛肽化降解，导致 β- 连环蛋白在细胞质内累积，使细胞核内的 β- 连环蛋白增加，与转录因子 LEF1/TCF 共同作用，激活下游靶基因的转录。在没有 WNT 信号时，细胞质内 β- 连环蛋白与 Axin、结肠癌抑制因子、蛋白质磷酸酶 2A、GSK3β 以及 β-TrCP 蛋白形成巨大复合物后被磷酸化，并且通过 β-TrCP 蛋白的泛肽化，进一步被蛋白酶降解。

WNT 与 SHH 共同作用能确定牙源性上皮在口腔中的正确位置。Sarkar 等用反转录病毒转染下颌弓移植块，使其异位表达 WNT7B，结果引起口腔上皮中 SHH 信号和上皮下间充质中 PTC（SHH 的成员）的下调，牙齿发育停止。提示 WNT7 可以抑制口腔上皮表达 SHH，而使其局限表达于牙源性上皮内，通过维持口腔上皮和牙源性上皮的界限，保证牙齿萌出的正确位置。WNT 和 BMP 都能激活间充质细胞中的 LEF1，使两个信号通道相通。

（四）SHH 信号传导途径

Hedgehog 基因（*HH*）家族包括 sonic HH（*SHH*）、Idian HH（*IHH*）和 desrt HH（*DHH*）。*SHH* 基因位于人类第 7 号染色体长臂 36 区（7q36），长度为 8909 bp，编码分泌型的 SHH 蛋白，分子量为 44.5 kD。SHH 信号途径在胚胎和器官的形成中起重要作用。SHH 途径至少有 4 种信号分子，分泌蛋白 SHH 是整个信号转导途径的启动因子。细胞膜跨膜蛋白 Patched（Ptch）作为 SHH 的受体，具有 12 个跨膜区。它有两种功能，一是与 SHH 结合，二是抑制 Smoothened（Smo）。细胞膜跨膜蛋白 Smo 有 7 个跨膜区，当 SHH 蛋白与 Ptch 结合后，Smo 蛋白上调下游基因表达。当没有 SHH 蛋白时，Ptch 通过下游信号抑制 Smo。锌指家族转录因子 Gli 是 Smo 的下游分子。在脊椎动物中 *GLI* 基因和果蝇的 *Ci* 基因是同源基因。它们所编码的蛋白在 SHH 途径中起着关键作用。GLI 蛋白家族的 GLI1、GLI2 和 GLI3 均有 5 个保守的锌指结构。Ci 或 GLI 与 Costal 2（Cos2）蛋白、Fused（Fu）激酶和 Suppressor of Fused（Sufu）蛋白在细胞内组成复合体。当 Ptch 失去对 Smo 的抑制作用后，Smo 为复合体提供磷酸，促使 Ci 或 GLI 进入细胞核启动下游基因转录。相反，如果 Smo 受到抑制，Ci 或 GLI 将在细胞核中阻止基因的转录。

Shh 与许多器官发生的形状形成密切相关，被认为是器官发生中形状形成的重要基因。*Shh* 缺陷小鼠可以产生几种发育异常，包括神经管、中枢神经、肢脚异常和严重的颅面缺陷，如胚胎前脑和中脑的形态过小及缺陷，远肢缺失、独眼、脊柱和肋骨的缺失、多指（趾）畸形。Dwight 等发现，家族成员携带相同的 *Shh* 突变基因，可产生不同的面部畸形，如独眼或

正中线不对称。

Shh 决定神经管的背腹形状、肢脚的前后形状、早期胚胎的左右对称以及体节的形状。

Shh 与牙胚的发生、牙冠形态的形成、牙釉质和牙本质的形成都有关系。*Shh* 在牙齿发育的起始阶段就开始在牙板表达，在蕾状期、帽状期、钟状期和钟状晚期一直到出生后，表达才逐渐减弱。在牙齿发育中，*Shh* 仅源于牙源性上皮。从牙源性上皮中去除 *Shh* 的遗传活性，可以影响牙齿的发育，影响间充质细胞和牙源性上皮细胞的层次结构，使细胞极性紊乱。有人用 Cre-loxP 系统去除牙源性上皮 *Smo* 的活性，*Smo* 是传导所有 HH 信号所必需的。所以，从牙源性上皮中去除 *Smo*，阻塞了 *Shh* 的传导通路，同时保护了正常间充质的传导通路。结果 *Shh* 依赖的反应仅发生在牙源性上皮本身，牙源性间充质一直到出生时发育正常。相反，牙源性上皮源性细胞的增殖、生长、分化和极性都发生了变化。说明 *Shh* 控制上皮细胞的增殖、细胞器的发育和极化。

Shh 在牙齿将要形成的位置上局限性的高度表达保证了牙齿在特定的位置上形成。*Shh* 调控生长，决定牙齿的形状。如果在牙齿发育的早期短暂去除 *Shh* 等位基因的活性，可引起牙齿形态严重异常和牙齿变小，成釉细胞和成牙本质细胞细胞极向和细胞层次结构紊乱。

在钟状晚期，即硬组织矿化期仍有 SHH 蛋白表达。蛋白的表达量随成釉细胞从分泌期到成熟期逐渐减少。由此认为，*Shh* 在钟状晚期的作用与维持成釉细胞极性以及形成前期牙釉质的有序结构有关。

（五）TGF-β 及受体

TGF-β 超家族是由一组结构相关的细胞因子组成的。它们具有多重生理功能，在胚胎发育的早期能够调节细胞生长、分化和凋亡，刺激细胞外基质的形成，调节机体损伤的修复。目前发现，至少有 35 个以上 TGF-β 超家族的基因与诱导胚胎发育和形态发生有关。除了参与腭部发育外，*Tgf-β* 基因及其受体基因均被发现在早期发育的牙胚组织中表达，与牙胚的发育、成牙本质细胞的分化及成牙本质的修复有关。不同的超家族成员在调控牙齿发育中起着不同的作用。

由细胞分泌的 TGF-β 前原蛋白在细胞外经过复杂的活化过程才具有活性。TGF-β 分子信号是通过其受体丝氨酸苏氨酸蛋白激酶的磷酸化而转导的。TGF-β 受体活化后，将信号传导给下游的信号分子 SMADs，将细胞外的信号传递到细胞内。TGF-β 受体靠近细胞质侧有丝氨酸苏氨酸结构域，Ⅰ型受体还有甘氨酸和丝氨酸结构域（GS domain）。TGF-β 首先与Ⅱ型受体形成复合物，Ⅰ型受体再与复合物结合形成三元复合物。期间Ⅱ型受体的丝氨酸苏氨酸蛋白激酶结构域将Ⅰ型受体的 GS 结构磷酸化，激活Ⅰ型受体。活化的Ⅰ型受体作用于下游信号分子 SMAD，将 TGF-β 的细胞外信号传递到细胞核内，发挥基因调控作用。SMAD 是 TGF-β 家族的细胞内信号分子，有 9 个成员——SMAD 1～SMAD 9。其中 SMAD2 和 SMAD3 是 TGF-β 细胞内特异的信号转导分子。SMAD 4 是信号中介分子，参与 TGF-β 家族所有成员的细胞内信号转导过程。

TGF-β1～TGF-β3 表达出现在牙齿发育的不同阶段。在小鼠胚胎第 13 天，TGF-β1 首先在口腔上皮表达，然后在外胚层间充质表达，最后定位于成牙本质细胞层。在胚胎第 16 天，成牙本质细胞分泌胞外基质并开始矿化，此时 TGF-β 的表达较强。在基质分泌期，分化的成牙本质细胞有 TGF-β1 转录因子和蛋白的表达。TGF-β1 在成熟的牙组织中也有表达。当牙齿因龋或其他原因脱矿时，基质中残留的 TGF-β1 释放，促进成牙本质细胞的分化，介导牙组织的修复。体外实验也证明，TGF-β1 和 TGF-β3 可刺激成牙本质细胞的分泌活性，外源性 TGF-β3 可促进修复性牙本质的形成。

第二节 口腔疾病的分子生物学基础
Molecular Biological Basis of Oral Diseases

一、龋病相关因子

龋病是由细菌、饮食和宿主等因素共同作用的结果。龋病的发生需要附着在牙面上的细菌（牙菌斑）、易被细菌发酵产酸的糖类及易感的宿主等因素。变异链球菌是主要的致龋细菌，与龋病的发病呈正相关，但不是唯一的致龋菌，其他的还有黏性放线菌、乳杆菌、唾液链球菌和血链球菌等10余种细菌。变异链球菌的主要致龋能力表现在合成胞外多糖、产酸以及对牙面的附着。在致龋的过程中，变异链球菌产生的葡糖基转移酶（glucosyltransferase，GTF）能利用宿主口腔环境中的蔗糖合成胞内糖和胞外糖，促进细菌的聚积及在牙面上的附着，维持细菌的生长、代谢和产酸。

（一）变异链球菌 GTF 基因型与致龋能力

变异链球菌 GTF 是主要的致龋因素。GTF 可特异地利用蔗糖合成细胞外多糖，尤其是水不溶性葡聚糖（insoluble glucan，IG）与变异链球菌的致龋性密切相关。*gtf* 基因型的不同可能会导致菌株合成不溶性多糖能力的差异。

变异链球菌的 GTF 至少有3个亚型——GTF-I、GTF-SI 和 GTF-S，分别由 *gtf B*、*gtf C* 和 *gtfD* 基因编码，其中 *gtf B* 编码的 GTF-I 催化水不溶性葡聚糖合成。*gtf B* 有4425个碱基，编码1475个氨基酸残基。*gtf C* 编码的蛋白质 GTF-SI 由1375个氨基酸残基组成，蛋白质的分子量为153 kD。一些变异链球菌的 *gtf B* 和 *gtf C* 基因有多态性现象，一种是5′端编码区碱基的变化，另一种是 *gtf B* 与 *gtf C* 之间的同源重组。*gtf B* 和 *gtf C* 在染色体上紧密相邻，组成了一个基因簇，这样有利于表达上的互相协调。从目前的研究看，*gtf B* 是与致龋关系最密切的因素之一，细菌的黏附能力与致龋性关系密切。如果将变异链球菌 *gtf B* 和 *gtf C* 基因中任何一个失活，都会引起变异链球菌体外依赖蔗糖的黏附性下降，使定菌鼠模型的龋齿发生率下降。也有实验证明，细菌黏附在牙面上，*gtf C* 起了主要作用。对从高龋者和无龋者口腔中分离到的菌株的 *gtf* 基因分析显示，两者的基因型明显不同，认为 *gtf* 基因水平的变异可能导致细菌致龋性能力的差异。

在龋病的发病过程中，致龋菌通过代谢食物中的糖类产生的酸是最重要的致龋物质。变异链球菌能发酵多种糖类产酸，且耐酸产酸的能力强，产酸的速度快。细菌在酸性环境中生长和代谢糖类产酸的性能包括基本耐酸性（constitutive acid tolerance）和耐酸反应（acid tolerance response，ATR）。耐酸性是变异链球菌重要的致龋因素，是由多种遗传因素决定的。它的分子机制仍不十分清楚。目前已经分离并克隆到几个与耐酸有关的基因，如 *ffh*、*fhs* 和 *dfp* 等。

需要注意的是，随着变性梯度凝胶电泳（denatured gradient gel electrophoresis，DGGE）、DNA 杂交芯片技术、16s rRNA 基因测序技术以及下一代测序技术等不依赖传统培养方法的实验技术的不断发展与成熟，人们了解到口腔内仍存在着大量不可培养微生物，口腔微生态远远比人们先前认识的更加复杂多样，生态平衡的维系可能涉及更多的微生物。人们对于龋病病因的认识已逐渐从单一致病菌理论向微生态失衡理论转变。现阶段的大量群落研究为深入探索龋病微生态提供了有力的参考与提示，从健康状态进入患龋状态时唾液和菌斑中存在部分微生物种群在不同疾病分组的富集程度出现改变。这些从“健康”到“龋病”状态出现变化的微生物可能是龋病发生和发展的“核心微生物组”。龋病“核心微生物组”将可能是调节龋病失衡微生态的关键作用靶点。

（二）龋病易感基因（susceptible gene）

多基因遗传病是多对微效基因所产生的协同作用，并由特殊环境因素共同导致的疾病。这些等位基因可存在于正常人群中，但具有此类等位基因越多，患病的可能性就越大，一般称此类基因为易感基因。易感基因决定了某些人对某种病的易感性，也可决定某些人对环境因素的反应。

多基因遗传病通常具有家族性聚集倾向，同卵双生的同病一致率高于异卵双生。先证者的各级亲属发病率均高于群体发病率，但先证者同胞发病率低于 1/2 或 1/4。与先证者的亲缘关系越近，则发病率越高。

基因在决定个体表型方面起着决定性作用，通过赋予个体对疾病的易感性或抵抗力，以及影响机体与环境因素的相互作用，基因对疾病的发生起着间接或直接作用。因此，人们希望通过识别疾病相关基因，实现多基因疾病的基因诊断和基因防治的目的。

越来越多的研究表明，基因遗传因素在龋病的发生与发展中发挥着重要的作用，并为龋病病因学研究提供了新的思路。随着基因组学研究的深入及基因检测技术发展，相关易感基因多态性（gene polymorphism）的研究成为揭示疾病遗传因素的重要手段。基因多态性主要包括 DNA 片段长度多态性、DNA 重复序列的多态性及单核苷酸多态性（single nucleotide polymorphism，SNP）。其中，SNP 是可遗传的变异中最常见的一种，在任何已知或未知基因内和附近都可能找到 SNP，具有分布广、密度高及遗传稳定性好的特点。筛选并探究疾病相关易感基因，不仅能更好地理解疾病发生的病理生理过程，并且对进一步揭示疾病的病因，指导疾病的早期诊断、预防和治疗均具有重要意义。许多研究发现个人的遗传因素与龋齿的发生具有相关性，如：

①主要组织相容性复合体上的龋易感基因。研究表明，与龋病易感性有关的基因为 HLA-Ⅱ类基因，其特异性由编码 β- 多肽的 B 基因决定，具有高度多态性。

②与釉质形成蛋白相关的龋易感基因。也有学者发现基因的改变将会影响牙釉质结构的改变，从而导致牙釉质脱矿、细菌附着和生物膜沉积，引起龋病的发生。

③与唾液蛋白相关的龋易感基因。唾液蛋白在抵御微生物入侵及抗菌抑菌方面发挥着重要作用，基因变异导致蛋白质的功能异常，常常会增加口腔感染及龋病发生的概率。

二、牙周病相关因子

（一）牙周病相关易感基因

易感基因是指与特定疾病具有阳性关联的基因或等位基因，在人类多位于 HLA Ⅱ类基因区或其附近。疾病易感性（disease susceptibility）是指由遗传决定的易患某种或某类疾病的倾向性。具有疾病易感性的人一定具有特定的遗传特征，也就是带有某种疾病的易感基因组型。

牙周病是一个病因复杂的多因素疾病，致病微生物、宿主易感因素和环境危险因素是牙周病的主要致病因素。牙周病的主要致病菌是 10～20 种以革兰氏阴性厌氧菌为主的微生物。致病菌的存在是牙周病发生的始动因子，宿主的易感性是基本因素。宿主的易感性可以影响牙周病的发生方式、类型、进程和对治疗的反应。

特异的细菌激活组织内的免疫-炎症反应引起牙周炎。近年的研究发现，白介素（interleukin，IL）、肿瘤坏死因子（TNF-α、β）、中性多形核粒细胞 IgG Fc 受体（Fc γ R）、雌激素及维生素

D受体等基因多态性可能控制着机体对致病菌感染的免疫应答及炎症反应的类型。一些研究表明，IL-1基因多态性与慢性牙周炎的炎症程度相关，Fcγ受体Ⅲb基因多态性可能与侵袭性牙周炎相关。维生素D受体的基因多态性可能与女性牙周炎有关。

1. 白细胞介素基因多态性与牙周炎易感性的关系 IL-1在机体对抗细菌的反应中起重要的调节作用，与各种急、慢性炎症疾病有关，被认为是主要的致炎因子。牙周炎症时的组织破坏多数是由于宿主的免疫炎症反应所致。免疫反应产生的炎症介质在炎症中起重要作用。不同个体对牙周炎的易感性不同，由于基因缺陷或失活而导致免疫炎症反应可能会增加牙周炎的易感性。IL-1是牙龈和牙周炎症中的主要调控因子。由于炎症反应中各种细胞因子调节网络十分复杂，要弄清各基因与炎症表型之间的关系还需要很多研究，但比较肯定的是，IL-1家族多态性对牙周炎的发生和发展有重要影响。

IL-1是多功能细胞因子，包括IL-1α、IL-1β和IL-1ra。IL-1ra是IL-1受体的天然拮抗剂。IL-1α和IL-1β是两种功能相似的蛋白。角质细胞、成纤维细胞、内皮细胞和多数白细胞家族成员都有IL-1细胞表面受体。这些细胞对IL-1的活化非常敏感。IL-1可以激活几条信号传导通路，使受体诱导快速反应（如PGE2产物）和慢性反应（如蛋白的磷酸化和下游基因的转录）。

IL-1家族的基因簇集在人类第2号染色体长臂13区（2q13），包括IL-1A、IL-1B和IL-1RN，分别编码IL-1α、IL-1β和受体拮抗剂IL-1ra。IL-1A与IL-1B基因结构相似，均由7个外显子和6个内含子组成。IL-1RN由4个外显子和3个内含子组成。IL-1家族基因发生多态性的频率高。到目前为止，已经对IL-1家族基因多态性与牙周炎的易感性、严重程度和治疗效果等进行了广泛的关联研究。多数研究认为这些基因型与牙周炎的易感性和牙周炎的严重程度等有关系，但也有少部分研究得到的是无关联的结果。牙周炎是一种多因素疾病，目前对于多因素疾病的疾病相关基因的研究还没有理想的技术路线，对于各个微效基因之间的协同作用很难鉴定。从目前的研究结果看，基因型与种族有一定的关系。

2. 中性多形核粒细胞IgGFc受体（FcγR）基因多态性与牙周炎的关系 FcγR是IgGFc段受体，主要表达于免疫细胞膜表面，在特异型抗体与效应细胞间发挥桥梁作用，使体液免疫和细胞免疫紧密关联。FcγR包括FcγRⅠ（CD64）、FcγRⅡ（CD32）和FcγRⅢ（CD16）三个亚型。FcγRⅡ有三种形式，分别通过不同的胞内区发挥不同的作用。FcγRⅢ有两种形式——中性粒细胞抗原（neutrophil antigen，NA）1和2。人类中性粒细胞表面主要表达FcγRⅡa和FcγRⅢb。中性粒细胞通过细胞膜表面的FcγR识别与IgG结合的细菌，发挥吞噬和清除功能。在体液免疫和细胞免疫中，FcγR起到桥梁作用。编码这些受体基因的多态性，可能会影响其功能，因此被视作牙周炎可能的易感因素而受到关注。

编码FcγRⅡa和FcγRⅢb的基因都位于人类染色体1q23-24。FcγRⅡa有两个等位基因，FcγRⅢb有三个等位基因。它们的编码产物均具有结构和功能上的多态性。

FcγRⅡa是分子量40 kD的跨膜糖蛋白，属于免疫球蛋白超家族。FcγRⅡ由FcγRⅡa、FcγRⅡb和FcγRⅡc三个高度同源的基因编码，其中仅FcγRⅡa有等位基因变化。当131位密码子中有G时，相应的氨基酸为精氨酸（arginine，R），称为R131；如果131位密码子中的G为A时，相应的氨基酸为组氨酸（histidine，H），称为H131。实验证明来自H131个体的中性粒细胞的吞噬能力强于R131个体。

FcγRⅢb是一种分子量为57～70 kD的跨膜糖蛋白，属于免疫球蛋白超家族，有NA1和NA2两种形式，由两个等位基因分别编码。FcγRⅢb NA1和NA2均能与人类IgG 1和IgG 3的免疫复合物结合。

目前的研究认为，FcγR与牙周炎的发生可能有关。其与人类免疫系统疾病，如系统性红斑狼疮和肾小球肾炎等的关系也受到了关注。对非裔美国人的研究认为FcγRⅢb NA2或

NA2/NA2 基因型可能是非裔美国人患局限性快速进展性牙周炎的易感危险因素标志。日本学者对早发性牙周炎和成人牙周炎进行了维生素 D 受体 b（vitamin D receptor-b，VDR-b）和 Fc γ R Ⅲb 基因多态性的分析，认为 VDR-Fc γ R Ⅲb 复合基因型与早发性牙周炎易感性有关。对 70 岁以上日本老年人的研究则表明，Fc γ R ⅢbNA1 有利于抵抗牙周炎。国内的研究有的支持 Fc γ R Ⅲb 基因型与侵袭性和早发性牙周炎有关，但也有的研究认为与重度成人牙周炎和快速进展性牙周炎没有直接关系。

3. 肿瘤坏死因子（TNF-α）等位基因多态性与牙周炎的关系　TNF-α 是多能炎症细胞因子，能够引起组织的破坏和骨吸收。*Tnf-α* 基因位于人第 6 号染色体短臂。最早发现在启动子区域－ 308 位点存在 G → A 碱基转换。腺嘌呤取代了鸟嘌呤，造成限制性内切酶 Nco Ⅰ识别位点的缺失。目前研究认为，此位点的多态性可能与系统性红斑狼疮和牙周炎等疾病有关。在牙周炎的相关研究中，学者研究了多个相邻位点与牙周炎易感性的关系。对高加索人的研究显示，TNFA － 376、－ 308、－ 283 和＋ 489 位点的单核苷酸多态性与成人牙周炎无关。但 TNF-α（巨噬细胞产生的 TNF）和 TNF-β（T 细胞产生的淋巴毒素）结合基因型与慢性牙周炎的易感性有关。对日本人的研究也显示，*Tnf-α5′* 区域的多态性与日本人的广泛性早发牙周炎易感性无关。国内对汉族的研究认为 TNFα-308 等位基因 2 阳性基因型可能与中重度成人牙周炎易感性有关。目前的研究还较少，存在一些问题，如样本量和研究方法等。牙周炎是多因素的复杂病，也是多基因病，致病易感基因的协同效应在每个个体存在差异。

4. 雌激素受体（estrogen receptor，ER）和维生素 D 受体（vitamin D receptor，VDR）与牙周炎的关系　牙周膜是雌激素的靶器官之一。研究发现在牙龈和牙周组织中有雌激素的特异性受体，人机体雌激素水平的周期性变化能对牙周疾病和牙周组织的状态产生影响。ER 有两种形式——ERα 和 ERβ。*Erα* 基因位于人染色体 6q25.1，有 8 个外显子和 7 个内含子，包括 5 个功能区——A/B-F。位于 A/B 功能区限制性内切酶 Pvu Ⅱ和 Xba Ⅰ位点的多态性可能与骨密度有关。*Erα* 第二外显子基因敲除小鼠的骨密度较野生小鼠低 20%～25%。

人类 VDR 基因位于第 12 号染色体长臂 13 带（12q13）。由于维生素 D 在体内钙代谢调节和免疫应答过程中起重要作用，因此，VDR 基因多态性与维生素 D 功能相关疾病（骨质疏松、肾病、乳腺癌和传染性疾病等）易感性的关系受到关注。

全身骨质疏松可影响牙槽骨的骨量，与牙周炎引起的牙槽骨丢失有密切关系。研究显示 TaqIVDR 基因多态性与早发性牙周炎的易感性可能有关。携带 t 等位基因可提高患早发性牙周炎的风险。

（二）致病毒力因子的分子

革兰氏阴性菌细胞壁外膜中的内毒素（endotoxin），即脂多糖（lipopolysaccharide，LPS）成分，可通过 Toll 样受体（Toll like receptor，TLR）和 CD14 激活免疫反应。牙龈卟啉单胞菌（*Porphyromonas gingivalis*，Pg）的 LPS 可促进炎症反应与骨质吸收，在体外培养过程中发现 LPS 能够促进单核细胞中的促炎症因子，如 IL-1α、IL-1β、IL-6、IL-8、IL-18 及 TNF-8 等的生成。然而，对于牙龈卟啉单胞菌 LPS 在诱导炎症反应中的作用仍存在争议。与其他革兰氏阴性菌相比，有学者认为其自身刺激宿主产生细胞因子的能力较弱，也有人认为它能够拮抗其他病原体，减弱其刺激宿主细胞产生细胞因子的能力。

牙龈卟啉单胞菌的外膜、膜泡或胞外的一组蛋白酶称牙龈素（gingipain）。牙龈素具有多方面功能，包括：①破坏宿主组织，降解非常广泛的蛋白质或多肽底物，破坏牙周组织细胞。②帮助其他细菌生长。牙龈素能将组织的蛋白质降解为短肽链，扩大细菌营养摄取范围，为细菌生长和毒力发挥提供养分。③有助于 Pg 在牙周组织的黏附定植。牙龈素对纤维蛋白有强亲合力，在 Pg 直接破坏结合上皮的结构功能完整性过程中起作用。④干扰宿主免疫反应，影响中性粒细胞的功能，降解宿主细胞的LPS受体CD14，抑制宿主细胞对细菌的识别反应，还有降解细胞因子如IL-1β、IL-6、IL-8及TNF等的作用。

伴放线放线杆菌（*Actinobacillus actinomycetemcomitans*，Aa）能产生一种外毒素，称白细胞毒素（leukotoxin，LTX）。研究证实高浓度LTX可在短时间内杀死人的多形核粒细胞、单核细胞和淋巴细胞，而在低浓度条件下可导致细胞凋亡。

牙周病的病毒研究集中在疱疹病毒（herpes virus）。疱疹病毒是一群中等大小、球形、有胞膜的DNA病毒。已识别的与人类有关的疱疹病毒有8种：单纯胞疹病毒（herpes simplex virus，HSV）1型和2型、水痘-带状疱疹病毒（varicella-zoster virus，VZV）、EB病毒（Epstein-Barr virus，EBV）、人巨细胞病毒（human cytomegnlovirus，HCMV）和人类疱疹病毒（human herpes virus，HHV）6、7、8型。近年研究表明HCMV、EBV-1和HSV可能与牙周炎的发病有关，治疗后检出率降低。已知HCMV属于β疱疹病毒，可感染各种不同的上皮细胞、T细胞和单核-巨噬细胞。EBV是一种嗜B细胞的γ单纯疱疹病毒，主要侵犯B细胞。过去认为只有B细胞表面有EBV受体，最近发现在腮腺导管、咽部及某些上皮细胞也有EBV受体。EBV-1可感染B细胞和T细胞，使之凋亡。HSV是疱疹病毒的典型代表，宿主范围广，复制周期短，致病力强，是口腔感染最常见的病毒。皮肤、眼、会阴及中枢神经系统也易受累。

（三）问题及展望

多基因病的遗传模式尚未确定，基因与基因间、基因与环境因素间的相互作用目前还无法检测，所以多基因疾病的定位结果往往不尽如人意。在牙周病的易感基因研究上发现了一些可能的疾病相关易感基因，但还没有发现主效基因。由于多基因病患者群的异质性，只有把表型分开，才有希望定位到某一特殊性状的主效基因。此外，牙周病的发病存在种族和地区差异。DNA芯片及高通量测序等技术为多基因遗传病易感基因的定位展示了广阔的前景。牙周炎是多细菌感染性疾病，并非由一种或者几种微生物所引起，而是牙菌斑生物膜中所有细菌的群落行为。因而，可采用宏组学手段，包括宏基因组学（metagenomics）、宏转录组学（metatranscriptomics）、宏蛋白质组学（metaproteomics）和宏代谢组学（metabolomics），从牙菌斑生物膜群落整体出发，更加深入地理解牙周病的发生机制。

三、口腔肿瘤相关因子

（一）癌基因与肿瘤的发生

1. 癌基因的概念 细胞基因组中能使正常细胞发生恶性转化的基因称为细胞癌基因（cellular oncogene，c-onc）。正常情况下，c-onc处于静止状态，癌基因不表达，或表达水平不足以引起细胞的恶性转化，或野生型蛋白的表达不具有恶性转化的作用，所以也称为细胞原癌基因（proto-oncogene）。细胞中的每一种癌基因基本上都有与其同源的病毒癌基因（viral oncogene，v-onc）。

2. 癌基因的激活机制 细胞癌基因存在于正常细胞中，虽然一般情况下有表达，与细胞的生长、分化及死亡过程的调节有关，但相对来说处于抑制状态，只有被激活后才能导致肿瘤的发生。癌基因激活是肿瘤发生的关键步骤。激活方式有多种，包括基因突变（gene mutation）、基因过表达（gene overexpression）、基因重排（gene rearrangement）、基因放大（gene amplification）、基因异位表达（gene ectopic expression）、染色体转位（chromosomal translocation）异常和配体激活（ligand activation）等。在肿瘤发生的过程中癌基因的激活可同时通过不同的途径。同一致瘤因素也可以通过不同的激活机制，不同的致瘤因素也可以通过同一机制激活癌基因。

根据癌基因蛋白的功能，可以分类为生长因子、生长因子受体、G 蛋白信号传递、胞浆激酶和核转录因子蛋白等。癌基因的功能分类、蛋白的功能性质及染色体定位见表 4-1。

表 4-1　部分癌基因的功能分类、蛋白的功能性质及染色体定位

功能分类	蛋白的功能性质	染色体定位
生长因子类		
FGF4（*HST*）	成纤维细胞生长因子相关性生长因子	11q13.3
PDGFB（*SIS*）	血小板衍生生长因子 β 链生长因子	22q13.1
生长因子受体类		
EGFR	酪氨酸激酶（EGFR）	7q12—q13
MET	酪氨酸激酶（HGFR）	7q31
RET	酪氨酸激酶（GDNFR）	10q11.2
FMS	酪氨酸激酶（M-CSFR）	5q33
膜 G 结合蛋白类		
K-RAS	GTP 结合蛋白，信号转导	11p15
非受体蛋白——酪氨酸激酶类		
ABL、*SRC*、*YES*、*RET*	酪氨酸激酶	
PIM、*RAF-1*、*MOS*	丝氨酸苏氨酸激酶	
核转录因子类		
FOS	与 C-JUN 结合形成转录复合物 AP-1	14q24.3—q31
JUN	与 FOS 结合成转录复合物 AP-1	1p31—p32
MYB	序列特异性 DNA 结合蛋白	6q22—q24
c-MYC	序列特异性 DNA 结合蛋白	8q24
N-MYC	序列特异性 DNA 结合蛋白	2p24—p25
抗凋亡蛋白		
BCL-1	活化细胞周期蛋白	11q13
BCL-2	抑制凋亡	18q21
TWIST	抑制凋亡	7p21

（1）基因突变：基因突变也称点突变（point mutation），是癌基因激活的常见方式。如果突变发生在编码区，则造成该基因编码蛋白的一级结构发生改变，从而改变了癌基因蛋白的生物学性状。如突变发生在 5′ 末端的非编码区（5′ -non-coding region，5′ -NCR），则导致表达失去调控。这两种方式是原癌基因激活的重要机制。原癌基因 *neo*（又称 *c-erbB-2*）和 *c-Ha-ras* 就是通过这种方式激活的。在正常细胞中 *c-Ha-ras-1* 基因第 12 号密码子（34—36）为 GGC，所编码的 p21 第 12 位氨基酸为甘氨酸。但在膀胱癌细胞株 T24 和 EJ 细胞中该密码子变为 GTC，编码的氨基酸变为缬氨酸，导致 *c-Ha-ras-1* 原癌基因的激活。有研究显示，在 30% 左右的口腔鳞状细胞癌组织中可以检测到 *c-Ha-ras* 基因第 12 密码子的 G → T 改变。

（2）基因过表达：基因过表达是原癌基因激活的重要机制之一。很多肿瘤有基因过表达的现象，如在肝细胞癌和卵巢癌等中都发现 *c-met* 的表达升高，在正常的卵巢上皮细胞中可以检测到 *c-met* 癌基因的表达活性，但水平很低。在卵巢癌上皮细胞中 *c-met* 的表达上升了

3～50倍。在口腔鳞状细胞癌中，有 *c-myc* 和 *c-erbB-2* 表达上升的现象。

（3）基因重排：基因重排是原癌基因的激活机制之一。*c-onc* 的结构与其他细胞基因一样，绝大多数是外显子-内含子结构，*c-onc* 的编码序列（外显子）被间隔序列（内含子）隔开，其中一些序列起着促进子和调节基因的作用。如果染色体出现易位或交换等改变，则使 *c-onc* 与正常的抑制子分开，处于激活状态。例如，已知所有的 Burkitt 淋巴瘤患者都出现 8q24 的易位，而 8q24 正是 *c-myc* 基因所在的位置。8q24 与其他染色体，如与 Ig 编码区发生易位后，*c-myc* 可能重排，避开抑制性因子的作用被活化。现在已发现很多肿瘤有染色体异常现象。

（4）基因扩增：原癌基因的扩增与细胞的恶性转化有关。原癌基因的扩增可以通过相应的 RNA 水平反映出来。基因扩增，其相应的 RNA 水平提高，使蛋白产物增加，导致细胞恶性转化，如口腔鳞状细胞癌有 *c-erbB-2* 和 *p53* 等基因的扩增和过表达。

（5）前病毒的插入：禽类白细胞增多症病毒本身并无转化基因，但其前病毒两端的重复序列（long terminal repeat，LTR）具有启动子的作用。插入细胞 *c-myc* 基因附近的适当部位后，可活化 *c-myc*。病毒 LTR 对细胞癌基因的激活有多种形式，LTR 可以插入 *c-myc* 基因的不同位置，直接或间接地将其激活。

3. 人乳头瘤病毒与口腔癌 人乳头瘤病毒（human papilloma virus，HPV）是小的 DNA 病毒，分子量 5.2 kD，约有 7900 个碱基。经克隆鉴定有 100 多种不同的基因型。根据与疾病的关系，可分为高危型和低危型。高危型与恶性肿瘤有关，如 HPV16 和 HPV18 型。低危型一般不会引起恶性改变，与良性病变有关，如 HPV6、HPV11、HPV30 和 HPV33 等。HPV 是唯一以人类作为自然宿主的乳头瘤状病毒，有显著的宿主与靶细胞特异性。人感染后可引起皮肤上皮、口腔、喉、支气管、食管和泌尿生殖道黏膜上皮良性病变。HPV 攻击的靶细胞范围极窄，仅侵袭皮肤和黏膜的鳞状上皮细胞。不同型的 HPV 感染特定的解剖学部位。通常嗜皮肤的 HPV 不能在黏膜上皮细胞内建立病毒的原发病灶，反之亦然。HPV 只能在具有一定分化程度的角质细胞内才能繁殖，而在基底细胞内呈隐性状态，推测病毒繁殖需要细胞连续分化所提供的特异因子才能完成。

HPV 基因组大体分为三个区段：早期区（early region，E 区）、晚期区（late region，L 区）和上游调控区（up stream regulation region，URR）即非编码区（non-coding region，NCR）。HPV 主要的开放读码框架（open reading frame，ORF）均由同一条 DNA 链编码。E 区有 5～8 个 ORF，顺序依次为 E6、E7、E1、E8、E2、E4、E3、E5，其功能涉及复制、转录、调节和细胞转化。其中 E6 和 E7 是已确定的两个转化基因，可使细胞发生永生化。

（1）HPV 感染与口腔癌：HPV 与肿瘤的关系首先在宫颈癌中被发现。大量流行病学、病毒学和分子生物学研究证明，HPV，尤其是某些特异的基因型，如 HPV16 和 HPV18 等与人宫颈癌的发生有密切联系。在高达 90% 的侵袭性宫颈癌中含有 HPV 的序列。其中 60% 以上为高危型感染。

口腔黏膜在组织结构、外部环境以及存在癌前良性增生病变、原位癌和浸润癌等方面与宫颈癌有许多共性。一系列研究均表明在口腔与癌前病变中确实存在 HPV 感染，并且以高危型 HPV16 和 HPV18 为主。口腔癌组织中 HPV 的检出率由于各种原因差异相当大（8%～100%），但总体的检出率明显低于宫颈癌。

迄今为止的研究表明，HPV 与口腔癌前病变和口腔癌的发生有一定的关系。大量体外及动物实验也证明，高危型 HPV 能诱导细胞转化。虽然没有 HPV 直接诱导癌变的证据，但一系列证据都表明，HPV 在癌发生和发展这样一个多因素、多阶段的过程中起着重要的作用。

（2）HPV 感染的分子生物学机制：一般认为 HPV 感染细胞后，DNA 在宿主细胞内以两种形式存在，一是以游离体的形式游离存在于细胞质内，或整合到宿主染色体 DNA 的基因组中。大多数宫颈癌组织中的 HPV 为整合状态，而在良性病变及癌前病变中则以游离体状态占大多数。整合多发生在宿主细胞染色体的脆弱部位或其附近，影响邻近原癌基因与肿瘤抑制基因的转录。在宫颈癌中，整合位点在 *c-Myc* 及 *N-Myc* 附近，引起该基因结构的改变或过表达。对整合位点两侧的宿主 DNA 序列进行研究，未发现有任何的规律性，进而认为这种整合是随机的。HPV 在口腔黏膜的感染多呈潜伏状态，拷贝数一般低于宫颈黏膜相应病变中 HPV 的拷贝数。有学者通过 DNA 印迹杂交分析发现，口腔癌中 HPV 的存在状态与宫颈癌有所不同。口腔癌中的 HPV 大多以游离方式存在于细胞中，很少发生整合。少数发生整合的也多为晚期区，表现为 L1 区的断裂、丢失，而不是宫颈癌中的 E2 区被破坏。

也有学者认为 HPV DNA 与宿主细胞整合也不一定发生癌变，还有赖于其他因素的协同及持续作用。一般 HPV 整合后，并不活跃表达，而是处于一种抑制状态。当辅助因素具备、抑制作用解除后，才可能参与并导致肿瘤的发生。这些辅助因素可能包括：①其他病毒（如 HSV、EBV 或巨细胞病毒等）或微生物的合并感染。有实验发现在口腔鳞癌组织中 HPV 16 和 EBV DNA 均被检出者占 47.1%，显著高于癌旁组织中的 9.5%。由于 HPV 16 和 EBV 都与肿瘤发生有关，因而这两种病毒在同一部位感染可能形成一种协同致癌作用。②机械刺激导致上皮反复发生创伤。③原癌基因被激活或肿瘤抑制基因失活。④宿主免疫功能异常。⑤放射线照射。⑥烟草、酒及其他致癌因素也可以作用于细胞抑癌基因，使之发生突变，从而产生恶性基因表达。

口腔黏膜直接暴露于诸多致癌因素的作用之下，其中一些已被证实与口腔癌的发生有关，如烟草和酒精等。研究发现，有咀嚼烟草或槟榔习惯者（如印度的东部、我国的台湾地区和湖南部分地区）癌组织中 HPV 阳性率较无此习惯者高。口腔癌的发生是多因素共同作用的结果，一些因素如 HPV 感染，在癌变的复杂过程中扮演了重要角色。

4. *P53* 基因与口腔癌

（1）*P53* 基因的功能：*P53* 是抑癌基因（tumor suppressor gene），也称抗癌基因（antioncogene）。*Rb* 基因是 20 世纪 80 年代发现的第一个抑癌基因，目前发现的抑癌基因已有 10 余种。抑癌基因的突变与肿瘤发生密切相关，约一半的人类肿瘤与抑癌基因的失活有关。

P53 基因是目前世界上已知与人类肿瘤发生关系最密切的基因，定位于第 17 号染色体短臂（17p13.1），约 20 kb 长，有 11 个外显子和 10 个含内子。野生型 *P53* 基因是抑癌基因，P53 蛋白通过调节 P21 的水平调控细胞的生长。突变型 *P53* 为癌基因。

正常 P53 蛋白（野生型）是一种核磷酸蛋白，功能部位在细胞核。P53 蛋白在正常与非转化细胞中低水平表达，半衰期为 6～20 min。而突变型 P53 蛋白的半衰期延长至 4～8 h，造成蛋白在细胞内蓄积，其机制可能与蛋白降解系统不能启动有关。

P53 基因在抑制细胞增殖、修复损伤的 DNA、诱导细胞程序化死亡以及保持基因组稳定方面起着重要作用，是重要的细胞生长负调节因子。P53 蛋白与特异 DNA 序列结合可激活一些抑制细胞增殖基因的转录或抑制细胞原癌基因的转录，阻止细胞进入 S 期，执行对细胞生长负调控的功能。这种激活或抑制效应可能是直接的，如野生型 P53 蛋白可直接与 *Waf1*（wild-type P53-activated fragment 1）基因结合，通过活化 *Waf1* 基因的转录而抑制细胞周期的进程。除 *Waf1* 外，P53 还可能通过调控生长阻滞和 DNA 损伤 45（growth arrest and DNA damage-inducible gene 45，*GADD45*）的转录而抑制细胞的生长。另一方面，P53 可以特异识别含有 TATA 启动子序列的基因并抑制其转录。许多与细胞增殖和恶性转化有关的癌基因或病毒基因含有这种启动子，如 C-*myc*、C-*fos*、MDM2 和 SV40 等。

细胞在受到外界刺激因素（化学、物理和生物）作用而发生损伤时，推迟细胞分裂直至 DNA 修复。若损伤不能修复，则细胞进入程序化死亡（programmed cell death，PCD）或称凋亡。如果 PCD 功能障碍，可能造成有损伤的细胞在没有修复的情况下继续完成细胞周期，导致细胞 DNA 损伤不断积累，最终发生恶变。

调控 PCD 的基因主要有两类，一类是能诱导 PCD 的基因，如野生型 *P53*，以及编码 APO-1 和 CD3 的基因；另一类是能抑制 PCD 的基因，如突变型 *P53* 和 *bcl*-2 等。野生型 *P53* 对细胞损伤后的归宿起着重要作用：当 DNA 受到损伤时，野生型 P53 蛋白在细胞内蓄积，使细胞停滞在 G1 期，DNA 获得足够的时间进行修复，修复完成后再进入 S 期。如果修复失败，野生型 P53 蛋白就活化那些诱导 PCD 的基因进行转录，促使细胞死亡，从而防止了具有癌变倾向的细胞继续进入细胞周期，保证了基因组的稳定性。

基因突变是 *P53* 失活的重要方式，*P53* 基因突变可见于大多数肿瘤中。突变大多发生在体细胞，且仅见于肿瘤细胞，在正常组织中则检测不到。突变的位点多位于第 5—9 外显子。在头颈部鳞癌中 *P53* 突变主要发生于这一区域，多为错义突变，少数是无义突变或终止密码突变。

部分肿瘤没有 *P53* 基因结构的改变，但可因细胞内存在病毒蛋白，如 SV40 大 T 抗原、腺病毒的 E1B、HPV16 及 HPV18 的 E6 蛋白均可与野生型 *P53* 形成复合物，使 P53 蛋白产物处于无功能状态。这也是 *P53* 基因失活的重要方式之一。

基因突变后产生的突变型 P53 蛋白在蛋白构象与生物学功能方面与野生型 P53 有很大不同。突变的 P53 蛋白可行使癌基因的功能，使细胞不死和转化，并与野生型 P53 蛋白形成复合物而产生负效应。失活的复合物与癌基因 *ras* 等协同作用导致细胞转变。

突变型 P53 蛋白与野生型 P53 蛋白在半衰期上的明显差异以及前者在细胞内高水平蓄积，使我们能够通过检测 P53 蛋白含量间接了解 *P53* 基因的情况。

（2）*P53* 与口腔鳞状细胞癌：*P53* 表达的改变在头颈部鳞癌发生的各阶段均有证实。由于研究的方法（免疫组化、蛋白质印迹法和 PCR-SSCP 直接测序等）和研究的组织不同（癌细胞系细胞、新鲜组织和石蜡包埋的组织），在头颈部鳞癌组织中 *P53* 基因或蛋白的表达情况差异比较大。目前发现 24%～100% 的头颈部鳞癌组织中存在 *P53* 基因突变或 P53 蛋白异常表达。

5. 口腔常见肿瘤及瘤样病变的相关基因

（1）成釉细胞瘤：近年来发现成釉细胞瘤具有较高的 *BRAF* 突变率（42%～82%）。*BRAF* 是丝裂原活化蛋白激酶（mitogen-activated protein kinase，MAPK）通路中的一个关键分子，具有极其广泛的生物学作用，与牙发育相关，突变后可能导致细胞的异常增殖。其中 V600E 是最常见的突变类型，有可能成为成釉细胞瘤的治疗靶点。此外，*BRAF* 突变在含有成釉细胞成分的牙源性肿瘤（如成釉细胞瘤、成釉细胞纤维瘤和成釉细胞癌等）中常见，在其他牙源性肿瘤中不常见，推测 BRAFV600E 有机会成为鉴别含成釉细胞成分肿瘤与其他牙源性肿瘤的分子标记。

（2）涎腺肿瘤的分子改变：研究发现大约 70% 的多形性腺瘤有复杂的核型异常，如 8q12 易位导致的 *PLGA1* 融合，以及 12q13-15 重排导致的 *HMGA2* 基因融合。在腺样囊性癌中可以见到 *MYB-NFIB* 或 *MYBL1-NFIB* 基因的融合激活，或者 *NOTCH1* 基因的突变。在黏液表皮样癌中可以见到 *CRTC1-MAML2* 或 *CRTC3-MAML2* 基因融合，或者 *CDKN2A* 缺失。目前这些分子改变未被认为是诊断、预后或治疗所必需的，但大多数情况下，许多分子改变特别是基因融合是诊断的关键线索。这些改变有可能作为未来诊断涎腺肿瘤的生物学标志物。

（3）痣样基底细胞癌综合征和牙源性角化囊肿与 *PTCH*：*PTCH* 基因是一种肿瘤抑制基因，编码蛋白能诱导细胞凋亡及抑制细胞增殖。*PTCH* 突变可激活 Hedgehog 信号通路，导致细胞增殖失去限制。近 10 年的研究发现，在 85% 的痣样基底细胞癌综合征患者中检测到 *PTCH* 突变，而在散发的牙源性角化囊肿中仅为 30%，提示 *PTCH* 突变可能与痣样基底细胞癌综合征的关系更为密切，与牙源性角化囊肿的发生并无因果联系。此外，其他牙源性囊肿亦存在 *PTCH* 突变，提示 *PTCH* 基因突变并非是肿瘤的特异性表现。

6. 非编码 RNA 和口腔肿瘤

（1）非编码 RNA（non-coding RNA，ncRNA）简介：既往人们多关注蛋白编码基因的功能，但是单纯蛋白编码基因的突变并不能较好地解释各种生理状态或疾病的发生和发展过程。非编码区域既往被认为是基因组转录的“噪音”。随着测序技术日新月异的进步，通过对转录组的分析，研究人员发现了一系列 ncRNA。ncRNA 一般指不具备蛋白质编码能力的 RNA，包括 miRNA、转运 RNA、核糖体 RNA、小核仁 RNA（small nucleolar RNA，snoRNA）、长非编码 RNA（long noncoding RNA，lncRNA）和环状 RNA（circRNA）等。非编码 RNA 广泛参与生命活动中重要的生物功能，如生物个体的发育与分化、生殖、细胞凋亡和细胞重编程等，并且与人类疾病密切相关。

ncRNA 作为一类具有重要肿瘤生物学作用的调控性分子，通过直接或间接调控关键的癌基因和抑癌基因，参与了许多关键致癌或抑癌信号通路。miRNAs 的经典作用机制为与 AGO_2 相互结合，形成 RNA 诱导沉默复合体，然后通过碱基互补配对，识别和结合靶基因的 mRNA，诱导靶基因 mRNA 的降解和翻译抑制。lncRNAs 的主要分子机制包括：①与蛋白质结合，改变相结合蛋白质的染色质定位、翻译后修饰、稳定性和相互作用分子等。②与 DNA 结合，改变相结合区域的基因转录。③与 miRNAs 结合，扣留和吸附 miRNAs，而解除 miRNAs 对下游靶基因的抑制作用。④与长链 RNA 分子，包括 mRNA、lncRNA、pre-mRNA 和 pre-miRNA 结合，调节相结合 mRNA 的稳定和翻译。⑤可能同时具有以上多种作用机制。CircRNA 是一类以共价键形成闭合环状结构的特殊类型的非编码 RNA。环状 RNA 的经典作用机制为特异性结合和吸附 miRNAs，而解除 miRNAs 对下游靶基因的抑制作用。此外，环状 RNA 可直接结合蛋白质或者其他 RNA 分子，进而改变相结合蛋白质或 RNA 分子的功能。也有研究发现部分环状 RNA 可以翻译短肽而发挥功能。

（2）非编码 RNA 与口腔肿瘤关系的研究：非编码 RNA 可参与口腔发育及各种疾病的发生、发展过程。在口腔肿瘤的研究中，利用 miRNAs 芯片、lncRNAs 芯片、circRNAs 芯片、小 RNA 测序和转录组测序，联合定量 PCR 验证，可鉴定出相对于癌旁组织，在肿瘤组织中差异表达非编码 RNA 的表达改变，还可以通过检测在耐药肿瘤组织、肿瘤转移灶、肿瘤干细胞、血清（血浆）、唾液及外泌体里非编码 RNA 的表达，作为肿瘤诊断和判断预后的标志物。这些非编码 RNA 调节着肿瘤细胞的细胞周期、凋亡、增殖、代谢、自噬、干性、衰老、迁移、侵袭、药物抵抗、血管生成、肿瘤微环境中免疫细胞招募和活化等。在口腔癌组织中，长链非编码 RNA HOTAIR、UCA1 和 NEAT-1 显著高表达，而 MEG 表达显著下调，而这些 lncRNA 与患者的性别和年龄无显著相关性，提示 lncRNA 可作为独立的诊断生物标志物。但是只有 HOTAIR 可在唾液中被检测到且具有统计学意义，尤其在淋巴结转移患者中更加显著。因此，组织和体液 lncRNA 有可能作为新的口腔癌诊断标志物。

（二）肿瘤转移的分子机制

肿瘤转移是指肿瘤细胞从原发部位脱离，迁徙到与原发肿瘤不同的位点并最终发展成为肿瘤的过程。原发部位肿瘤组织中具有转移潜能的细胞亚群是肿瘤转移的细胞生物学基础。

肿瘤转移是一个主动、复杂、多步骤的连续过程，对于这一过程的任何一个步骤进行干扰和破坏都可能防止肿瘤转移的发生。肿瘤转移主要包括以下几个步骤：①肿瘤细胞脱离原发部位，侵入细胞外基质与基底膜。②肿瘤细胞进入血液循环或淋巴系统，在循环中运行并逃避免疫系统的攻击。③肿瘤细胞黏附在内皮细胞壁并向血管外迁移。④肿瘤细胞在远处浸润，血管增生，形成新的转移灶。这一过程中经历了细胞黏附的改变、蛋白溶酶和血管增生因子的作用以及转移相关基因和转移抑制相关基因的调控。

肿瘤细胞从原发部位的逃逸需要细胞-细胞间接触的丧失。正常时，上皮细胞通过紧密连接、黏附连接和桥粒结构紧密连接，与细胞内的肌动蛋白和中间丝细胞骨架密切联系。在黏附小带处依赖 Ca^{2+} 的细胞黏附分子 E-cadherin 介导的同种亲和作用对建立和维持这些连接复合物很重要。当细胞癌变后，癌细胞黏附力的降低与上皮细胞间黏附分子减少有关，尤其是上皮细胞间的E-cadherin明显减少，存在EMT现象。如前所述，EMT过程涉及基因表达模式的广泛重编程和细胞极性的转换。EMT相关的变化使得细胞定向迁移和侵袭成为了可能，这是癌细胞扩散的先决条件。伴随着EMT相关的变化，癌细胞还能够获得干细胞样特性（stem cell-like characteristics），包括对治疗的耐药性增加、免疫抑制配体的表达和释放增加、阻止衰老的能力增加和DNA修复能力的降低（基因组不稳定性增加）。

基底膜是以Ⅳ型胶原为骨架，由层粘连蛋白和纤维粘连蛋白等组成的网状结构，与胞外基质共同组成了限制癌细胞浸润和转移的组织屏障。在肿瘤转移过程中，肿瘤细胞分泌多种蛋白酶类，降解基底膜和胞外基质。不同的基质成分由不同的酶来降解。具有转移能力的肿瘤一般产生以下几种破坏基质的蛋白酶：①基质金属蛋白酶（MMPs），如明胶酶和胶原酶等。②胱氨酸蛋白酶（组织蛋白酶B、H）。③天冬氨酸蛋白酶（如组织蛋白酶D，它兼有胱氨酸蛋白酶活性）。④丝氨酸蛋白酶（纤溶酶原激活剂以及它们所激活的产物纤溶酶）。

MMPs通过破坏基质降解的平衡，使肿瘤细胞通过胞外基质和基底膜的生物学屏障进入周围组织。在正常情况下，MMPs的表达受严格的控制。癌组织中的某些生长因子，如TNF、TGF-β和EGF等可以刺激MMP过表达。MMP多数以酶原形式分泌，激活后才能发挥功能。TIMP是MMP的组织抑制剂，与MMP形成复合物抑制MMP的活性。MMP与TIMP共同存在于组织中，但可能受不同的调节机制控制。在许多肿瘤及相邻组织中，分解基底膜主要成分的胶原酶MMP-2和MMP-9的表达增加。研究显示，增加TIMP的基因表达可以抑制肿瘤的转移。在细胞外基质降解的过程中释放的生长因子，如TGF-β和bFGF可影响MMP和TIMP的活性，加速组织的降解。因此，肿瘤所处的微环境也是很重要的。对口腔鳞状细胞癌的研究发现，转移的口腔鳞状细胞癌MMP酶原表达增加，并且在组织中有浸润能力，而表达TIMP的鳞癌较少发生转移。

恶性肿瘤细胞在侵袭转移过程中，除了细胞黏附下降和对基质的降解外，细胞的运动能力在侵袭转移中也起到重要作用。肿瘤细胞运动的主要作用是诱导受体-配体相互作用以适应信号转导的需要。它受ECM的一些分子片段如层粘连蛋白、纤连蛋白、生腱蛋白（tenascin）、骨桥蛋白（osteopontin）、血小板应答蛋白（thrombospondin）和透明质酸，以及原发灶周围组织的生长和运动因子的影响。近年来研究发现口腔鳞癌中Rho家族蛋白高表达，并与口腔鳞癌的发生、侵袭和转移密切相关。Rho全称为Ras同源物（ras homologue），分子量为20～30 kD，属于小分子量G蛋白，具有GTP酶活性，因此一般称为RhoGTP酶。Rho家族是细胞骨架肌动蛋白的重要调节因子，通过调控细胞骨架影响细胞的运动能力，从而影响肿瘤的侵袭和转移。与Ras不同的是Rho极少突变，更多的是表达水平的异常。

肿瘤新生血管形成与肿瘤转移关系密切。在肿瘤初期，肿瘤细胞主要靠扩散取得营养。当瘤体生长超过2～3 mm时就需要有血管提供氧和营养物质。而血管发生一旦出现，则肿瘤生长加速，并易发生浸润和转移。在肿瘤血管形成过程中，血管内皮细胞的增殖速度是正常血管内皮细胞的20～200倍。肿瘤细胞分泌多种细胞因子促进肿瘤血管形成，如血管内皮生长因子（vascular endothelial growth factor，VEGF）和促血管生成素家族、酸性和碱性成纤维生长因子以及转化生长因子等。

许多动物及人类的肿瘤组织或细胞系产生及分泌较高水平的VEGF-A。该因子是45 kD的肝素结合型糖蛋白。VEGF-A有增加血管通透性的作用，能刺激血管内皮细胞增殖，促进血管形成，诱发tPA、uPA及纤溶酶原激活物抑制物（plasminogen activator inhibitor）在微血管内皮细胞中的表达。这些酶均与血管生成有关。肿瘤诱生的血管基底膜薄，容易断裂，肿瘤细胞容易侵入血管，加之VEGF-A增加血管的通透性的作用，使肿瘤细胞易从血管腔渗到淋巴结或远隔器官而发生转移。许多研究证实了VEGF-C和VEGF-D对肿瘤淋巴管生成有诱导作用。肿瘤淋巴管的增多将增加肿瘤细胞进入淋巴系统潜在进入点的密度，从而增加肿瘤细胞的转移潜能，这是肿瘤淋巴结转移的一个可能机制。肿瘤相关巨噬细胞（tumor-associated macrophage，TAM）是肿瘤间质中数量最多的炎症细胞，占炎症细胞的30%～50%。许多肿瘤细胞能表达VEGF-C和VEGF-D，肿瘤间质的TAM也能表达VEGF-C和VEGF-D，诱导肿瘤周围淋巴管生成并导致肿瘤转移的发生。目前研究显示VEGF在口腔肿瘤中的表达水平与肿瘤的恶性度及转移、预后关系密切。

四、口腔常见发育异常的分子生物学基础

（一）牙本质发育不全Ⅱ型

牙本质发育不全Ⅱ型（dentinogenesis imperfecta type Ⅱ，DGI-Ⅱ；OMIM：125 490）又称乳光牙本质（opalescent dentin，或Capdepont teeth）。该病是一种常染色体显性遗传病，男女患病率均等，乳、恒牙均受累。表现为牙齿结构异常，患者牙齿颜色呈浅蓝色至黄褐色改变，釉质剥落，牙冠易于磨损，牙根细小，髓腔狭窄或闭塞，无成骨发育不全症状。发病机制与牙本质的矿化不良有关。

牙本质的形成始于牙胚发育的钟状期后期，内釉上皮诱导牙乳头细胞分化为成牙本质细胞。成牙本质细胞合成并分泌细胞外有机基质——前期牙本质，羟基磷灰石晶体沉积并开始矿化。这一过程有多种基因参与。这些基因在时间和空间的正确表达决定了牙齿的正常发育，某些基因的突变或缺失可造成发育的缺陷。

1982年Ball将DGI-Ⅱ定位于第4号染色体，1992年Crall等将DGI-Ⅱ定位于Gc和干扰素诱导细胞因子间。1995年，Crosby等首次利用短串联重复序列（short tandem repeat，STR）多态标记将DGI-Ⅱ定位在染色体4q21—4q23。1999年Aplin在此区间内进行连锁分析，将连锁范围缩小到GATA6211与D4S1563之间2 cm的区域。2001年我国学者在该定位区域内的*DSP*基因找到致病突变，成功地克隆了DGI-Ⅱ的致病基因。

在染色体4q21—4q23区域内有一组基因与牙本质以及骨形成有关系，如牙本质涎磷蛋白（dentin sialophosphoprotein，DSPP）、牙本质基质蛋白1（dentin matrix protein，DMP1）、分泌型焦磷酸蛋白1（secreted phosphoprotein 1，SPP1）、骨涎蛋白（bone sialoprotein，BSP）和细胞外基质磷酸糖蛋白或成骨细胞因子45（matrix extracellular phosphoglycoprotein/osteoblast factor 45，MEPE/OF45）。它们都含有精氨酸-甘氨酸-天冬氨酸序列，通过与细胞膜上的相应受体蛋白结合，介导糖蛋白与细胞的黏附。因此，它们都被认为是DGI-Ⅱ的候选基因。但目前还未发现这些基因与遗传性牙本质发育不全Ⅱ型的临床表型有关。

目前认为，牙本质涎蛋白（dentin sialoprotein，DSP）和牙本质磷蛋白（dentinphosphoprotein，DPP）是由一个基因*DSPP*编码的两种蛋白质，由5个外显子组成。DSP由外显子14和少部分第5外显子编码，大部分第5外显子编码DPP。在正常牙齿中，DPP的含量在牙本质非胶原蛋白中占50%，DSP仅占5%。由于DPP高度磷酸化，能结合钙，因此DPP表达减少或缺失可能严重影响牙本质的矿化程度。

通过对*DSPP*进行突变分析，在5个家系中发现了4个不同的突变位点。突变位点集中在*DSPP*外显子2或3的DSP区。两个回族家系的突变发生在DSP区第三外显子，3658位核苷酸发生了无义突变，密码子由cag变成终止密码子tag，从而造成蛋白质合成的中断。有的家系的突变发生在外显子2和外显子3，使得DSPP的氨基酸组成发生改变；还有家系的突变发生在外显子3和内含子3交界处的剪接部位。这些结果证实*DSPP*是DGI-Ⅱ的致病基因。随后，在对更多患病家系的研究发现，临床诊断为遗传性牙本质发育不全Ⅱ型的家系中，仍有部分家系未在已经报道的*DSPP*基因位点以及其他编码区域和上游调控区发现突变。说明*DSPP*

不是导致这些家系患者发病的基因，可能还有其他基因与本病的表型有关，也说明该病具有遗传异质性。

（二）综合征表现的牙齿发育异常

口腔常见的发育异常多作为某些综合征临床表型的一部分出现，如少汗性外胚层发育不良（hypohidrotic ectodermal dysplasia，HED）、Rieger 综合征（Rieger syndrome）、锁骨颅骨发育不良（cleidocranial dysplasia，CCD）、Witkop 牙-甲综合征和唐氏综合征等。随着现代分子生物学技术的飞速进展，近 10 年来，不断有新的疾病相关基因被检出，使我们得以从疾病的角度认识牙齿发育的分子机制。

1. 少汗性外胚层发育不良 少汗性外胚层发育不良又称无汗性外胚层发育不良（anhidrotic ectodermal dysplasia，EDA），是一种罕见的先天性遗传性疾病（OMIM：305100），出生发病率约为 1/100 000。外胚层发育不良出现于 150 多种不同的综合征中，少汗性外胚层发育不良是其中较为常见的一种，遗传方式有 X 连锁隐性、常染色体显性和常染色体隐性等不同方式。

X 连锁的少汗性外胚层发育不良的致病基因为定位于 Xq12—Xq13.1 的 *ED1* 基因（又称 *EDA* 基因）。该基因共有 9 个外显子，编码 8 种变异剪切体，其中最长的转录本为 Ectodysplasin-A（EDA-A），是一类Ⅱ型跨膜蛋白质，包含 N 端一个短的胞内区、单一跨膜区和一个长的 C 端胞外区。EDA-A 以同源三聚体的形式分布于膜上，是 TNF 配体家族中一个含有胶原样结构域的新成员。

EDA 基因的突变谱是基于对临床大量病例的总结得到的。*EDA* 基因的突变多聚集于 EDA 蛋白的重要功能域。*EDA* 基因在男性患者中的突变检出率较高，达 80%～94%。在以往发现的突变中，49% 为错义突变，33% 的突变引起蛋白质翻译的提前终止，而余下 18% 的突变造成读码框或剪切位点的改变。错义突变多聚集于热点区域。有些突变位点在不同的家系中反复出现。

对转基因小鼠的研究提示了 EDA-A 在发育中的重要作用。小鼠体内过表达 EDA-A1 影响多个器官的发育，如多生牙、多发乳腺、毛发和指甲长度增加、磨牙外形异常、切牙的釉质形成受损、汗腺和皮脂腺的功能亢进等。该研究提示 EDA-EDAR 信号通路在外胚叶器官发育的起始、分化及形态发生等过程中起着重要的作用。

2. Rieger 综合征 Rieger 综合征（OMIM：180500）又称 Axenfeld-Rieger 综合征。该综合征的临床表现存在明显的多样性，其典型的三大症状为先天性眼前节发育不良、牙齿发育不良和脐异常。眼部的发育异常常导致继发性青光眼。口腔颌面部的典型表现有上颌发育不良、鼻根宽大平坦和下唇突出等。牙齿发育异常包括先天缺牙、过小牙、畸形牙和釉质发育不良等。该综合征为常染色体显性遗传方式，出生发病率约为 1/200 000。

目前，共有三个转录因子的编码基因和一个染色体连锁位点与 Rieger 综合征相关，分别位于 4q25、13q14、6p25 和 11p13，也证实了该综合征的遗传异质性。

1996 年，Semina 等利用定位克隆的方法得到了位于 4q25 的 *Rieg* 基因（后更名为 *Pitx* 2）。这是最早被克隆的 Rieger 综合征的致病基因，之前的许多研究发现该综合征与 4q 的易位有关，因此这一位点也是该综合征最为常见的变异位点。位于 6p25 的 *Foxc1*（原名 *Fkhl7*）基因与眼部发育不良连锁，也有报道该基因是 Rieger 综合征的另一致病基因。2001 年，利用荧光原位杂交的方法证实 *Pitx6* 基因的微缺失与一例 Rieger 综合征有关。而位于 13q14 的 Rieger 综合征连锁位点是在 1996 年发现的一个 Rieger 综合征的大家系通过连锁分析定位的，但是至今还未发现该位点的致病基因。

Pitx2 基因属于同源盒基因中的 Bicoid 基因家族。同源盒基因家族的成员在胚胎发育的调控中起着非常重要的作用，包括组织的分化和器官形状的决定。它们将早期的胚胎细胞分为不

同的区域，并且带有生长为特定组织和器官的潜能。同源盒基因家族的显著特征是含 60 个氨基酸残基的同源盒结构域（homeodomain，HD）。这个结构域的特殊功能是能够识别并结合靶基因的特定的 DNA 序列。HD 在进化中高度保守，在酵母、昆虫和脊椎动物间，HD 的序列差别非常小。

目前发现 *Pitx2* 基因有 A、B、C、D 共 4 种变异剪切体，分别编码 271、317、324、205 个氨基酸序列。各变异剪切体均具有同源结构域及完整的 C 端序列。它们之间的区别仅存在于 N 端序列，可见 HD 和 C 端序列在蛋白质功能中的重要性。针对 Rieger 综合征患者的 *Pitx2* 基因突变谱的总结显示，大约 2/3 的突变集中于 HD 区域，而另外 1/3 的突变多位于 C 端序列中。

对小鼠 *Pitx2* 表达的研究表明，*Pitx2* 在发育的早期就表达于牙胚的上皮中。*Pitx2* 的表达局限于牙基板上皮中，在早至胚胎 8.5 天就可以检测到。之后，*Pitx2* 在牙成形过程中仍然局限于牙胚上皮中，特别是在牙板和釉结中有较高的表达。出生后，*Pitx2* 仍表达于将来发育成第二、第三磨牙的上皮区域。在成釉细胞前期，可以检测到较低的 *Pitx2* 的表达，而在成釉细胞分化完成后，*Pitx2* 的表达消失。对 *Pitx2* 基因敲除小鼠的研究发现 *Pitx2* －/－的小鼠牙胚的发育停止在蕾状期。*Pitx2* 还是心脏形态、上下颌骨的前突以及垂体发育所必需的。

3. 颅骨锁骨发育不良　颅骨锁骨发育不良（OMIM：119600）又称骨-牙形成障碍，估计发病率为 1/100 万。该综合征患者存在全身性骨发育异常，主要特点为身材轻度或中度矮小，短头，伴有额骨、顶骨及枕骨突出，囟门及颅缝持续开放，锁骨发育不良使锁骨上凹消失，两肩下垂，并可异常运动向前靠拢，胸廓狭窄、短肋，小指中节指骨短小，耻骨联合增宽等。口腔颌面部异常表现为面中部发育不良、乳牙滞留，恒牙迟萌、错位，牙根发育畸形，牙釉质及牙本质发育不良，多生牙及阻生牙等。该综合征呈常染色体显性遗传方式。锁骨颅骨发育不全的致病基因定位于 6p21 的 *Runx2* 基因，又称为 *Cbfa1* 基因。该基因编码核心结合因子 α1（core-binding factor α1，Cbfa1），属于 runt 结构域基因家族的转录因子。迄今已发现该家族的三个成员——Cbfa1、Cbfa2、Cbfa3。它们共同的特点是在其分子结构中均含有一个由氨基酸组成的相同 DNA 结合区。该结合区由 128 个氨基酸组成，并与果蝇属的分节基因 runt 同源，由此被称为 runt 结构域。它介导 runt 家族的转录因子与 Cbfb 结合形成异源二聚体，并因此获得更强的与 DNA 结合的能力。

大量研究证实，*Cbfa1* 是成骨细胞分化和骨发育的重要调控因子。*Runx2*/*Cbfa1* 基因敲除的小鼠呈现明显的骨发育异常。*Cbfa1* 基因纯和缺失（*Cbfa1* －/－）的小鼠出生后因没有肋骨导致呼吸困难而很快死亡，且身材矮小，肢体短。X 线和组织切片检查显示完全没有骨化组织和成骨细胞形成，软骨膜区无血管和间充质细胞的长入，因此整个软骨内成骨和膜内成骨过程均被终止。而杂合子（Cbfa1 ＋/－）小鼠的发育异常较轻，仅表现为锁骨发育不良和膜性成骨的发育延迟等类似人类 CCD 的症状。但是在牙齿发育异常方面，*Cbfa1* 基因敲除小鼠的表现与人类不同：*Cbfa1* －/－小鼠的牙齿发育停留在帽状期或钟状早期，造釉器的缺损使牙尖外形差，尽管有牙乳头的形成，却没有明显成牙本质细胞的分化。而 *Cbfa1* ＋/－ 小鼠的牙尖形态、牙齿发育及萌出基本正常，没有出现人类 CCD 患者的多生牙及阻生牙的表型。

Runx2 基因突变在锁骨颅骨发育不良患者中的检出率为 65%～80%，在家系患者中的检出率高于散发病例。突变分布于除外显子 0 和外显子 6 的整个编码区。在蛋白质分子中，突变集中于以下三个结构域：N 端的 Q/A 重复序列、*runt* 结构域以及 C 端的 PST 富集区。其中错义突变多发生在 *runt* 结构域，使 DNA 的结合能力受到显著影响。当 *runt* 结构域完整，而 C 端改变时，蛋白质分子仍保留调节转录的活性。此类患者身材矮小和多生牙的表型则较 *runt* 结构域受损患者的表型轻微，体现了基因型与表型的相关性。

由于综合征性疾病多呈现明显的孟德尔遗传规律，属于单基因遗传病，因而研究方法较为成熟，结论明确。一些少见的发育性综合征的致病基因可能同时是常见发育缺陷的致病基因，也可作为重要的候选基因加以研究。因此，综合征性疾病可以作为独特的模型来研究发育异常。同时，从患者的临床表型与基因型的关系，以及突变蛋白质功能研究着手，作为认识口腔颌面部发育这一复杂过程的切入点，从疾病的角度探索发育的奥秘。

（三）非综合征牙齿发育不良——家族性单纯先天缺牙

家族性单纯先天缺牙不同于综合征牙齿发育不良，一般不伴有其他器官或组织的发育异常。因这类牙齿缺失大多有遗传背景，也称家族性牙齿发育不良（family teeth agenesis）。此类牙齿缺失有明显的遗传异质性（heterogeneity）。在不同的个体，相同的临床表型可能是由不同基因的改变或相同基因的不同改变引起的。临床病例研究发现，与单纯先天缺牙有关的基因有 *MSX1* 和 *PAX9*。

Msx1 在牙齿发育中的地位非常重要，在小鼠的研究中被证实是牙齿发育必需的基因。此基因的缺陷可以引起头、面和牙齿的发育异常，如腭裂、面及头颈的发育不良和牙齿的全部缺失。对人的临床病例研究发现，*Msx11* 与牙齿缺失有直接关系，此基因的多个位点的突变与先天性缺牙有关，如 *Msx1* 基因第二外显子 G → C 的错义突变，*Msx1* 第一外显子 C → A 的无义突变，*Msx1* 第一外显子 T → A 的错义突变等都分别与家族性先天缺牙有关。*Msx1* 突变的先天缺牙有相似的临床表型，遗传特点为常染色体显性遗传和家族性遗传发育不良，同时缺失多个牙齿（8～16个/人）。

与家族性先天缺牙有关的另一个基因是 *Pax9*。*Pax9* 基因位于人类染色体 14q12—q13，有 4 个外显子，编码 341 个氨基酸的蛋白质。*Pax9* 第二外显子一处单碱基 G 插入，产生编码区的移码突变，导致 PAX9 蛋白结合部位的功能异常。第二外显子中 A → T 突变产生的无义突变，以及第四外显子单碱基 C 的插入等都与家族性单纯先天缺牙这一临床表型有关。研究还提供了 *Pax9* 基因与家族性先天缺牙的“剂量相应”关系的证据：在一对父女同时缺失所有乳牙和恒磨牙的家系中，一条染色体上的 *Pax9* 基因完全丢失。

Msx1 和 *Pax9* 是经部分临床病例证实与单纯先天缺牙有关的基因，还有相同临床表型的临床病例未发现这两个基因的突变，可能还有其他相关基因未被发现。

五、口腔遗传性疾病的分子生物学基础

口腔遗传性疾病是指主要病变发生在口腔组织的遗传病，以及其他系统或者全身的遗传疾病引起的口腔组织损害，如主要发生于口腔局部的釉质发育不良、牙本质发育不良、短根牙等，以及一些系统性遗传病如颅骨锁骨发育不良、先天性外胚层发育不良和成骨不全等在口腔里的损害。

（一）各种遗传性疾病在口腔中的表现

1. 单基因遗传病（single gene disorder，monogenic disorder） 是指由单基因突变导致的遗传性疾病，遗传方式符合经典的孟德尔遗传法则。这种突变可发生在两条染色体中的一条，由此所引起的疾病呈常染色体（或性染色体）显性遗传；也可同时存在于两条染色体上，由此引起的疾病呈常染色体（或性染色体）隐性遗传。单基因遗传病较少见，发生率较高时也仅为1/500，但是危害很大。口腔常见的常染色体显性遗传性疾病有牙本质发育不良、釉质发育不良（amelogenesis imperfecta）及神经纤维瘤病等。编码釉原蛋白（amelogenin）的基因定位于X染色体上，当其突变时可以引起性染色体连锁的釉质发育不良。釉质中还有其他编码釉质蛋白的基因。这些基因位于常染色体上，其基因突变所致的釉质发育不良都属于单基因遗传病，

但是存在多种方式的遗传。

2. 多基因遗传病（polygenic disorder，multifactorial disorder） 是指多种复杂因素共同作用导致的疾病。其病因为多个微基因（minor gene）的作用累加而成，且受环境因素的影响较大，包括有一定家族史但没有单基因性状遗传中所见到的系谱特征的一类疾病，如某些先天性畸形及若干人类常见病（高血压、糖尿病、哮喘、动脉粥样硬化、自身免疫性疾病、老年痴呆、某些精神分裂症及类风湿关节炎等）。因有遗传因素在内，故发病呈家族倾向，但不符合孟德尔遗传规律，即同胞中的患病率远比 1/2 或 1/4 低，只有 1%～10%。口腔常见的多基因遗传病包括唇腭裂以及某些类型的牙周病等。

3. 染色体遗传病（chromosomal disorder） 是染色体结构或者数目异常导致的一类疾病，又称为染色体综合征。这类疾病往往涉及一个或多个基因结构或数目上的变化，对个体的危害往往大于单基因病和多基因病，大多数染色体病有明显的口腔颌面部表现。

4. 体细胞遗传病（somatic cell genetic disorder） 单基因病、多基因病和染色体病的遗传异常发生在人体所有的细胞，包括生殖细胞（精子和卵子）的 DNA 中，并且能遗传给下一代。体细胞遗传病只在特定的体细胞中发生，这类疾病包括恶性肿瘤、自身免疫缺陷病以及衰老等。体细胞基因突变是此类疾病发生的基础。因此，在口腔颌面部发生的一些特异的肿瘤如腺样囊性癌和黏液表皮样癌等也可以列入该类疾病。

5. 线粒体遗传病（mitochondrial genetic disorder） 线粒体是人体细胞内除了细胞核之外唯一含有 DNA 的细胞器，具有自己的蛋白质翻译系统和遗传密码。线粒体遗传病是由线粒体 DNA 缺陷导致的疾病。也有人将此类遗传病归类为单基因遗传病。该病具有独特的遗传模式和临床特征，可随线粒体传递，目前还没有报道哪些线粒体遗传病在口腔有所表现。

（二）口腔常见的多基因遗传性疾病

1. 唇腭裂 唇腭裂是比较常见的先天性畸形，虽然病因和发病机制目前尚不完全清楚，但是多数人认为唇腭裂属于多基因遗传病。

临床上常见的是非综合征型唇腭裂，患儿不伴有其他畸形或异常。从遗传学和胚胎发育的角度，可以将非综合征型唇腭裂划分为单纯性腭裂（cleft palate only，CPO）和唇裂伴或不伴腭裂（cleft lip with or without cleft palate，CL/P），约 70% 的 CL/P 及 50% 的 CPO 患者为非综合征型唇腭裂。非综合征型唇腭裂的病因非常复杂，近年来人们发现一些基因参与该类疾病的发生，如 *TGFB1*、*BCL3*、*F13A*、*MSX1*、*PVRL1*、*VAX1*、*FGF* 及 *SHH* 等，可参见第四章第一节上腭和面部的分子发育部分。

另外，以某综合征的表型之一出现的唇腭裂称为综合征型唇腭裂，多为染色体异常或单个基因突变引起。据 OMIM 数据统计，大约有 600 多种综合征或全身性发育异常可以出现唇腭裂的表型。有报道综合征型唇腭裂约占全部唇腭裂病例的 30%，其主要的遗传模式包括：常染色体显性遗传、常染色体隐性遗传和 X 连锁遗传。许多综合征型唇腭裂致病基因的功能在动物模型中得到了验证，成为研究非综合征型唇腭裂的候选基因（致病基因请参考 OMIM）。这些基因疾病为研究非综合征型唇腭裂提供了良好的模型，也为更好地理解颌面部的发育提供了有益的途径。van der Woude 综合征是最常见的口面裂综合征之一，占综合征型唇腭裂总数的 1%～2%，其致病基因为 *IRIF6* 和 *GRHL3*。其他类型综合征型唇腭裂的相关基因包括：外胚层发育不良综合征（CLPED），与 *PVRL1* 突变有关；先天性缺指（趾）-外胚层发育不良-唇腭裂综合征（EEC）和 Hay-Well 睑粘连-外胚层发育不良-唇腭裂综合征（AEC），都与 *TP63* 基因的突变有关；牙发育不良伴唇腭裂综合征（HYD1）、Wolf-Hirschhorn4p 缺失综合征（WHS），可能由 *MSX1* 突变或缺失引起；X 连锁 / 舌粘连综合征（CPX），与 *TBX22* 基因突变有关。

2. 牙周病 牙周炎是指发生在牙支持组织的炎症，目前公认为是一种感染性疾病，但是单有细菌不足以造成明显的牙周组织破坏。遗传因素作为重要的全身易感因素，能影响和改变宿主对微生物的反应，并决定疾病进展和严重程度。因此，微生物因素、宿主易感因素和环境危险因素均是牙周病的主要致病因素。目前越来越多的牙周病研究开始从易感基因和多基因遗传病等角度来寻找牙周病的发生原因。有人认为牙周炎可能是X染色体连锁显性遗传，也有人认为侵袭性牙周炎（局限性或广泛性）具有常染色体隐性遗传特征。多数牙周病遗传研究是依赖家系中多个患病个体或双生子来进行的。研究发现各种牙周指数的遗传率在38%～82%，显示每个检查项目的遗传控制作用不同。近年来通过对群体和双生子等方面的研究，目前对牙周炎易感基因的研究方向已经从宏观向微观乃至到具体基因的转换，基因和牙周炎的关系日益明确。牙周炎的易感基因参见第四章第二节牙周病相关因子部分。另外，在2018年牙周病和植体周病国际新分类中，反映全身疾病的牙周炎是指一组伴有全身疾病的、有严重而迅速破坏的牙周炎，也强调了其所涵盖的是一组以牙周炎作为其突出表征之一的全身疾病，主要包括血液疾病（如白细胞数量和功能的异常、白血病等）和遗传疾病（如掌跖角化综合征和唐氏综合征等）两大类。

3. 口腔黏膜常见的多基因遗传病 复发性口腔溃疡（recurrent oral ulcers，ROU）是最常见的口腔黏膜疾病，又称复发性阿弗他溃疡（recurrent aphthous ulcer，RAU），发病有明显的家族遗传倾向，一般认为是多基因遗传病。染色体分析也发现患者的微核率较健康人高，且与溃疡的数目有关系。另外，有多种免疫介导的机制驱动复发性口腔溃疡的发病。复发性口腔溃疡的免疫发病机制涉及细胞介导的免疫反应机制，包括由其他白细胞如巨噬细胞和肥大细胞激活T细胞和TNF-α。TNF-α作用于内皮细胞的黏附，以及作用于中性粒细胞的趋化，可以诱导炎症反应。在复发性口腔溃疡患者的病损处可以检测到TNF-α和IL-2（促炎因子）上调，IL-10（抑炎因子）下调。有报道TNF-α是通过刺激MHCI的表达导致复发性口腔溃疡的发生。在复发性口腔溃疡患者基底上皮细胞的溃疡前和溃疡期，均有报道称Ⅰ类和Ⅱ类MHC抗原表达水平升高，但在愈合过程中未检测到MHC抗原表达，过表达的MHC抗原有助于细胞毒性T细胞在溃疡期对局部组织的靶向损伤。

白塞病（Behçet disease，BD）又称白塞综合征（Behçet syndrome）、口-眼-生殖器综合征（oral-oculo-genital syndrome）。白塞病是一种在遗传易感个体上，由于外源性因素引发的自身炎症性疾病。在遗传方面，*HLA-B51*等位基因位于6p染色体的主要组织相容性复合体中，是该疾病发病机制中最知名的等位基因。既往所有关于*HLA-B51*相关的整体遗传易感性的研究均表明其发生率约为20%，提示除了主要组织相容性复合体外，其他遗传位点也可能与该病有关。*HLA-Cx*14*和*HLA-Cw*15*升高在这些患者中也较为常见。*HLA-A28*和*HLA-B12*已被发现在有些白塞病患者中显著升高。HLA可能引起中性粒细胞功能亢进，而白塞病患者及*HLA-B*转基因鼠所呈现的中性粒细胞功能亢进与*HLA-B51*的表达显著相关。白塞病患者的不同临床症状有不同的临床特征，如眼葡萄膜炎可能与*HLA-B*来源的视网膜-S抗原有关；易发生血栓的患者可能出现凝血酵素原G→A的突变。但也有人认为内皮细胞黏附分子（ICAM）基因的多态性（G/R241）与白塞病有关。在对77例白塞病患者的调查中，发现*MICA*基因6个GCT/AGC的重复序列出现的频率更高。在易感因子方面，病毒、细菌和热休克蛋白（heat shock protein，HSP）都可能在白塞病的发生和发展中起作用。另外，T细胞、中性粒细胞和抗原呈递细胞在白塞病的免疫发病机制中也尤为重要。白塞病中作用最明确的抗体是抗内皮细胞抗体。据报道，抗内皮细胞抗体在18%～50%的白塞病患者中存在，并与血管相关的疾病严重程度有关系。

（葛兮源 甘业华）

第五章 口腔细胞生物学

Oral Cell Biology

细胞生物学（cell biology）是从细胞、亚细胞及分子水平三个层次上研究细胞的结构和功能以及其基本生命活动规律的学科，是现代生命科学中的重要基础前沿学科之一。其主要研究内容包括细胞的基本结构与功能、细胞增殖与分化、衰老与死亡、细胞信号传递、基因表达与调控、细胞代谢和细胞工程等。细胞生物学与分子生物学和发育生物学相互衔接，因此，只有从分子、细胞、组织病生理和发育等多维角度去研究细胞，才能真正理解细胞是如何发挥功能的。口腔细胞生物学是以研究口腔组织特有的细胞生命活动规律为主的学科。口腔组织的细胞成分除包含口腔组织特有的细胞如牙齿相关的细胞、涎腺相关的细胞、牙槽骨、软骨和颞下颌关节相关的细胞和口腔黏膜细胞外，还包含肌肉细胞、免疫细胞、血细胞及口腔感觉神经细胞等。

近些年口腔生物学领域发展很快，对于各种口腔细胞的作用和功能的认知也在不断更新。限于篇幅，在本教材中增加了口腔颌面部特有的正常组织细胞的来源及分化、口腔颌面部肿瘤细胞和口腔组织干细胞等内容。通过学习口腔细胞生物学的基础知识，有助于我们了解在健康和疾病状态下口腔各种组织细胞的本质，提高我们对口腔特色疾病的认识，以期更好地指导和服务于临床实践。

第一节 牙齿相关细胞

Tooth-Associated Cells

牙齿（teeth）是人和动物口腔中具有特定形态的高度钙化的器官，有咀嚼、辅助发音和维持面部外形等功能。从牙齿发育到萌出，产生了一系列具有特定功能的细胞群体，如牙囊细胞、牙乳头细胞、成釉细胞、成牙本质细胞、成牙骨质细胞、牙髓细胞、牙周膜细胞、牙龈细胞、结合上皮细胞和牙龈成纤维细胞等。人和部分哺乳动物有两副牙列，即乳牙和恒牙列，由此而产生乳牙细胞和恒牙细胞之分，如乳牙牙髓细胞和恒牙牙髓细胞。一般在没有特指的情况下，牙齿特异性相关细胞通常指来自恒牙的牙齿组织细胞。

部分牙源性细胞具有干细胞（stem cell）性质。干细胞的主要特点为：①具有自我更新能力。②具有多向分化潜能和组织再生能力。根据来源，干细胞可分为胚胎干细胞（embryonic stem cell，ESC）和成体干细胞（adult stem cell，ASC）。胚胎干细胞能够分化为人体三个胚层所有类型的细胞和组织。成体干细胞是多潜能干细胞（multipotent stem cell），其分化产生的细胞和组织类型有限。干细胞所在的微环境与干细胞相互作用，可以调控干细胞的更新和分化。与骨髓间充质干细胞（bone marrow mesenchymal stem cell，BMSC）相比，牙源性干细胞的功能研究还相对有限。鉴于干细胞的组织再生和免疫调节能力，以及其潜在的临床应用前景，干细胞已经被写入我国“十三五”发展规划及中长期发展纲要中。

一、牙齿相关细胞的来源

牙齿是由来自原始口腔上皮（primitive oral epithelium）向深层外胚间充质延伸增生形成的牙板（tooth lamina）细胞和来自上下颌突神经嵴（neural crest）形成的外胚层间充质细胞（ectomesenchymal cell）发育而来。牙板细胞与其周围的外胚层间充质细胞相互作用，最终形成牙胚（tooth germ）。牙胚包括成釉器（enamel organ）、牙乳头（dental papilla）和牙囊（dental follicle）三部分。

1. 成釉器　起源于原始口腔上皮（primitive oral epithelium），历经蕾状期（bud stage）、帽状期（cap stage）和钟状期（bell stage）。在帽状期，上皮芽向外胚层间叶质细胞层中生长增殖，形成三个细胞层，即外釉上皮层（outer enamel epithelium）、星网状层（stellate reticulum）和内釉上皮层（inner enamel epithelium）。内釉上皮细胞形状如帽子，覆盖在外胚层间充质细胞聚集区（即牙乳头）上，进一步分化成成釉细胞（ameloblast），具有形成牙釉质的能力。在钟状期，成釉器变成四层细胞，即外釉上皮层、星网状层、中间层（stratum intermedium）和内釉上皮层。在牙齿釉质形成末期，成釉细胞在釉质基质形成完成后，在釉质表层留下一层薄膜结构，称为原发性釉小皮（primary enamel cuticle）。在釉小皮形成后，成釉细胞变短，并与中间层细胞、星网层细胞和外釉上皮细胞结合，变成鳞状上皮覆盖在牙釉质上，称为缩余釉上皮（reduced dental epithelium）。当牙尖萌出到口腔时，缩余釉上皮与口腔上皮接触并融合，形成原发性结合上皮（primary junctional epithelium），并借牙龈沟内上皮（sulcular epithelium）与牙龈黏膜上皮融合在一起。此时成釉细胞已经演化成结合上皮细胞（junctional epithelial cells）。结合上皮继续在牙齿表面分泌一层膜状物质，称为继发性釉小皮（secondary enamel cuticle）。

2. 牙乳头　成釉器下方的细胞聚集区称为牙乳头，起源于外胚层间充质，将来分化成牙髓细胞（dental pulp cell）和成牙本质细胞（odontoblast），进而形成牙髓（dental pulp）和牙本质（dentin）。

3. 牙囊　起源于外胚层间充质，是包绕成釉器和牙乳头的结缔组织层。内含外胚层间充质细胞，将来分化成牙齿支持组织细胞，包括形成牙骨质（cementum）的成牙骨质细胞（cementoblast），形成牙周膜（periodontal membrane，或 periodontal ligament）的牙周膜细胞（periodontal membrane cell），以及形成牙槽骨（alveolar bone）的成骨细胞（osteoblast）。

此外，在牙齿萌出后，会出现新的组织，即牙龈组织（gingival tissue），并由此产生牙龈上皮细胞（gingival epithelial cell）和牙龈成纤维细胞（gingival fibroblast）。

本章重点介绍牙源性干细胞。

二、牙源性干细胞

在牙胚发育形成特定组织的过程中，会产生一系列牙源性组织特异性干细胞，如牙髓干细胞（dental pulp stem cell，DPSC）、牙周膜干细胞（periodontal membrane stem cell，PDLSC）、脱落乳牙牙髓干细胞（stem cell from human exfoliated deciduous teeth，SHED）、牙根尖乳头干细胞（stem cell from apical papilla，SCAP）和牙囊前体细胞（dental follicle progenitor cell，DFPC）。这些牙源性干细胞或前体细胞表达多种骨髓间充质干细胞细胞表面标记分子（如 STRO-1、CD105、CD73 和 CD106 等），不表达造血干细胞标志物（如 CD11b、CD45 和 CD34 等）。与骨髓间充质干细胞类似，牙源性干细胞具备分化为至少三种不同细胞的能力——成骨或成牙细胞、脂肪细胞（adipocyte）和成神经细胞。区别于骨髓间充质干细胞，牙源性干细胞更多地表现为牙向分化（odontogenic differentiation），而不是骨向分化（osteogenic differentiation）。下面我们重点介绍这几种细胞。

（一）牙髓干细胞（dental pulp stem cell，DPSC）

2000 年 Gronthos 等学者通过对人牙髓细胞的研究，发现牙髓组织中存在一种与骨髓间充质干细胞免疫表型极其相似的牙髓干细胞。与成牙本质细胞不同，牙髓干细胞在体外诱导条件下可分化为成牙本质样细胞、脂肪细胞和神经样细胞，植入体内后可生成牙髓和牙本质样结构。牙髓干细胞的特定周围微环境称作“干细胞龛”（stem cell niche），具有维持干细胞处于未分化和自我更新状态的作用。

1. 牙髓干细胞的分离培养 人的牙髓组织一般从因正畸拔除的健康前磨牙或拔除的阻生第三磨牙获得。将牙髓组织放在Ⅰ型胶原酶（collagenase Ⅰ）和分散酶（dispase）中消化后，利用滤网得到牙髓组织的单细胞悬液。牙髓组织中的主要细胞成分是牙髓细胞，干细胞含量非常少。Gronthos 等的研究显示，从一颗牙的牙髓组织中可得到大约 10^5 个细胞。由于一颗牙的牙髓组织所含细胞数量有限，可以将不同个体的数个牙髓组织混合在一起，进行牙髓干细胞的分离培养。

牙髓干细胞的分离大概有两类方法，一类是免疫筛选法，即选择细胞表面特异性标记分子，利用流式细胞仪或免疫磁珠的方法分选。STRO-1 是常用的分选骨髓间充质干细胞和牙髓干细胞的表面标记分子。也可联合其他标记分子如 CD146 等进行联合分选牙髓干细胞。原代牙髓干细胞表达 STRO-1。长期体外培养后，STRO-1 表达水平逐渐降低。另一类方法是利用干细胞呈克隆状生长的特性，用有限稀释法进行细胞克隆筛选。

2. 牙髓干细胞的生物学特征

（1）克隆（成纤维细胞集落形成单位，colony-forming units fibroblast，CFU-Fs）形成能力：人牙髓组织细胞克隆形成率为 20～60 CFU-Fs/10^4 细胞。但由于实验方法及牙髓组织供体的差异，数据也存在一定差异。有研究显示，牙髓干细胞克隆形成率要高于骨髓间充质干细胞和牙周膜干细胞。

（2）细胞表型鉴定：牙髓干细胞和骨髓间充质干细胞在多种标志物上表现出相似的表达模式。牙髓干细胞表达 STRO-1、CD29、CD44、CD73、CD90、CD146 和 CD166 等骨髓间充质干细胞的标记分子，同时也表达性别决定区 Y 框蛋白 2（sex determining region Y-box 2，Sox2）和巢蛋白（nestin）等神经干细胞标志物。牙髓干细胞还表达内皮细胞标志物血管细胞黏附因子 -1、平滑肌的标志物平滑肌肌动蛋白、骨相关标志物Ⅰ型胶原、Ⅲ型胶原、骨桥蛋白（osteopontin，OPN）以及神经嵴来源的间充质前体细胞的标志物钙调蛋白 S-100 等。牙髓干细胞表达平滑肌和内皮细胞的标志物，提示其有可能来源于发育的血管，也提示血管壁周围可能是牙髓干细胞的微环境。

牙髓干细胞不表达成牙本质细胞分化的特异性标志物牙本质涎磷蛋白和牙本质基质蛋白，表明牙髓干细胞尚处于未分化状态。

虽然人的牙髓干细胞表达大部分人骨髓间充质干细胞的表面标志物，但在人牙髓干细胞表达的神经前体及中枢神经标志物［如巢蛋白、性别决定区 Y 框蛋白 2（sex determining region Y-box 2，Sox2）和钙调蛋白 S-100 等］在骨髓间充质干细胞中不表达。

（3）多向分化潜能

①在体外可以分化为成牙本质样细胞：牙髓干细胞在含 L- 抗坏血酸 -2- 磷酸、地塞米松和 β- 甘油磷酸钠的成骨诱导培养基中培养 7 天后，开始表达碱性磷酸酶。随着培养时间的延长，碱性磷酸酶染色强度增加。成骨诱导 14～21 天时出现矿物质沉积，von Kossa 染色阳性。第 21 天染色的矿化结节更加明显。同时细胞表达一些成骨细胞特异性标志物包括Ⅰ型胶原、

牙本质基质蛋白、牙本质涎磷蛋白、骨涎蛋白和骨钙素（osteocalcin，OCN）等。

②在体外可分化为脂肪细胞：牙髓干细胞在含有L-抗坏血酸-2-磷酸、异丁基甲基黄嘌呤、吲哚美辛和氢化可的松的成脂诱导培养液中培养3周后，油红O染色结果显示有脂滴形成。同时，细胞中高表达脂肪细胞特异性基因过氧化物酶体增殖体激活受体-γ（peroxisome proliferators-activated receptor-γ，PPAR-γ）和脂蛋白脂酶（lipoprotein lipase，LPL）等。

③在体外可分化为神经样细胞：在成神经诱导液[含有B27细胞培养添加剂（B27 supplement）、表皮生长因子（epidermal growth factor，EGF）和成纤维细胞生长因子（fibroblast growth factor，FGF）]的刺激下，牙髓干细胞表达神经前体细胞的早期标志物巢蛋白、胶质细胞特有的胶质纤丝酸性蛋白（glial fibrillary acidic protein，GFAP）以及神经元特异性核蛋白（neuron-specific nuclear protein，NeuN）增强。

④体内分化潜能：Gronthos将牙髓干细胞与载体羟基磷灰石-磷酸三钙一起植入免疫缺陷小鼠的背侧皮下，6～8周后能够形成牙本质和牙髓样复合物。复合物由牙髓样组织、血管、成牙本质样细胞及牙本质组成。将移植于小鼠体内的分化产物取出培养，分离出一些基质样细胞，再将这些细胞在体外培养扩增后，重新植入免疫缺陷小鼠皮下，能够再次形成牙本质和牙髓样复合体结构。同时，对形成的牙本质进行免疫组化检测，发现其牙本质涎磷蛋白阳性。与牙髓干细胞不同，骨髓间充质干细胞在动物体内形成骨样结构。

⑤临床应用：根管内活髓再生一直是现代口腔根管治疗追求的目标，以牙髓干细胞为种子细胞，进行成牙诱导，辅以支架材料，在动物体内可以形成含有成牙本质和牙髓复合体的组织结构，并且已经在人牙根管内形成具有神经反应的“活髓组织”，为牙体和牙髓组织生物学修复提供了宝贵的临床实践经验。同时，牙髓干细胞还具有多向分化潜能和免疫调节潜能，在再生和免疫相关疾病领域有着广阔的应用前景。

（二）脱落乳牙牙髓干细胞（stem cell from human exfoliated deciduous teeth，SHED）

乳牙（deciduous teeth）向成人恒牙的过渡是一个动态且非常独特的过程，其中恒牙的发育和萌出与乳牙牙根的吸收相互协调。学者发现脱落的乳牙牙髓组织中含有能够高度增殖且具有多向分化潜能的细胞，即SHED。与成人骨髓间充质干细胞和牙髓干细胞相比，脱落乳牙牙髓干细胞的增殖能力更强。与牙髓干细胞一样，乳牙牙髓干细胞也高表达骨髓间充质干细胞的表面标记分子STRO-1和CD146；表达多种神经细胞标志物，包括巢蛋白、微管蛋白β_3、谷氨酸脱羧酶、神经元核、胶质纤丝酸性蛋白和神经微丝M等，说明SHED可能来源于神经嵴。经体外扩增培养后，流式细胞分选显示仅少量SHED为STRO-1阳性细胞。

SHED能够分化为多种细胞类型，包括成骨细胞、软骨细胞、神经细胞、脂肪细胞和成牙本质细胞。在体内移植后，可生成骨和牙本质。有研究表明将SHED注入裸鼠海马体的齿状回，发现SHED可在小鼠体内存活多天，并能持续表达神经细胞标记分子。

乳牙牙髓干细胞来自机体废弃的组织。人的一生，在大约7年的时间里，20颗乳牙在乳、恒牙交替期逐渐自然脱落。因此，SHED的组织来源非常容易，且无创伤，符合伦理要求，是自体细胞移植和组织细胞工程的理想细胞来源。

（三）牙周膜干细胞（periodontal ligament stem cell，PDLSC）

牙周膜是人体唯一存在于两种不同矿化组织（牙槽骨和牙骨质）之间，在正常生理状态下终生不被矿化，平均厚度仅为0.25 mm的纤维性结缔组织。牙周膜通过穿通纤维[perforating fiber，也称夏贝纤维（Sharpey’s fiber）]嵌入牙骨质和牙槽骨内，起到固定、保护、感觉、营养牙齿以及形成牙周支持组织的作用。牙周膜组织包含异质性细胞群体，可分为靠近牙骨质表面的成牙骨质细胞（cementoblast）、形成牙周膜的成纤维细胞和靠近牙槽骨表面的成骨细胞（osteoblast）。牙周病是指以牙周组织（牙齿的支持组织）包括牙周膜、牙骨质、牙槽骨和牙龈破坏为特征的疾病。牙周病是导致牙齿脱落的主要原因，修复由牙周病所破坏的健康牙周组织是牙周病治疗的主要目标。牙周组织具有极强的修复能力，其修复活动可通过牙周膜中的不同细胞亚群的定向分化实现。研究发现，在牙周膜组织中存在一种具有多向分化潜能的干细胞，在疾病或受到外界刺激时，牙周膜中的干细胞通过不断增殖和分化，促进牙周组织再生。这种干细胞称为牙周膜干细胞。

1. 牙周膜干细胞的分离培养　牙周膜干细胞可以来自成人的健康牙齿，如智齿及正畸治疗需要拔除的牙齿。牙周膜干细胞也可来源于乳牙。牙齿拔除后，经消毒牙冠后，取根中 1/3 部牙周膜组织置于离心管内，加入Ⅰ型胶原酶（collagenase Ⅰ）和分散酶（dispase）消化。然后利用细胞筛网过滤获得单细胞悬液，再经流式细胞仪或克隆法筛选获得牙周膜干细胞。

2. 牙周膜干细胞的生物学特性

（1）克隆形成能力：通过有限稀释培养法或单克隆培养发现牙周膜中存在与骨髓间充质干细胞一样可形成 CFU-Fs 的贴壁生长细胞，而且它们的克隆形成能力大于骨髓间充质干细胞。

（2）表面标记分子：学者通过单克隆培养法、免疫化学染色、免疫荧光和流式细胞仪等技术鉴定了牙周膜干细胞表面标记分子。体外扩增的牙周膜干细胞表达 STRO-1、CD146、结缔组织特异性标志物 Scleraxis、血管周细胞相关抗原 3G5 和 α 平滑肌肌动蛋白（α-SMA）以及阶段特异性胚胎细胞表面抗原 -4（SSEA-4）。牙周膜干细胞不表达 CD19（B 细胞标志物）和 CD14（单核细胞和巨噬细胞表面标志物），说明它们不是来源于造血系统的细胞。

（3）牙周膜干细胞的分化潜能

①成骨能力：随着牙周膜干细胞在成骨诱导培养基中培养时间的延长，细胞合成碱性磷酸酶的能力增强，细胞表面矿化物沉积也逐渐增加，碱性磷酸酶染色、茜素红（alizarin red）染色或 von Kossa 染色呈阳性。透射电镜及 X 线衍射分析证实这些沉淀物为羟基磷灰石。牙周膜干细胞在成骨诱导液中可分化为成骨样细胞，细胞表达骨相关的分子标志物如碱性磷酸酶、骨粘连蛋白、骨桥蛋白、骨涎蛋白、Ⅰ型胶原、Ⅲ型胶原和骨钙素等。

②成脂能力：牙周膜干细胞在成脂诱导培养液中培养后，细胞向脂肪细胞分化，LPL 和 PPAR-γ 的表达水平显著增强。通过超微结构观察，在细胞质中可见大量脂滴。油红 O 染色阳性。

③牙周膜干细胞在体内可生成牙周组织样结构：学者将体外扩增的牙周膜干细胞和支架材料一起移植到免疫缺陷小鼠体内，发现牙周膜干细胞可在支架材料表面形成一层薄的成牙骨质组织，并伴随成束的胶原纤维，内含少量牙周膜样细胞。体内生成的胶原纤维能够与新形成的牙骨质样结构相连接。这些结构与穿通纤维的生理附着类似。由牙周膜干细胞产生的这种类牙骨质和牙周膜结构与骨髓间充质干细胞生成的典型骨髓结构和牙髓干细胞生成的牙本质和髓样结构完全不同。可见牙周膜干细胞在体内的再生能力和骨髓间充质干细胞以及牙髓干细胞存在差异。

3. 影响牙周膜干细胞的因素　牙周膜干细胞具有良好的增殖和分化能力，但在不同因素的影响下，其功能呈现出较大的差异性。

（1）生长因子和信号分子：多种细胞因子对牙周膜干细胞的增殖和分化有调控作用，如胰岛素样生长因子（insulin-like growth factor，IGF）、骨形态发生蛋白、转化生长因子（transforming growth factor，TGF）和结缔组织生长因子（connective tissue growth factor，CTGF）等通过不同信号通路影响牙周膜干细胞的分化潜能和增殖能力。

（2）微环境：牙周膜干细胞在不同微环境的作用下，增殖分化特性呈现出较大的差别。研究发现牙本质微环境和发育期根尖微环境促进牙周膜干细胞的分化，而炎症微环境对牙周膜干细胞的分化有抑制作用。

（3）年龄因素：相对于年轻个体，来自年老个体的牙周膜干细胞增殖和分化潜能都明显降低。利用自体牙周膜干细胞修复牙周缺损时，应注意年龄对牙周膜干细胞分化潜能的影响。

4. 临床应用 牙周膜干细胞具备多向分化潜能，可以分化为多种牙周组织。牙周膜干细胞的这些生物学特性为干细胞介导的牙周疾病的治疗提供了潜在的细胞来源。多年来，人们一直致力于利用干细胞来修复病变的牙周组织。研究表明，将人、小鼠、大鼠、小型猪和羊的牙周膜干细胞与三磷酸三钙支架材料复合物移植到免疫缺陷小鼠的背部皮下或实验性牙周缺损动物模型的病变部位，均能在体内形成牙周膜-牙骨质复合体，同时有穿通纤维穿行其中，说明牙周膜干细胞形成牙周附着和修复牙周缺损的潜能。近年来，还有研究发现，牙周膜干细胞在特定诱导条件下可表达巢蛋白和性别决定区Y框蛋白2（Sox2）等神经标志物，可见牙周膜干细胞具有向神经样细胞分化的能力，提示其在神经再生中可能也具备一定的应用潜能。

（四）牙根尖乳头干细胞

牙根尖乳头干细胞（stem cell from apical papilla，SCAP）存在于未完全发育成形的恒牙根尖周组织中，是一个具有高度增殖潜能和自我更新能力以及多向分化潜能的间充质干细胞群体。在牙齿发育过程中，牙根的形成始于颈环处上皮细胞的增殖。牙乳头间充质细胞和牙囊间充质细胞分别向成牙本质细胞与成牙骨质细胞分化。向根尖部延伸的双层上皮壁（内外釉质上皮层的融合）形成Hertwig上皮根鞘（Hertwig's epithelial root sheath，HERS），它决定牙根的形状。随着牙根发育，牙乳头最初位于牙根尖部并紧邻牙髓，在根管及牙冠形成时最终演化成牙髓组织。与牙髓组织相比，根尖乳头中的细胞和血管成分含量更少。然而，根尖牙乳头细胞比牙髓组织来源的细胞增殖能力更强。牙根尖乳头干细胞和牙髓干细胞在成骨和成牙本质分化中的作用都与骨髓间充质干细胞类似，只有脂肪生成能力相对较弱。

1. 牙根尖乳头干细胞的分离培养 根尖乳头是松散地附着在未成熟恒牙根尖上的软组织，用镊子很容易将其分离。目前分离和培养牙根尖乳头干细胞的方法有两种。第一种方法是酶消化。从牙根尖表面轻轻用组织剪离断根尖牙乳头，在Ⅰ型胶原酶和分散酶中轻度震荡消化。将消化的组织细胞利用细胞过滤器获得单细胞悬液，然后接种在培养皿中。另一种方法是组织块培养法。将根尖乳头组织切成约1 mm^3大小的样本，然后接种到培养皿上。这两种方法均能有效地分离培养，但是前者更常用。值得注意的是，牙根尖乳头干细胞只能在牙齿发育的特定阶段被分离出来，因为在牙冠和牙根形成过程中根尖乳头会演变成牙髓。

2. 牙根尖乳头干细胞的生物学特征 在低密度下培养时，牙根尖乳头干细胞也能够像其他间充质干细胞一样形成贴壁生长的克隆（CFU-Fs）。在10万个细胞中大约可形成50个克隆。

牙根尖乳头干细胞表达骨髓间充质干细胞的早期标志物STRO-1和CD146。此外，还表达多种细胞表面标记分子，包括CD13、CD24、CD29、CD44、CD49、CD51、CD56、CD61、CD73、CD90、CD105、CD106和CD166等。同时，牙根尖乳头干细胞不表达CD14、CD18、CD34、CD45、CD117和CD150，表明它们不是造血来源的细胞。

CD24在牙根尖乳头干细胞表达，而在牙髓干细胞或骨髓间充质干细胞中检测不到。成骨诱导培养后，在牙根尖乳头干细胞中CD24表达下调。

3. 牙根尖乳头干细胞的多向分化潜能

（1）成骨和成牙本质分化：牙根尖乳头干细胞能够分化为成牙本质细胞。在成骨诱导培养基中培养后，细胞表达成骨细胞或成牙本质细胞的特异性标志物，如碱性磷酸酶、Runt相关转录因子2（runt-related transcription factor 2，RUNX2）、骨钙素、牙本质涎磷蛋白、骨涎蛋白和牙本质基质蛋白等。同时，茜素红染色发现细胞具有形成矿化结节的能力。将牙根尖乳头干细胞移植到免疫缺陷小鼠体内时，可观察到典型的牙本质牙髓样复合体。

（2）成神经分化：作为神经嵴来源的细胞，牙根尖乳头干细胞在体外具有诱导分化成神经细胞的能力。在含 B27 细胞培养添加剂（B27 supplement）、碱性成纤维细胞生长因子（bFGF）和表皮生长因子（EGF）的神经诱导培养液中，牙根尖乳头干细胞表达多种神经前体细胞、神经元和神经胶质细胞的标志物，包括巢蛋白、神经原素 2（neurogenin 2）、神经元核、微管蛋白 β_3、微管相关蛋白 2（microtubule-associated protein 2）、神经丝（neurofilament）、胶质纤丝酸性蛋白、谷氨酸脱羧酶和神经细胞黏附分子（neural cell adhesion molecule）等。

（3）成脂分化：用成脂诱导培养液培养后，牙根尖乳头干细胞可形成油红 O 染色阳性的脂肪细胞，表达脂肪细胞特异性标志物 PPAR-γ 和 LPL 等。

4. 牙根尖乳头干细胞的临床治疗潜能　牙根尖乳头干细胞表现出与牙髓干细胞相似但不同的特征。牙根尖乳头干细胞可能是形成根部牙本质的原代成牙本质细胞的来源，而牙髓干细胞可能是形成修复性牙本质的替代成牙本质细胞的来源。

在临床病例中可以观察到根尖乳头在牙根形成中的作用。牙冠断裂致牙髓外露时，在治疗过程中摘除牙髓，保留根尖乳头，根管治疗后可观察到牙根尖的形成。值得注意的是影像学上观察到的根尖持续发育现象，是由根尖乳头形成的牙本质，或仅仅只是牙骨质的形成，尚需要进一步证实。在一项以小型猪为模型的初步研究中，在牙齿发育的早期阶段拔除根尖乳头后，尽管牙髓组织仍然发育完整，但牙根的发育会受阻；而其他未进行手术，包含根尖乳头组织的牙根则发育正常。这一发现表明根尖乳头可能在牙根的形成中起关键作用，但仍需要排除小型猪的根系发育停止是由于在根尖乳头切除过程中 Hertwig 上皮根鞘（HERS）损伤所致的可能性。

此外，基于牙根尖乳头干细胞的多向分化潜能，其在牙齿再生、骨再生、神经组织再生和血管重建等方面都具备良好的应用前景。

（五）牙囊前体细胞（dental follicle progenitor cell，DFPC）

牙囊（dental follicle，DF）是牙齿萌出之前包绕在成釉器和牙乳头外周的一层疏松结缔组织。牙囊组织中包含有大量未分化的前体细胞（dental follicle progenitor cell，DFPC），在牙齿发育后期能够分化形成牙骨质、牙周膜、牙槽骨和原发性结合上皮。

牙囊前体细胞可从临床年轻患者拔除的第三磨牙中分离获得。利用酶消化法消化牙囊组织，细胞从组织中释放出来后，只有少量单个牙囊细胞能够贴壁生长，形成 CFU-Fs。牙囊前体细胞呈典型的成纤维细胞样形态，表达巢蛋白、Notch-1、Ⅰ型胶原、骨涎蛋白、骨钙素和成纤维细胞生长因子受体等。研究表明，STRO-1 和骨形态发生蛋白受体在牙囊中也均有表达。

在体外诱导条件下，牙囊前体细胞具有良好的成骨和成牙骨质分化能力。用地塞米松刺激体外培养的牙囊前体细胞，5 周后可见透明黏滞的囊样膜状结构形成，类似于牙囊。在矿化诱导因子重组人骨形态发生蛋白 rhBMP2/7 或牙釉质基质蛋白衍生物 EMD 的诱导下，牙囊前体细胞中牙骨质特异性蛋白如牙骨质附着蛋白（cementum attachment protein，CAP）和牙骨质蛋白 23（cementum-derived protein 23，CP-23）表达上调，表明其具有向成牙骨质细胞分化的潜能。将牙囊前体细胞移植到免疫缺陷小鼠体内 4 周后，可产生纤维组织或硬组织样结构。近年来，陆续有研究显示牙囊前体细胞还具有成脂以及成软骨向分化潜能。

第二节　口腔黏膜相关细胞
Oral Mucosa-Associated Cells

人口腔黏膜（oral mucosa）构成了口腔的物理、化学和免疫屏障。在组织学上，口腔黏膜属于复层鳞状上皮（stratified squamous epithelium）。按部位和功能可分为咀嚼黏膜

（masticatory mucosa）、被覆黏膜（lining mucosa）和特殊黏膜（specialized mucosa）。

咀嚼黏膜包括硬腭（hard palate）和牙龈（gingiva），可以承受咀嚼压力。组织学上表现为角化上皮，上皮较厚。咀嚼黏膜表层有角化（cornification）或角化不全（parakeratosis），颗粒层细胞间隙宽，有细胞间桥。固有层厚，主要由粗大胶原纤维构成。结缔组织乳头与上皮钉突呈指状镶嵌，使上皮层与其下面的结缔组织不易分离。咀嚼黏膜可以借固有层或黏膜下层与骨膜相连。

被覆黏膜是指口腔除咀嚼黏膜和特殊黏膜以外的黏膜，包括唇黏膜、颊黏膜（buccal mucosa）、口底黏膜、舌腹黏膜、软腭黏膜和牙槽黏膜。在组织学上，被覆黏膜表现为非角化上皮，富有弹性。结缔组织乳头短而粗，上皮与结缔组织交界面较平坦。黏膜下层较疏松，故被覆黏膜有一定的活动度，可承受张力。

特殊黏膜是指舌背黏膜，既有被覆黏膜的特点，又有适度的延伸度。舌背黏膜表面有许多小突起，称为舌乳头。舌乳头分为丝状乳头、菌状乳头、轮廓乳头和叶状乳头。部分乳头上皮内含有味觉感受器。

在口腔黏膜领域有很多问题值得研究，例如，口腔黏膜组织更新较快，组织损伤修复时间比皮肤损伤修复时间短，且形成的瘢痕组织少，但机制不清。口腔黏膜上皮恶性转化及癌变一直是临床治疗上亟须解决的问题。本节从发育学、组织学和细胞学的角度，重点介绍口腔黏膜上皮细胞及口腔黏膜上皮干细胞的特点及功能。

一、口腔黏膜的组织结构及上皮细胞的来源和分化

在组织学上，口腔黏膜包括上皮层（epithelium）、固有层（lamina propria）、黏膜下层（submucosa）以及介于上皮层与固有层之间的基底膜（basal membrane）四部分。口腔黏膜上皮属于复层鳞状上皮（stratified squamous epithelium），分为角化上皮（cornified epithelium）和非角化上皮（noncornified epithelium），均是来自口腔黏膜上皮干细胞（由胚胎时期的口腔上皮分化而来）。角化上皮由里及表分为基底层（basal cell layer）、棘层（stratum spinosum）、颗粒层（stratum granulosum）和角化层（stratum corneum）。非角化上皮由里及表分为基底层、中间层和表层。

口腔黏膜上皮干细胞位于基底层，是其中的一小群增殖很慢的细胞。在增殖过程中一部分口腔黏膜上皮干细胞通过自我更新维持干细胞的数量，另一部分则变为短期扩增细胞（transit-amplifying cell），逐步分化演变成棘层细胞、颗粒层细胞和角质形成细胞。依口腔黏膜上皮细胞的层次由里及表其分化程度逐渐增加。下面按照口腔黏膜上皮的组织学层次，分别简述各层次中存在的细胞及组织特点。

（一）上皮层中的细胞

在口腔黏膜上皮层中含有角质形成细胞（keratinocyte）和非角质形成细胞（nonkeratinocyte）两大类细胞。角质形成细胞按细胞分化程度从低到高分为基底细胞、棘层细胞、颗粒层细胞以及角化或不完全角化的细胞。非角质形成细胞包括黑色素细胞、朗格汉斯细胞和梅克尔细胞。

1. 角质形成细胞

（1）角化层：是口腔黏膜上皮最浅表的一层，由角蛋白栓（squames）、角化（细胞中的细胞器和细胞核消失，细胞质内充满角质蛋白，嗜伊红染色）和不全角化（细胞仍然有残存的细胞核）的扁平细胞构成。角化层的细胞是发生了终末分化的上皮细胞。上皮细胞发生程序性死亡时，抗凋亡蛋白 Bcl-2 和角质形成细胞相关的转谷氨酰胺酶（keratinocyte transglutaminase，TGase-K）表达消失。

（2）颗粒层：位于角化层的深面，由 2～3 层扁平细胞组成。细胞质内含有嗜碱性透明角质颗粒，染色深，细胞核浓缩。与棘层细胞相比，颗粒层细胞角蛋白 CK1 和 CK10 表达减少，兜甲蛋白（ioricrin）、外皮蛋白（involucrin）、聚丝蛋白（filaggrin）和转谷氨酰胺酶表达开始增多。

（3）棘层：位于颗粒层的深面，是上皮中层次最多的细胞。体积大，呈多边形，细胞间桥明显，蛋白质合成最活跃。棘层邻近基底层的几层细胞有增殖能力。与基底层细胞相比，棘层细胞开始表达角蛋白（cytokeratin，CK）1 和 CK10，角蛋白 CK5 和 CK14 表达减少。

（4）基底层：位于棘层的深面，是上皮层中最里面的一层立方形或矮柱状细胞。细胞核呈圆形，染色深。口腔黏膜干细胞是基底层细胞中的一小部分增殖很慢的细胞。口腔黏膜上皮干细胞的分化是从分裂增殖的上皮细胞脱离细胞外基质开始的。口腔黏膜上皮干细胞及其产生的短暂扩增细胞（transit-amplifying cell）具有增殖能力，可以分化成棘层、颗粒层和角化层上皮细胞。基底层细胞高表达角蛋白 CK5、CK14、CK19 和整合素 β_1。

2. 非角质形成细胞　此类细胞不参与上皮细胞的增生和分化，不含桥粒和张力细丝。在普通切片下，细胞质不着色，所以也叫透明细胞。

（1）黑色素细胞：可见于牙龈、硬腭、颊黏膜和舌黏膜的上皮基底层，在光镜下细胞质透明，细胞核呈圆形或卵圆形，细胞质内含黑色素颗粒，内质网和高尔基体发达，无张力细丝和桥粒。黑色素细胞产生黑色素，并传递黑色素给周围的角质形成细胞，起防辐射和保护细胞核染色体的作用。

（2）朗格汉斯细胞（Langerhans cell）：是一种抗原呈递细胞，与黏膜免疫有关，主要位于棘层，也可见于基底层。电镜下可见棒状或球拍状的朗格汉斯颗粒（也称 Birbeck 颗粒）。

（3）梅克尔细胞（Merkel cell）：分布于基底细胞层内，起触觉受体的作用。

（二）固有层中的细胞

固有层是由纤维、成纤维细胞和基质组成的致密结缔组织。固有层内含成纤维细胞，对上皮细胞的分化具有调控作用。

（三）黏膜下层中的细胞

黏膜下层为疏松结缔组织，内含腺体、血管、神经和脂肪等组织。主要分布在被覆黏膜，为固有层提供营养及支持。黏膜下层含有腺体、血管和脂肪等组织干细胞及其衍生的其他各种组织细胞。

（四）基底膜（basal membrane）

在上皮层与固有层之间有一层由基板、网板和基质构成的膜状结构，称作基底膜。基板是上皮细胞的产物，主要成分是Ⅳ型胶原蛋白丝交织成的密网和均质的基质。基质含糖蛋白和黏多糖，故基底膜的组织学特点是 PAS 染色阳性（因含黏多糖）。基板的外面还有纤细的网状纤维和基质组成的网板，厚薄不定。因网板含网状纤维，故基底膜嗜银染色。网板由成纤维细胞产生，故口腔上皮组织也是口腔上皮干细胞和间充质干细胞相互作用进而演化的结果。尽管基底膜无细胞成分，但其对维持口腔黏膜组织的稳态具有重要的调控作用。在上皮细胞发生癌变时，癌细胞可以突破基底膜，浸润到结缔组织中。

二、口腔黏膜上皮细胞

口腔黏膜上皮细胞在非特指的情况下，一般是指角质形成细胞。体外培养的口腔黏膜上皮细胞是研究口腔黏膜相关疾病机制、构建组织工程化口腔黏膜和筛选药物的重要工具。

（一）口腔黏膜细胞的组织来源

人口腔黏膜上皮细胞的培养多采用牙龈或颊黏膜上皮组织。动物黏膜细胞多采用新生或年轻动物的口腔黏膜上皮组织。此阶段的口腔黏膜上皮细胞活力强，有利于提高细胞培养成功率。原代细胞培养需要先进行组织修剪，去除黏膜下组织，并用分散酶（dispase）4度消化，将上皮层和结缔组织层完全分离，再将上皮组织用胰酶在37℃消化15 min以获得单细胞悬液。因为口腔黏膜上皮干细胞及其产生的短暂扩增细胞（transit-amplifying cell）有增殖能力，且均靠近基底膜，所以不完全分离上皮层会导致有增殖能力的细胞丢失，影响口腔黏膜上皮细胞培养的成功率。鉴于高钙离子浓度可以促进体外培养的上皮细胞分化，因此降低培养基中的钙离子含量有利于上皮细胞生长。此外，向培养基中加入氢化可的松、霍乱毒素、异丙肾上腺素、促表皮生长因子、胰岛素和转铁蛋白等添加剂能够促进口腔黏膜上皮细胞生长。

（二）口腔黏膜上皮细胞的生物学特点

1. 一般生物学特点 原代培养的口腔黏膜上皮细胞呈多角形，铺路石样排列。细胞开始生长缓慢，5～10天可达80%汇合。当细胞达80%汇合时，应进行传代。一般可传代3～8次。传代2～3次后，细胞就有可能出现分化，生长停止，甚至死亡。实验应采用第2、3代细胞进行。

2. 口腔黏膜上皮细胞的超微结构 在扫描电镜下，细胞呈镶嵌状排列，表面可见丰富的细胞质突起和微绒毛。在透射电镜下，上皮细胞核大，呈圆形或卵圆形，细胞质内有大量张力纤维，细胞间可见桥粒链接，张力丝与桥粒的附着斑相连。

3. 免疫标志物 口腔黏膜上皮细胞中的主要蛋白成分是角蛋白。口腔黏膜上皮细胞表达上皮细胞的重要标志物泛角蛋白（pan-CK），不表达间充质细胞标志物波形蛋白（vimentin）。角蛋白种类较多，是中间纤维蛋白（intermediate filament protein）家族的重要成员。上皮细胞在分化过程中表达不同的角蛋白。在口腔黏膜角化上皮组织中，基底层细胞表达角蛋白CK5/14，棘层细胞表达角蛋白CK1/10。在口腔黏膜非角化上皮中，基底层细胞表达角蛋白CK5/14，棘层细胞表达角蛋白CK19。此外，上皮细胞分化相关因子如整合素β_4、聚丝蛋白和外皮蛋白等也可以作为口腔黏膜上皮细胞鉴定的标志物。

（三）口腔黏膜上皮细胞的永生化

1. 有限细胞系（finite cell line） 从新鲜组织内分离的活细胞，在刚脱离机体时，其生物学性状尚未发生较大变化，在一定程度上能够反映体内的状态。由于原代培养的培养物中所含的细胞类型多而复杂，因此在培养初期，存活和生长的细胞类型也是多种多样的。通过自然增殖选择和人工选择等方法，使原代培养物逐步成为具有增殖能力、特征专一、类型均匀的培养细胞，即细胞系（或细胞株）。根据传代能力，细胞系可分为有限细胞系和连续细胞系（continuous cell line）或无限细胞系（infinite cell line）。正常组织来源的细胞在体外培养条件下，其增殖能力是有限的，在有限次数传代后，细胞会发生衰老和死亡。原代培养的口腔黏膜上皮细胞系是有限传代细胞系。有限传代细胞系的增殖和功能相对不稳定，不利于体外实验的标准化和科学化，不能作为细胞基础科学和细胞工程等领域的标准细胞系，因此产生了原代培养正常细胞永生化的客观需求。

2. 细胞永生化（cell immortalization） 是指体外培养的细胞经过自发或外界刺激从衰老中逃离，突破细胞传代的Hayflick界限，从而获得无限增殖能力的过程。永生化的细胞可以长期传代。关于永生化细胞与肿瘤细胞之间的关系长期以来存在争议。普遍认为，正常细胞永生化使细胞获得无限增殖的能力，但没有恶性转化的特征，也无体内成瘤能力。细胞永生化和基因组不稳定共同作用，可以促进永生化上皮细胞发生癌变。

3. Hayflick 界限 是由美国生物学家 Leonard Hayflick 提出的细胞增殖理论，即细胞停止分裂由细胞自身决定。正常体外培养的细胞寿命不是无限的，即使给予丰富的营养和足够的生长空间，有限细胞系也只能进行有限次数的增殖。有限传代细胞的分裂能力与供体年龄有关，细胞的衰老控制着细胞的分裂次数，进而控制着细胞的增殖，而癌细胞（无限细胞系）能够无限增殖。

4. 细胞永生化的方法

（1）病毒感染或癌基因转导法：利用病毒，将永生化基因转入目的细胞并整合到目的细胞的染色体上，改变细胞的增殖能力，是实现细胞永生化的常用方法。常用的病毒有猴空泡病毒 SV40（simian virus 40）、EB 病毒和人乳头瘤病毒（HPV）。猴空泡病毒 SV40 的大 T 抗原一方面与 pRb-E2F 复合体（磷酸化的视网膜母细胞瘤肿瘤抑制蛋白与转率因子 E2F 复合体，phosphorylated retinoblastoma tumor suppressor protein-transcription factor E2F complex）结合，使 E2F 从 pRb-SV40 病毒 T 抗原复合体（pRb-T antigen of SV40 virus complex）中分离出来，进而抑制细胞衰老。另一方面，SV40 抗原还可以稳定端粒酶的长度。这两方面作用致使 SV40 感染的细胞发生永生化。EB 病毒（又称人类疱疹病毒 4 型，HHV-4）是通过潜伏蛋白激活细胞因子与其受体相互作用，使细胞获得永生化。HPV 中的早期转录癌基因 E6 和 E7（E6/E7 oncogene）可以通过灭活 p53 和 pRb 通路，以及提高端粒酶的表达和活性，使细胞突破衰老，获得永生化。此外，还可将端粒酶基因（telomerase reverse transcriptase，TERT）、原癌基因和突变的抑癌基因转入并整合到目的细胞基因组中，实现细胞永生化。永生化的细胞成分单一，有利于体外实验的标准化。

（2）电离辐射法：通过 X 线和 γ 射线等电离辐射，使细胞基因发生突变，突破细胞增殖界限，获得无限增殖能力，实现细胞永生化。

以上方法可以诱导细胞发生永生化，但外源癌基因会长期整合到细胞基因组中，具有潜在的致癌风险。另外，永生化细胞的表型和功能特征可能与原代细胞相差甚远，因此，研究特定类型细胞的形态和功能还是首选原代细胞。为了解决原代细胞的分化及增殖能力不足、永生化细胞的形态和功能与原代细胞可能相差较大等问题，研究人员发明了新的细胞永生化技术，即回复性永生化（reversible immortalization）。

（3）回复性永生化：将条件性基因敲除技术（conditional gene knockout）和基因转导诱导细胞永生化技术联合应用，构建含永生化基因表达框及其侧翼带有 Loxp 位点的重组载体，转入细胞使其发生永生化。在获得足够数量的细胞后，再利用重组酶 Cre 切除 Loxp 位点之间的外源永生化基因，使细胞回复到永生化之前的状态。

5. 正常口腔黏膜上皮细胞永生化细胞系 目前正常口腔黏膜上皮细胞永生化细胞系有 HOK-16（A）、HOK-16（B）、HOK-18、HIOEC 和 DOK（dysplastic oral keratinocyte）。HOK-16（A）、HOK-16（B）及 HOK-18 细胞系是 Park 等在 1991 年和 1994 年分别用 HPV-16 和 HPV-18 E6/E7 基因成功转化的具有永生性和非致瘤性的人口腔牙龈上皮细胞系。HIOEC 是张志愿等在 2002 年利用 HPV-16 E6/E7 建立的人口腔黏膜上皮细胞永生化细胞系。DOK 是 Marnock 等在 1992 年报道的从口腔黏膜癌前病变组织中培养出的一株自发的永生化细胞系。通常用正常口腔黏膜上皮永生化细胞系代替正常口腔黏膜上皮原代细胞进行有关口腔癌病因学方面的研究。

6. 永生化细胞的鉴定 建立的永生化细胞系，除了标明培养细胞的来源、细胞系的纯度、细胞系的稳定性、细胞交叉污染、微生物污染、整合基因鉴定以及染色体稳定性等外，还要对其进行一系列鉴定，包括：①细胞学特征：是否能够在体外无限增殖，即获得了永生性。②致瘤性鉴定：将永生化细胞悬液接种到免疫缺陷动物体内，2 个月后检查是否有肿瘤形成。体内无肿瘤形成是成功建立正常永生化细胞系的标志。③软琼脂克隆形成实验：可以鉴别永生化细胞和肿瘤细胞。将稀释好的细胞悬液与上层琼脂混合后接种到下层琼脂，细胞与琼脂混合后处于悬浮状态。肿瘤细胞能够悬浮生长并增殖，而永生化细胞和正常细胞不能增殖。

三、口腔黏膜上皮干细胞

（一）口腔黏膜上皮干细胞在组织中的生物学特征

1. 在正常口腔黏膜组织中，口腔黏膜上皮干细胞存在于细胞增殖区的基底层。在基底层细胞中，只有一小部分细胞是增殖很慢的干细胞，以小群分布在基底层中且分布不均一。大部分基底层细胞是短暂扩增细胞（transit-amplifying cell），具有以下作用：①锚定上皮层到结缔组织的作用。②增殖分化成口腔黏膜角质形成细胞，并向口腔黏膜表面逐渐迁移的作用。基底层细胞表达Ⅳ和Ⅶ型胶原、层粘连蛋白、串珠蛋白聚糖（perlecan）、甲状旁腺激素相关多肽（parathyroid hormone-related peptide）和一些细胞因子。

2. 口腔黏膜上皮干细胞表达角蛋白 19（CK19）和整合素 β1 等上皮干细胞标志物。短暂扩增细胞低表达整合素 β1。

3. 口腔黏膜上皮干细胞与黑色素细胞紧密相邻，可以通过细胞链接与黑色素细胞发生物质传递，因此，在口腔黏膜上皮干细胞内可含有黑色素颗粒。

4. 口腔黏膜上皮干细胞高表达 Bcl-2。*Bcl-2* 是抗凋亡基因，高表达 Bcl-2 可以增强口腔黏膜上皮干细胞的抗凋亡能力。

（二）口腔黏膜上皮干细胞的分离鉴定

目前为止，尚无单一且特异的口腔黏膜上皮干细胞标记分子。有很多分子被认为是口腔黏膜上皮干细胞的候选标志物，包括整合素 β1、整合素 α6β4、CD44H、CK5、CK14、CK19、SOX2、OCT3/4、CD71、CD117 和 p63 等，可以通过流式细胞仪分选获取此类干细胞，培养方法同口腔黏膜上皮细胞。

随着回复性永生化和体内细胞谱系示踪技术（in vivo lineage tracing）的普及，口腔黏膜上皮干细胞的标志物将逐渐明确。

（三）口腔黏膜上皮干细胞的分化

生长因子、炎症因子、钙离子、整合素、细胞链接以及干细胞微环境等多种因素可以影响口腔黏膜上皮干细胞的分化。

1. 生长因子和炎症因子 维生素 A 通过上调角蛋白 CK8、CK18 和 CK19，下调角蛋白 CK1、CK10、CK5、CK14、CK6 和 CK16、外皮蛋白和聚丝蛋白而抑制上皮细胞终末分化。维生素 D3 可以通过磷脂酶 C-γ（phospholipase C-γ，PLC-γ）促进上皮细胞分化且抑制角质形成细胞增殖。表皮生长因子和转化生长因子 α（TGF-α）通过跨膜受体促进基底细胞增殖。TGF-β 则抑制基底细胞 DNA 合成，促进其发生终末分化。视黄酸（retinoic acid，RA）通过视黄酸受体促进上皮分化。胰岛素样生长因子 1（IGF-1）通过胰岛素样生长因子受体促进上皮细胞增殖。此外，炎症因子和神经生长因子通过不同的途径调节上皮细胞的增殖和分化。

2. 钙离子 低浓度钙离子有利于基底细胞维持未分化状态，高浓度钙离子则促进上皮细胞发生终末分化。细胞内钙浓度增加可以促进桥粒组装（desmosomal assembly），并促进上皮细胞表达分化标志物角质细胞转谷氨酰胺酶（TGase-K）、角蛋白 CK1、角蛋白 CK10 和兜甲蛋白（loricrin）。

3. 整合素 整合素是由 α 和 β 亚基组成的异源二聚体跨膜蛋白，参与细胞之间以及细胞和细胞外基质之间的识别和黏附。在上皮组织中，整合素在基底层表达最高，是上皮细胞之间及上皮细胞与基底膜之间的链接桥梁。整合素β1在基底细胞高表达，通过形成整合素α2β1异源二聚体与基底膜中的胶原和层粘连蛋白相连，或通过形成整合素α3β1与基底膜中的层粘连蛋白相连。整合素β4仅在基底细胞表达，可以通过形成整合素α6β4与层粘连蛋白5和细胞内纤维长丝相连。另外，基底层细胞和邻近几层棘层细胞通过表达整合素α2β1和α3β1，进而形成这些细胞间的联系。过表达整合素β1可以导致上皮细胞过度增生。

4. 桥粒、半桥粒和细胞链接 桥粒、半桥粒和细胞链接中的成分参与上皮细胞与基质和上皮细胞间的链接及信号交流。这些成分中的分子广义上可以分为两类：①由钙离子依赖的细胞黏附素构成的跨膜糖蛋白分子（transmembrane glycoprotein）。这类分子同时具有细胞外和细胞内的功能域。②细胞内蛋白，包括与桥粒斑（desmosome plaque）连接的角蛋白长丝（keratin filament）和与黏着斑（adheren plaque）连接的肌动蛋白微丝（actin filament），参与维持上皮细胞和组织的形态和张力，控制组织发育和细胞迁移。这些分子若发生缺陷，会影响上皮稳态，引发上皮组织紊乱或疾病。

5. 口腔黏膜固有层成纤维细胞 口腔黏膜固有层成纤维细胞参与口腔黏膜的发育，对维持口腔黏膜上皮的稳态和分化有一定作用，具体机制尚不清楚。

（四）口腔黏膜上皮干细胞与口腔疾病

口腔黏膜上皮干细胞在口腔疾病中的作用越来越受到重视。口腔黏膜上皮干细胞的某些基因突变可能导致上皮恶性转化，变成口腔癌干细胞，进而引发口腔癌。桥粒、半桥粒和细胞链接中的成分发生异常也可扰乱口腔黏膜上皮稳态，引起口腔黏膜疾病，如口腔黏膜异常增生、表皮松解性角化过度症（epidermolytic heperkeratosis）、表皮松解症（epidermolysis）和口腔扁平苔藓（oral lichen planus）等。

第三节 唾液腺细胞
Salivary Gland Cells

唾液腺又称涎腺（salivary gland），主要功能是分泌唾液，属于外分泌腺。人的唾液腺由三对大唾液腺［腮腺（parotid gland）、颌下腺（submaxillary gland）和舌下腺（sublingual gland）］和许多小唾液腺（minor salivary gland）组成。

一、唾液腺组织中的细胞来源及特点

大唾液腺中的上皮成分来源于原始口腔上皮。与密集间充质细胞相邻的原始口腔上皮增厚，并深入间质中形成上皮条索。该上皮条索将来发育成主分泌导管。条索的远端与间质相互作用，继续向唾液腺上皮方向分化。条索中间到远中部分发生腔化，逐渐发育成导管。条索上皮细胞形成内层细胞（inner layer cell）和外层细胞（outer layer cell）。导管段内层细胞分化成具有极化的导管衬里细胞，其末端分化成腺泡细胞。导管段的外层细胞分化成肌上皮细胞（myoepithelial cell）、基底细胞和棘层细胞。不同的唾液腺由相同类型的几种特殊细胞组成，其中腺泡细胞负责水分和蛋白质的分泌；肌上皮细胞包围腺泡和导管；导管细胞形成唾液运输管道系统。导管系统主要由闰管（intercalated duct）和纹状管（striated duct）组成。

唾液腺腺泡细胞分为浆液性腺泡细胞（serous-secreting cell）、黏液性腺泡细胞（mucous-secreting cell）和浆黏液性腺泡细胞（seromucous cell）。浆液性腺泡细胞分泌的唾液的有机成分几乎都是蛋白质；黏液性腺泡细胞分泌的唾液中仅含有少量蛋白质，但复合碳水化合物（多糖）含量高；浆黏液性腺泡细胞具有浆液性细胞的形状，但分泌产物同时具有浆液和黏液性分泌细胞的典型特征。

二、唾液腺干细胞

随着干细胞研究领域的不断进步与发展，近来人们发现成体干细胞不仅存在于各种间充质组织或骨髓中，而且还存在于外分泌腺比如乳房或唾液腺中，在啮齿动物和人类中都是如此。大鼠唾液腺导管阻塞实验表明，唾液腺的再生来源于导管内可能存在的多能唾液腺干细胞（salivary gland stem cell，SGSC）。此外，对唾液腺发育的研究表明，闰管中存在的细胞可以提供形成导管结构和腺泡所需要的所有细胞类型。因此，唾液腺干细胞被认为存在于闰管中。有观点认为，唾液腺干细胞包括唾液腺上皮干细胞和唾液腺间充质干细胞。唾液腺特异性上皮细胞移植被认为是一种修复受损的唾液腺组织的可行方法，而唾液腺衍生的间充质干细胞发挥改善唾液腺功能的作用则可能是通过调节微环境和促进残留的唾液腺特异性上皮细胞存活和增殖而实现的。

（一）人唾液腺干细胞的分离培养

人的腮腺和颌下腺标本可在头颈癌、涎腺炎以及良、恶性唾液腺肿瘤手术中获得。一般来说，每克唾液腺组织可分离出（2.0～5.2）$\times 10^6$ 个细胞。有文献报道，人腮腺干细胞在体外可以培养至23代。生长曲线显示，从第13代左右开始，增殖能力明显下降。

（二）人唾液腺干细胞的生物学特性

1. 集落形成单位（CFU-Fs）分析 人唾液腺干细胞具有形成克隆的能力。检测发现 0.5×10^6 个腮腺细胞可形成约160个克隆，比率大约为0.03%。

2. 细胞表型的鉴定 经过2～5代扩增后，可用流式细胞术鉴定唾液腺干细胞的免疫表型。流式细胞分析发现体外培养的人唾液腺干细胞高表达CD49f、CD29（integrin β1，也称整合素β1）、CD13、CD44、CD54和CD90等细胞表面标记分子。用于分离和培养人骨髓间充质干细胞的表面标志物CD73和CD105在人涎腺干细胞中也有较高表达。虽然人骨髓间充质干细胞表达CD106，但在脂肪、脐带血和胰腺等组织的间充质干细胞和人唾液腺干细胞上都检测不到该表面标记分子。CD117、CD271（低亲和力神经生长因子受体，low-affinity nerve growth factor receptor，LNGFR）、MSCA-1和STRO-1存在于人唾液腺干细胞中，但表达水平要比上述其他阳性标志物低得多。人唾液腺干细胞不表达CD45，但在某些情况下，培养物中含有很少的CD34阳性细胞。

3. 腺泡分化 利用单层培养（monolayer culture）技术，可培养出成集落样贴壁生长、具有增殖潜能的大鼠涎腺干细胞。在培养基中添加表皮生长因子（epidermal growth factor，EGF）和肝细胞生长因子（hepatocyte growth factor，HGF）后，细胞中呈现出导管样细胞（表达细胞角蛋白CK18、CK19和c-Met）、腺泡样细胞（表达唾液淀粉酶和水通道蛋AQP5）和肌上皮样细胞［表达波形蛋白（vimentin）和α平滑肌肌动蛋白（α-SMA）］的特征。

Lombaert等利用悬浮球体培养系统分离培养了小鼠下颌下腺来源的干细胞。腺体组织经过机械和酶消化后进行悬浮培养。悬浮培养的细胞聚集体称为salisphere。在含谷氨酰胺（glutamine）、表皮生长因子（EGF）、碱性成纤维细胞生长因子（bFGF）、N2细胞培养添加剂（N2-supplement）、胰岛素和地塞米松的腺泡分化培养基中，小鼠涎腺干细胞可分化为腺泡细胞，淀粉酶表达显著增加。将培养的球体细胞移植到唾液腺受损的小鼠体内，能够恢复部分唾液腺的形态和功能。

在由基底胶组成的基础支架或使用鼠尾Ⅰ型胶原和基底胶组成的混合物等三维培养模型

中，人唾液腺干细胞也可分化为腺泡细胞。

4. 其他分化潜能　人唾液腺干细胞可分化为脂肪细胞、成骨细胞和软骨细胞。

在脂肪诱导培养液中培养 8 天时，镜下可见含有大的脂肪泡的细胞。随着诱导时间的延长，脂肪细胞的数量明显增加。成脂诱导 25 天时，细胞中可检测到脂肪细胞特异性基因 AP2、C/EPB 和 PPAR-γ 的表达。成骨诱导过程中细胞表达一系列成骨细胞标记基因，如碱性磷酸酶、骨桥蛋白和骨涎蛋白。成软骨诱导 25 天后，可见大面积的糖胺聚糖和Ⅱ型胶原聚集。

（三）临床应用

在临床上，很多因素（放射、感染和自身免疫疾病）可导致腺体功能降低或丧失，产生各种唾液腺疾病，如口干燥症（xerostomia）和舍格伦综合征（Sjögren's syndrome）。目前恢复唾液腺分泌功能的治疗方法非常有限。通过唾液腺干细胞组织工程技术重建唾液腺分泌功能是一个非常有前景的治疗方案。在此方案中，目前亟须解决从唾液腺组织中高效分离获取唾液腺干细胞、培养和储存唾液腺干细胞以及唾液腺组织工程重建等瓶颈问题。

第四节　口腔颌面部肿瘤细胞
Oral and Maxillofacial Tumor Cells

肿瘤是由正常组织细胞发生多基因累积性突变的结果，肿瘤细胞有十大特性，包括：①持续的增殖信号。②逃避生长抑制。③激活侵袭和转移。④无限复制潜能。⑤诱导血管生成。⑥抵抗细胞死亡。⑦避免免疫破坏。⑧促进肿瘤的炎症。⑨基因组不稳定和突变。⑩细胞能量代谢异常，表型为生长失控、代谢异常、免疫逃逸、抵抗治疗、获得侵袭及转移的能力。肿瘤细胞通过建立肿瘤微环境（tumor microenvironment），重塑细胞外基质，影响周围正常细胞的功能，使基质中的纤维细胞变成肿瘤相关的成纤维细胞（cancer-associated fibroblast），巨噬细胞变成肿瘤相关的巨噬细胞（tumor-associated macrophage），分泌炎症因子，招募免疫细胞及促进新生血管和淋巴管的形成，为肿瘤细胞提供营养和转移通道。

口腔颌面部肿瘤的种类很多，包括牙源性肿瘤、唾液腺肿瘤和舌癌等。从病理上讲，大部分口腔颌面部肿瘤是鳞状细胞癌。口腔组织可以发生癌前病变（precancerous lesion），常见的癌前病变有白斑（leucoplakia）和红斑（erythema），与口腔癌演变有关，但只有少部分口腔癌前病变可发展成口腔癌。

研究口腔癌的生物学行为需要建立口腔癌细胞系作为研究工具。随着口腔癌细胞系的增多，随之而来的细胞间交叉污染和错误使用等问题逐渐增多。据美国模式培养物集存库（American Type Culture Collection，ATCC）报道，目前有超过 400 种细胞系已被鉴定为交叉污染和错误使用的细胞系，其中就包括多种口腔癌细胞系。肿瘤细胞系是研究肿瘤发病机制和筛选药物疗效的重要工具，基于以下事实：①细胞间交叉污染能使细胞的生物学特征发生变化。有些变化较轻，不易察觉，有些可能由于污染的细胞具有生长优势，最终压过原有细胞而导致原有细胞的生长抑制，细胞系最终被污染细胞系代替。②因为肿瘤细胞具有基因组不稳定性的特点，体外培养过程中有可能逐渐失去原代培养细胞的典型特性。③细胞系存在不易发现的污染，如支原体污染，导致细胞的功能和生物学行为发生异常。这些情况下获得的细胞实验结果可能已经不能反映特定疾病的特点，从而产生错误的数据及结论。因此，在实验研究前建议对要使用的细胞系进行身份和功能鉴定。

本节对口腔颌面部肿瘤细胞系的细胞鉴定和支原体污染问题加以简述，目的是减少细胞污染对口腔癌相关科学研究造成的不利影响，使研究成果能够真正反映口腔肿瘤的生物学行为和特点，更好地服务于临床。

一、常见的口腔癌细胞系

据文献报道，目前在全世界已经建立了很多口腔癌细胞系，但这些细胞系大部分并没有广泛使用。ATCC是一家非盈利的世界上最大的生物标准品资源中心，因其存储的细胞系均有细胞来源、特征、培养条件和细胞身份鉴定信息，因此，ATCC来源的细胞系成为科研工作者经常使用的标准细胞系，其中包括国内外实验室常用的口腔癌细胞系，如SCC-9、SCC-15、SCC-25和CAL27等。

鉴于现有的口腔癌细胞系交叉污染严重，而且有的细胞系尽管没有污染，但因长期体外培养，逐渐出现失去了原有疾病特征的倾向，因此，有学者主张应定期对实验中所使用的细胞系进行身份及功能鉴定，以避免产生因细胞系问题带来的有误导性的数据和结论。

鉴于国内外的生活方式不同，口腔癌的致病因素也存在差异。常用的ATCC来源口腔癌细胞系均来自国外，目前缺少能真正反映中国人群口腔癌生物学特点的口腔肿瘤细胞系。

二、细胞系鉴定

1. 细胞交叉污染的判定方法 细胞培养有细菌、真菌、原虫、支原体、化学、物理污染及细胞系间污染等几种类型，其中细胞交叉污染可以采用以下方法进行鉴定：①观察细胞形态。②分析生长特性和核型。③检测细胞的典型标志物和功能等。④ STR分型，是细胞身份鉴定的最可靠方法。

2. STR分型简介 短串联重复序列（short tandem repeat，STR）是核心序列为2～6个碱基的短串联重复结构。20世纪90年代初，STR分型首次用于人类亲权鉴定。随着肿瘤细胞间交叉污染的出现，STR分型作为最可靠的方法被引入细胞身份鉴定中。常用于细胞鉴定的STR位点包括D19S433、D5S818、D21S11、D18S51、D6S1043、D3S1358、D13S317、D7S820、D16S539、CSF1PO、PentaD、vWA、D8S1179、TPOX、PentaE、TH01、D12S391、D2S1338和FGA19个具有高度多态性的基因座和一个性别基因位点Amelogenin。

3. 细胞支原体污染 支原体污染是细胞培养中最常见的可干扰实验结果的一种微生物污染。支原体可来自血清、培养基或实验操作者，能通过常规针头滤器，对常规培养用抗生素拮抗。支原体污染细胞后，培养液一般不发生混浊，多数情况下细胞变化不明显，细胞的细微变化可随传代和换液而缓解，因此易被忽视。支原体污染可严重影响细胞的状态和功能，进而影响实验结果和结论。在细胞培养过程中，对支原体的防范、检测和及时去除非常重要。实验室定期检测支原体污染及使用药物预防是防治支原体污染的关键。

（1）检测支原体的常用方法

①荧光法DNA检测：细胞用DAPI等DNA荧光染料染色后，在细胞核周围、细胞膜周围以及培养基中观察到的荧光斑点或荧光颗粒，可能是支原体污染。此法需排除死细胞释放出来的DNA带来的干扰。

② PCR法：PCR法通过扩增支原体的16S rRNA基因可以检测所有种类的菌株。此法快速且灵敏度最高，缺点是不能区分支原体的死活，存在假阳性的可能。

（2）预防和处理：用支原体喷雾剂处理操作台和培养箱，或用含5 μg/ml Plasmocin的培养液预防支原体污染。若确认发生支原体污染，可用浓度为25 μg/ml的Plasmocin处理感染的细胞培养基2周，再检测支原体是否清除。

三、临床联系

口腔肿瘤细胞系是研究口腔肿瘤的生物学行为及筛选有效治疗药物的重要工具。进行深入的科学研究将有助于我们理解口腔癌的发生、发展和转归。利用口腔肿瘤细胞系研发对治疗口腔肿瘤有效的药物、生产口腔癌诊断和预后的试剂盒以及改善口腔癌的治疗方法等均具有重要的意义。

（张　萍　王衣祥）

第六章 口腔骨组织生物学

Oral Biology of Bone Tissue

骨组织在颅面部占据很大比重，不仅起到保护脑、血管和神经的作用，还是牙齿的支持组织和肌肉的附着组织。颅面骨骼的发育和形态直接影响到面部的美观及功能。同时，骨组织还是一个巨大钙库，与全身钙的代谢密切相关。

牙位于牙槽窝中，通过牙周膜与牙槽骨相连。牙周膜为纤维性结缔组织，主要由胶原纤维构成，其主纤维束一端埋入牙槽骨，另一端埋入牙骨质内。牙槽骨和牙周膜的健康状况直接影响到牙齿的存留与否。

第一节 与骨代谢相关的牙周组织

Periodontal Tissues Related to Bone Metabolism

一、牙槽骨组织的生物学特点

（一）牙槽骨的形态特点

牙槽骨是颌骨包围牙根的突起部分，又称为牙槽突。按照解剖部位，可分为固有牙槽骨（proper alveolar bone）、皮质骨（cortical bone）和松质骨（spongy bone）。

固有牙槽骨是牙槽骨的内壁，又称筛状板，围绕于牙根周围，与牙周膜相邻。它是一层多孔的骨板，牙周韧带的血管和神经通过筛状板的小孔与骨髓腔相通。固有牙槽骨属于致密骨。固有牙槽骨靠近牙周韧带的表面，由平行骨板和来自牙周韧带的穿通纤维所构成。骨板的排列方向与牙槽骨内壁平行，而与穿通纤维垂直。这些含穿通纤维的骨板称为束状骨（bundle bone）。在深部，靠近骨髓侧的骨板由哈弗系统构成。哈弗系统中央的细管为哈弗管，管的外周有几层骨板呈同心圆排列。皮质骨位于牙槽骨的外层，与固有牙槽骨一样是致密骨。骨的外表面是平行骨板，深部为哈弗系统。松质骨介于固有牙槽骨与皮质骨之间，由骨小梁和骨髓构成。骨小梁的排列方向常与咀嚼压力相适应，骨小梁的粗细和多少与牙齿功能有关，骨髓腔为血管和神经的所在部位。

（二）牙槽骨的生物学特征

骨组织是高度特异性的结缔组织，其胞外基质钙化，化学成分中70%为矿化物质，22%为蛋白质，8%为水分。

骨基质中的有机成分包括胶原蛋白、非胶原蛋白和蛋白糖原。生长因子、细胞因子以及调节破骨细胞生长的因子也沉积在骨基质中。Ⅰ型胶原构成骨基质有机成分的主要部分，约占骨中蛋白质成分的90%。非胶原蛋白在骨吸收与骨沉积的偶联中参与骨基质的矿化和细胞附着，调节细胞活性。在细胞控制下，骨基质由钙和磷以羟基磷灰石的形式沉积。

从形态上划分，骨主要有两种形式——皮质骨（致密骨）和松质骨（海绵状骨）。皮质骨由致密排列的胶原原纤维形成同心圆状的板层骨，胶原原纤维在相邻的板层之间垂直排列。松质骨的基质疏松多孔。松质骨与皮质骨在结构和功能上都存在区别。皮质骨起机械支撑和保护作用，而松质骨具有代谢功能。

牙槽骨是高度可塑性组织，也是全身骨骼中变化最活跃的部分。它的变化与牙齿的发育和萌出、乳牙替换、恒牙移动和咀嚼功能均有关系。在牙齿萌出和移动的过程中，受压力侧的牙槽骨骨质发生吸收，而牵张侧的牙槽骨骨质新生。临床上即利用此原理进行牙齿错𬌗畸形的矫治。在生理状态下，牙齿因𬌗面磨耗及邻接面的磨耗而不断发生生理性移位，牙槽骨也随之不断地进行着吸收和增生的改建。这种改建主要在松质骨内进行。不同部位的牙槽骨其结构不尽相同，上颌牙槽骨的唇侧面皮质骨很薄，而且有许多血管和神经穿过，相对松质骨的厚度和范围较大。下颌牙槽骨唇侧面皮质骨厚而致密，特别是外斜线所在部位，血管和神经又少，相对组织改建缓慢。这样在进行牙齿移动或扩弓时，上下颌牙齿的移动就有差别。此外，个体差异及增龄变化也会对牙槽骨代谢的活跃程度产生影响，从而影响牙齿移动。

二、牙周膜

牙周膜又称为牙周韧带（periodontal ligament），是位于牙根与牙槽骨之间的纤维性结缔组织，由细胞、纤维及基质组成，分布着血管、淋巴及神经，并有牙齿形成中的上皮剩余。其中的牙周纤维主要连接牙齿和牙槽骨，使牙齿得以固定于牙槽骨内并可调节牙齿所承受的咀嚼压力，具有悬吊作用。牙周膜中的细胞成分是胶原蛋白、非胶原蛋白、蛋白聚糖及细胞因子等基质中生物活性物质的主要来源，对牙周组织的改建起重要的调节作用。

（一）牙周纤维

牙周膜内的纤维主要为胶原纤维，少量弹性纤维只见于血管壁。主纤维束的一端埋在牙骨质中，另一端埋在牙槽骨中，称为穿通纤维。

在牙周膜中存在多种胶原，目前已发现Ⅰ、Ⅲ、Ⅴ、Ⅵ、Ⅻ和ⅩⅢ型胶原。Ⅰ型胶原形成坚固的纤维并附着于牙骨质和齿槽骨，是使牙周膜具备弹性及抵抗咬合力的组织学基础。Ⅰ型胶原占胶原成分的80%，主要构成主纤维束。Ⅲ型胶原形成纤细的纤维原，主要是提供组织弹性。Ⅲ型胶原占胶原成分的15%，构成网状纤维，分布于血管和神经周围。Ⅴ型胶原覆盖在Ⅰ、Ⅲ型胶原的表面，加强细胞的趋化和附着。Ⅵ型胶原为很短的纤维原，联结于Ⅰ型、Ⅲ型胶原之间。Ⅻ型胶原主要是起胶原与细胞外基质间联结的桥梁作用。

在牙槽骨组织的改建过程中，牙周膜也发生改建。采用正畸治疗患者的牙周膜细胞进行酶联免疫吸附测定（ELISA）发现，压力侧Ⅰ、Ⅲ、Ⅴ及Ⅵ型胶原的合成均明显增加，张力侧胶原合成作用并不明显，说明压力侧除了牙槽骨的改建外，牙周膜的改建也十分活跃。

（二）牙周膜中的细胞成分

牙周膜内存在多种细胞，如成纤维细胞、多向干细胞，以及少量成骨细胞、破骨细胞和成牙骨质细胞。多向干细胞具备向牙骨质细胞和成骨细胞分化的潜能。成纤维细胞可以分泌基质合成胶原，因此，牙周膜自身具备牙周再生能力。

1. 成纤维细胞　由于牙周膜来源于牙囊组织，所以牙周膜的成纤维细胞不同于牙龈成纤维细胞，属于外胚间充质细胞。与牙龈成纤维细胞相比有很多不同，牙周膜成纤维细胞的增殖能力更强，表达碱性磷酸酶活性和环磷酸腺苷更强。牙周膜成纤维细胞是牙周膜中的主要细胞，位于纤维与基质之间，其功能是分泌胶原，合成基质。成纤维细胞可以产生某些细胞因子，如受正畸力作用之后，牙周组织中前列腺素E（prostaglandin E，PGE）和白介素1β（interleukin-1β，IL-1β）的含量增加。另外，成纤维细胞又受到细胞因子的调节。已证明体外培养的人牙周膜细胞上存在IL-1β的受体，IL-1α、IL-1β、肿瘤坏死因子（TNF）及干扰素（IFN）这四种生物因子均可使体外培养的人牙周膜成纤维细胞产生前列腺素，并使细胞内的环磷酸腺苷（cAMP）水平升高。

2. 多向干细胞 牙周膜中存在多向分化的干细胞。它们具有分化为成骨细胞、成牙骨质细胞、成纤维细胞以及成脂细胞的能力。这些干细胞多位于血管周围或骨内膜周围。随着干细胞的分化，逐渐向骨或牙骨质表面迁移。

（三）基质

在牙周膜中，细胞、纤维、血管及神经之间的空隙均为基质所充满。基质的主要成分为黏蛋白和糖蛋白。基质中的蛋白糖原和组织液，与牙周膜中的胶原纤维，在牙齿承受咀嚼力时共同构成缓冲系统。

（四）牙周膜的生物学特性

牙周膜是多种重要细胞的来源。从结构和功能上看，牙周膜可以说是牙骨质与固有牙槽骨的骨膜，其中成纤维细胞对牙周膜胶原纤维的生成和更新起着重要作用。成骨细胞产生新骨，使新生的牙周膜纤维得以重新附着，保持牙齿与牙周的正常联系。成牙骨质细胞可以形成新的牙骨质，对牙骨质的修复起作用。

另外，牙周膜的结构和功能的完整和健康是机械力通过牙齿影响牙槽骨改建的生物学基础（见本章第四节）。

三、牙骨质

牙骨质属于牙体组织，覆盖在牙根表面，与牙周膜和牙槽骨的关系十分密切。牙骨质的硬度与骨接近，化学组成中45%～50%为无机盐，50%～55%为有机物和水。无机成分主要以羟基磷灰石形式存在，有机成分主要为胶原和黏多糖。

与骨组织相似，牙骨质的钙化基质呈板层状排列，其陷窝内有牙骨质细胞。在生理状态下，牙骨质有不断新生的特点。埋入牙骨质中的牙周膜纤维可因牙齿功能的需要而发生改变和更替。新形成的牙周膜纤维可由于新的牙骨质沉积而附丽于牙齿，代替老的纤维。另外，对于根表面小范围的吸收或牙骨质折裂，也可通过新的牙骨质沉积而修复。

由于根尖病变、不适当的机械力以及一些不明的原因，可以导致牙骨质的吸收，呈蚕食状，无法通过新生牙骨质沉积而完全修复，可能出现明显的牙根变短，影响牙齿的稳定性和功能，严重者可以出现牙根完全吸收，牙齿脱落。

四、研究骨组织代谢在口腔医学中的意义

牙槽骨是人体骨组织中代谢最活跃的部分，一生都处于不断的变化之中。牙槽骨组织的健康状况直接影响口颌系统的功能与健康。

牙周病是造成牙齿缺失的最主要原因，其病理特征表现为牙槽骨的进行性吸收。如何防止牙槽骨的吸收，稳定以至于恢复被吸收的牙槽骨组织是牙周科医师为之奋斗的目标。

在口腔颌面外科常可见到由于肿瘤、外伤和唇腭裂等原因所导致的颜面骨组织缺损。为恢复颜面形态，常常要使用自体骨、异体骨以及各种骨的代用品。修复材料的选择及其与自体骨组织的相容性直接影响手术预后。另外，种植及骨牵张成骨技术的开展，使对于颌面部骨缺损、骨骼畸形的治疗范围及治疗效果大大提高。

口腔修复科的患者随着牙齿的缺失，牙槽骨由于缺少功能刺激，会逐渐发生萎缩，使修复体的固位发生困难。牙槽嵴增高术和种植体技术的开展可以明显地改善修复体的固位。

口腔正畸科的目标就是要矫治各种错殆畸形。通过牙齿在骨组织中的移动，以及对颌骨生长发育的控制达到矫治目的。因此，了解骨组织的代谢过程和颌骨生长发育的规律，将有助于正畸医师的诊断、设计，以及对矫治效果的预后和保持。

除此以外，颞下颌关节病患者髁状突软骨的修复和根尖病变的组织修复都与骨组织代谢有密切的关系。了解骨代谢的有关知识对解决口腔医学中的问题以及口腔学科的发展有重要意义。

第二节　骨改建的细胞生物学
Cell Biology for Bone Remodeling

骨组织由四种细胞构成（图 6-1），成骨细胞（osteoblast）、破骨细胞（osteoclast）和骨衬里细胞（bone lining cell）都存在于骨的表面，而骨细胞（osteocyte）则被包埋在钙化的骨基质中。成骨细胞、骨衬里细胞和骨细胞都来源于局部骨生成细胞，破骨细胞则是由造血组织中的单核细胞融合而成。骨组织中各种细胞的协调作用是一种局部活动。局部因素诱导特定的细胞并调节其活动，多种因子以精确的作用顺序和作用浓度使细胞特异性分化，而局部生物因子浓度的不同决定了骨吸收或骨沉积现象的发生，并非一种细胞可以产生这些局部生物因子，正常的骨组织状态的维持是多种细胞及其产生的局部生物因子协同作用的结果。

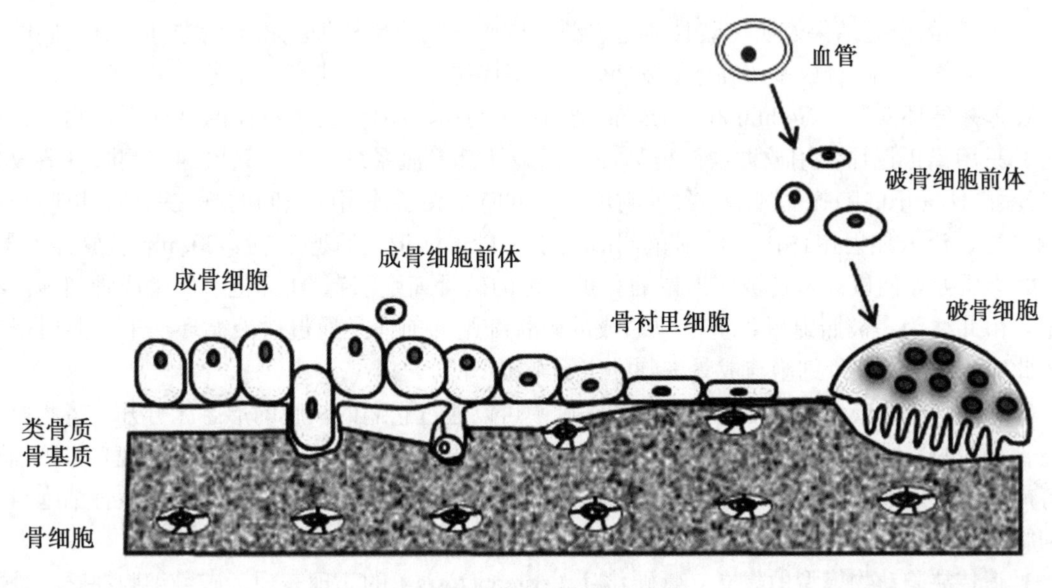

图 6-1　骨组织中的细胞分布

一、破骨细胞

破骨细胞是进行骨吸收的主要细胞。光镜下，破骨细胞位于骨吸收陷窝内，为多核巨细胞。破骨细胞的胞体变异很大，直径可达10～100 μm，胞核可以从几个到上百个，胞质嗜酸性（图6-2）。电镜下破骨细胞有两个典型特征，一个是皱褶缘（ruffled border），另一个为清晰区（clear zone）。皱褶缘由破骨细胞胞膜高度折叠形成，在骨吸收过程中，破骨细胞内外的物质交换在此进行。而环绕在皱褶缘外、与骨基质以半桥粒连接相附着的胞膜，其相对应的细胞质内富含微丝而无细胞器，在电镜下，呈现电子质密度很低的透亮区，称之为清晰区。活跃的破骨细胞呈现极性特征，细胞核远离骨表面，核周围有许多高尔基复合体以及高度致密的线粒体，皱褶缘处密集许多溶酶体小泡。

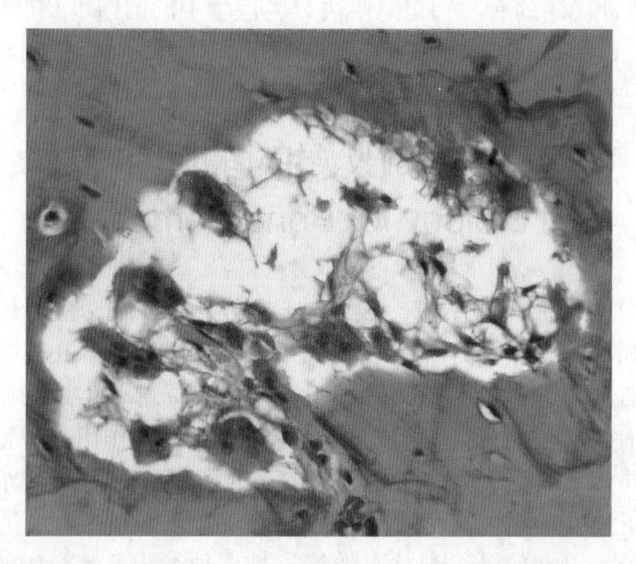

图6-2 骨组织切片中苏木精-伊红（HE）染色的破骨细胞

（一）破骨细胞的来源

近10年的研究结果表明，破骨细胞来源于造血系统的单核细胞，与巨噬细胞有共同的前体，在特定条件下融合成多核细胞。20世纪80年代初，三个经典实验证明了这一点。

1. 体外循环实验 Gothlin和Ericsson通过外科手术将两只大鼠身体的循环系统吻合，然后将一只用铅板遮住，用放射线照射另一只以破坏其造血系统。将两只鼠的左侧胫骨造成骨折，注射^{3}H标记的胸腺嘧啶给未经照射的鼠，同时用夹子关闭两鼠间的侧支循环，以防止通过侧支循环流入照射鼠体内。照射鼠同时给予大量未标记的胸腺嘧啶。20 min后放开夹子，7～28天后处死两鼠，发现被照射鼠的骨折部位的破骨细胞都有^{3}H标记，但是成骨细胞没有标记。由此认为，被照射鼠骨折部位形成的破骨细胞的前体是通过血液循环从未被照射鼠来的。此实验证明，破骨细胞与成骨细胞的组织来源不同。

2. 鸡与豚鼠的嵌合实验 鸡与豚鼠的细胞膜可以通过它们的核膜的形态区分开。将豚鼠的无破骨细胞的一段骨残基植入鸡胚的绒毛膜尿囊内，出现于骨表面的破骨细胞呈现鸡来源细胞的特征，说明是来源于鸡的绒毛膜尿囊。但成骨细胞呈现豚鼠细胞的特征，证明破骨细胞与成骨细胞来源不同，且破骨细胞不是来自骨组织。

3. 遗传缺陷动物模型的建立 骨硬化症（osteopetosis）的病理表现为破骨细胞缺乏，骨髓腔致密。人们发现当患有骨硬化症的鼠与正常鼠建立侧支循环以后，骨硬化症的症状消失，说明破骨细胞的前体细胞是通过侧支循环到达病鼠的。脾细胞移植或骨髓移植后，可以恢复骨硬化症鼠的骨吸收功能。

以上这三个实验证明破骨细胞与成骨细胞的来源不同，破骨细胞的前体不存在于骨组织，而存在于骨髓或造血组织中。

（二）破骨细胞的分化

明确了破骨细胞的来源后，人们进一步探讨破骨细胞生成的调控。破骨细胞的分化成熟包括趋化、分化、增殖、融合、活化和存活等几个阶段。在促骨吸收因子的作用下，存在于骨髓或造血组织中的静态破骨细胞前体向骨吸收部位趋化、分化成单核破骨细胞、增殖增加数目、融合成多核巨细胞、形成皱褶缘等行使骨吸收功能，并能存活直至骨吸收完成。

大量实验结果证实促进骨吸收的激素和细胞因子在破骨细胞的分化过程中起重要的调节作用，但是这些生物活性物质的靶细胞是成骨细胞而不是破骨细胞。成骨细胞不仅通过产生可溶的物质如巨噬细胞集落刺激因子（M-CSF）和补体 C3 来诱导破骨细胞生成，而且在生理性骨代谢条件下，成骨细胞与破骨细胞前体的胞体接触，即成骨细胞膜上的一种跨膜蛋白——核因子 κB 受体活化因子配体（receptor activator for nuclear factor-κB ligand，RANKL），与破骨细胞前体的胞膜表面的膜受体——核因子 κB 受体活化因子（receptor activator for nuclear factor-κB，RANK）结合而发挥作用，也是破骨细胞生成所必不可少的条件。这在后面的有关成骨细胞与破骨细胞的关系中详述。

（三）破骨细胞的鉴定

破骨细胞表现为以下特征：

1. 抗酒石酸磷酸酶染色（TRAP）阳性（图 6-3）。

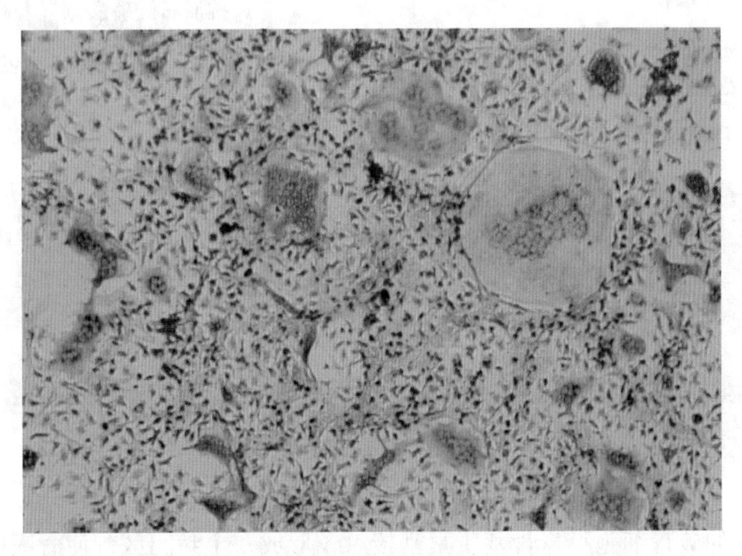

图 6-3　体外培养破骨细胞抗酒石酸磷酸酶（TRAP）染色阳性

2. 降钙素受体阳性。
3. 可形成骨吸收陷窝的多核巨细胞。

（四）破骨细胞的功能

破骨细胞的主要功能是吸收骨、牙本质和钙化的软骨，破骨细胞是否是唯一吸收骨组织的细胞呢？曾经有人认为肿瘤细胞和巨噬细胞也可吸收骨组织，但进一步的研究表明，肿瘤细胞并不能直接吸收骨组织，只是可以产生诱导和激活破骨细胞的调节因子，而巨噬细胞在特定的离体培养条件下，可以吞噬骨的碎片，在骨基质中的生物因子和成骨细胞可以诱导单核巨噬细胞转化为破骨细胞。因此，目前的观点一致认为破骨细胞是骨吸收的唯一细胞。

1. 破骨细胞的骨吸收过程 破骨细胞的骨吸收过程包括以下六个步骤：细胞与骨表面附着→细胞极性化→形成封闭区→分泌酸性物质和溶酶体酶→骨吸收陷窝形成→脱离骨面转移到下一个吸收表面或细胞凋亡。

破骨细胞如何选择骨表面的附着部位，这一点目前还不清楚，但必须在骨衬里细胞退出后所暴露的矿化的骨表面进行。进行骨吸收的破骨细胞胞膜发生极化，形成两个独特的区域，即皱褶缘和清晰区（图 6-4）。皱褶缘为邻近骨陷窝面、由细胞膜高度皱褶形成的区域，突起的远端膨大、伸长。皱褶缘处的细胞膜上存在特殊结构，如质子泵，可以在此进行特殊的物质交换。皱褶缘为行使骨吸收功能的破骨细胞所特有。当破骨细胞离开骨表面后，这一形态就消失。皱褶缘的意义在于扩大了破骨细胞与骨接触的面积，并且在该处进行物质交换。皱褶缘是破骨细胞进行骨吸收的部位，不能形成皱褶缘的破骨细胞，没有骨吸收功能。*Src* 基因敲除小鼠中，体内的破骨细胞数目正常，但由于破骨细胞不能形成皱褶缘，因而这种小鼠不能进行正常骨代谢，表现出骨硬化症的临床症状。

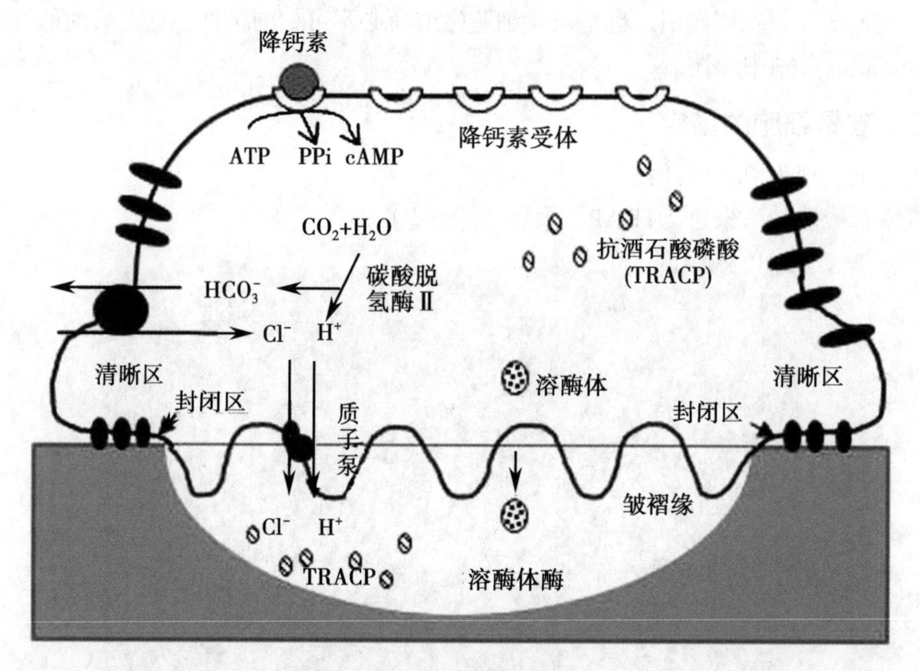

图 6-4 破骨细胞模式图

环绕皱褶缘的破骨细胞膜与骨基质紧密接触，形成一个封闭区，使骨吸收陷窝与周围骨基质相对隔离，构成骨吸收的局部微循环环境。1989 年，Baron 用特殊的微电极测出皱褶缘下微环境中的 pH 可以在几分钟之内降低到 3，骨吸收陷窝只存在于正对皱褶缘的部位。封闭区胞膜上骨基质蛋白的受体构成整合素，是破骨细胞与骨附着的分子基础。整合素是由 α（120～185 kD）和 β（90～110 kD）两个亚单位形成的异二聚体。迄今已发现了 18 种 α 亚单位和 9 种 β 亚单位。它们按不同的组合构成 20 余种整合素。目前发现的破骨细胞膜上的整合素为 αvβ3。与封闭区相对应的破骨细胞细胞质内没有任何细胞器，因此称为清晰区。清晰区内存在大量微丝和微管，为细胞骨架（cytoskeleton）。破骨细胞的细胞骨架在骨吸收的准备过程中进行迅速变化，通过整合素与胞外基质蛋白相连接，完成对骨吸收区域的封闭，进而行使骨吸收功能。

2. 破骨细胞对矿物质的降解　骨基质中的矿物质主要以羟基磷灰石的形式存在，在生物环境中，只有低 pH 状态可以溶解羟基磷灰石。骨陷窝的微环境在骨吸收开始时，是通过破骨细胞内的酸性分泌小泡不断与皱褶缘的胞膜融合，同时将胞内的酸性物质分泌到骨陷窝内造成的。维持骨陷窝内低 pH 状态是靠新的酸性小泡的继续分泌，还是靠皱褶缘胞膜上质子泵的质子排除作用，目前还不十分清楚。质子泵、破骨细胞膜上碳酸脱氢酶Ⅱ（CA Ⅱ）及氯离子通道都对骨基质中矿化物的降解产生影响。骨内无机矿物质自皱褶缘吞饮，形成吞饮泡或吞噬泡，进入破骨细胞后被降解，以钙离子的形式排入血液中。

3. 破骨细胞对骨基质中有机质的降解　对骨基质中有机质的降解主要通过溶酶体酶。无机矿物质的丢失使骨基质中的胶原纤维裸露。胶原和其他骨基质的降解发生在破骨细胞外的骨陷窝内。破骨细胞可产生溶酶体半胱氨酸蛋白酶和金属蛋白酶。这两组酶是骨有机质降解的主要物质。另外，进入骨陷窝内的一些游离氧基可进一步加强细胞外基质的降解。

4. 破骨细胞的归宿　破骨细胞完成骨吸收功能后自然凋亡。体外培养破骨细胞也可观察到 70%～80% 的破骨细胞呈现凋亡。借助荧光染色方法（将细胞接种于玻片、2% 戊二醛固定、吖啶橙染色、荧光显微镜观察）能鉴别三种状态的破骨细胞：正常细胞体积大，多核，发绿色荧光；凋亡细胞体积缩小，核固缩，发橙红色荧光；坏死细胞肿胀，发均匀的淡红色荧光。破骨细胞的分化、形成及发挥骨吸收功能涉及成骨细胞、基质细胞等相互作用及其旁分泌和自分泌的细胞因子的影响。破骨细胞虽为分化末端细胞，但其生存受多种细胞因子、激素和维生素的调节，如单核集落刺激因子和 IL-1 维持破骨细胞生存，抑制其凋亡，而转化生长因子 β 促进破骨细胞凋亡，雌激素和维生素 K 等与破骨细胞凋亡的调节有关。

二、成骨细胞

成骨细胞是负责骨基质形成和钙化的细胞。在骨组织中成骨细胞可有四种表现形式，即前成骨细胞、成骨细胞、骨细胞和骨衬里细胞阶段。成骨细胞来源于多潜能的间充质干细胞。

骨形态发生蛋白（BMP）是一类有 20 多个成员的蛋白家族，是转化生长因子 β（TGF-β）超家族中最大的蛋白家族，是一种疏水性的酸性糖蛋白，在成骨细胞分化中起重要作用。它们经过膜受体的介导将信号传入细胞内，其下游最主要的调控蛋白 Smad 在细胞内通过不同的形式调节各种基因的表达。Smad 在 BMPs 对成骨细胞的分化调节过程中与 Ras-MAPK-AP21 通路关联，共同决定不同细胞在不同发育阶段的定向分化。Runx2 作为成骨细胞的特异转录因子，决定着多能干细胞向成骨细胞分化、促进软骨细胞的成熟和软骨的血管化，作为共活化因子与 Smad 协同调节 BMP 的信号通路。使用目的基因敲除的办法，发现由于不能有效地分化为成骨细胞，Runx2 缺陷（$Runx2^{-/-}$）的小鼠膜内和软骨内骨化成骨均不能发生，证实 Runx2 是成骨细胞分化所必需的因子。Osx（Osterix）是继 Runx2 之后新发现的成骨细胞分化的关键转录因子，属于锌指 DNA 结合蛋白。对基因敲除鼠（$Osx^{-/-}$）的研究结果表明，Osx 缺失同样完全抑制了成骨细胞分化，但仍能表达软骨细胞特异标记基因Ⅱ型胶原，血管侵入、软骨细胞分化和软骨形成均正常。$Osx^{-/-}$鼠表达正常水平的 Runx2，而在 $Runx2^{-/-}$鼠中并无 Osx 表达。所以，在 Runx2 指导的成骨细胞分化途径中，Osx 处于 Runx2 的下游，其表达离不开 Runx2 的存在。

分化成熟的成骨细胞在骨基质沉积活跃的部分单层排列，为立方状单核细胞，大小 20～30 μm，细胞质嗜碱性。成熟的成骨细胞细胞质内含大量线粒体、高尔基体和粗面内质网，说明其合成蛋白质功能活跃。组化染色成骨细胞碱性磷酸酶呈强阳性。

成熟的成骨细胞可以合成膜结合型碱性磷酸酶，又称为组织非特异性碱性磷酸酶；骨基质分子，包括Ⅰ型胶原和多种非胶原蛋白，如骨钙素、骨涎蛋白、骨桥蛋白、蛋白糖原以及激素和生长因子的受体。已知碱性磷酸酶的生物学作用与矿化过程有关，可抑制碱性磷酸酶，可以阻断骨基质的矿化。Ⅰ型胶原是成熟骨基质中主要的有机成分（90%），主要由成骨细胞产生。骨桥蛋白是由成骨细胞分泌的非胶原蛋白，存在于骨组织的细胞外基质中，但并非骨组织所特有。骨钙素是骨基质中主要的非胶原蛋白。目前认为是成骨细胞最晚表达的一个生物标志物（biomarker），前成骨细胞不合成骨钙素。

在松质骨，骨基质矿化是从成骨细胞膜上出芽脱落于骨基质的小胞开始的。这与软骨矿化的情况相似。而在层板状骨，矿化从重叠的胶原纤维分子形成的小孔开始，而且始于胶原分子自身的成分或该处的非胶原蛋白。矿化的基质逐渐包围成骨细胞，蛋白质合成功能逐渐降低，细胞质内的细胞器数量逐渐减少，成为新一层的骨细胞。

骨细胞是埋于骨基质的退化的成骨细胞，并负责维持骨基质，在一定限度内可形成骨基质，又可吸收骨基质。每个骨细胞在骨基质内占据一个骨陷窝。细胞突起放射性地分布于骨基质中，与相邻细胞以缝隙连接（gap junction）的形式相连。细胞突起的这种接触，在营养与代谢物质传输较为困难的矿化骨基质中起着相邻细胞间、骨内外表面间的信息传递，以及从血管向骨基质输送营养的通道作用。从骨细胞的形态上可判断出该细胞的功能状态，具有骨基质生成作用的骨细胞还保留许多成骨细胞的特点，细胞器发达。而具有溶骨作用的骨细胞则出现巨噬细胞的一些特征，细胞质内可见溶酶体小泡。

骨衬里细胞是长形不活跃的扁平细胞，覆盖于骨表面，既无骨形成，也无骨吸收功能。由于功能不活跃，细胞质内细胞器很少。关于骨衬里细胞的功能目前了解很少。有人认为骨衬里细胞是成骨细胞的前体细胞，也有人认为是成骨细胞的不活跃状态。

骨组织受力后是什么原因导致其发生生物学改变，原因还不清楚。推测骨组织中存在某些特定细胞感应机械刺激，并将其转化为化学信号，目前焦点多集中在骨细胞。研究表明，机械应力可以增加骨细胞、成骨细胞和骨衬里细胞 RNA 合成和糖的消耗。有人认为骨基质与骨细胞的附着，如整合素是生物机械信号在骨内转化为化学信号的关键。整合素为细胞膜上的嵌合蛋白，由两个多肽链分成两个亚基 α、β。迄今为止，哺乳类动物细胞膜上共发现 16 种 α 亚基，8 种 β 亚基，组合成 22 种整合素。整合素的 α 和 β 亚基均为跨越细胞质膜的糖蛋白，细胞外部分大，细胞内部分小（图 6-5）。整合素通过黏着斑蛋白（vinculin）、踝蛋白（talin）、α- 肌动蛋白原（α-actinin）与细胞骨架相连。细胞骨架是指细胞内以蛋白质为主要成分的细丝，在细胞质内纵横交错形成的网状结构。细胞骨架主要有三种形式：微丝、微管和中间丝。细胞骨架起到支撑细胞形态及传导细胞内外信息的作用，与细胞收缩、细胞运动和有丝分裂有关。这种整合素与细胞骨架的复合体参与骨组织中应力信号向细胞内的传递。机械力导致骨基质变形，可造成整合素的物理性扭曲，导致细胞骨架重新构成。

许多与细胞附着有关的细胞外基质蛋白有一个共同的氨基酸序列——Arg-Gly-Asp（简称 RGD 位点），这是细胞附着的关键位点，对于细胞的连接是必不可少的。细胞骨架-整合素复合体可以识别 RGD 位点。用特异性抗体封闭 RGD 与细胞骨架-整合素复合体的结合，可以使细胞功能发生变化。

三、成骨细胞和破骨细胞的关系

目前的研究表明，除降钙素受体以外，在成熟破骨细胞表面无法证实存在其他激素及多种细胞因子的受体，而许多促进骨吸收因子的受体在成骨细胞的表面存在，如甲状旁腺素受体、前列腺素受体和白介素 6 的受体等。Rodan 和 Martin 在 1981 年首次提出了成骨细胞参与破骨细胞骨吸收功能调节的理论，并得到了普遍接受（图 6-6）。

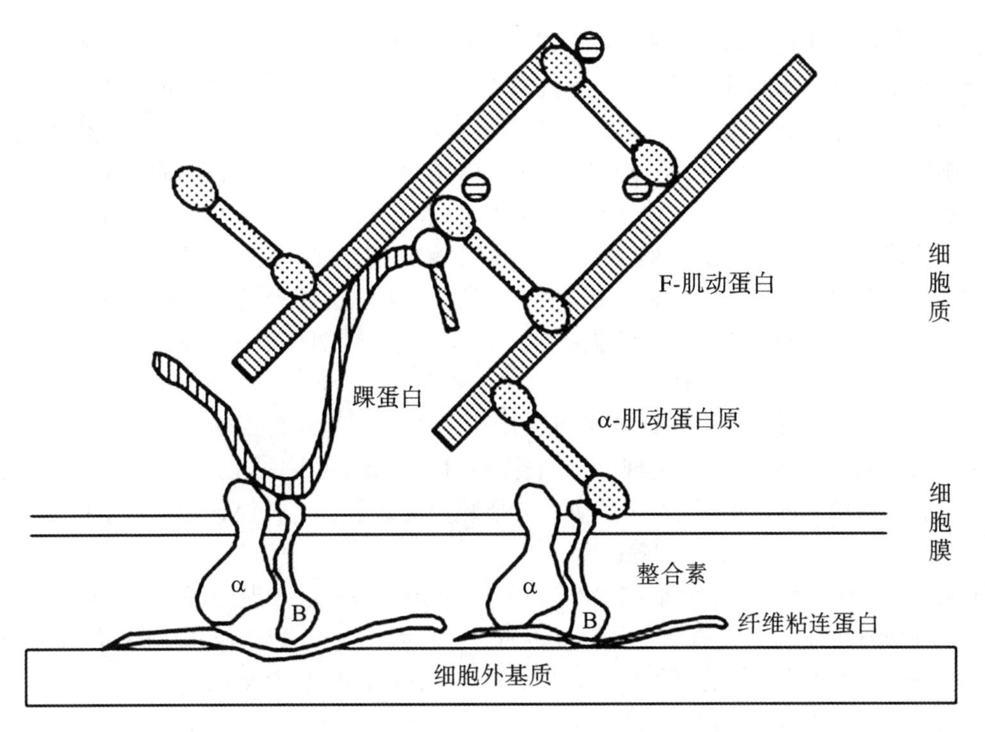

图 6-5　整合素与细胞骨架模式图

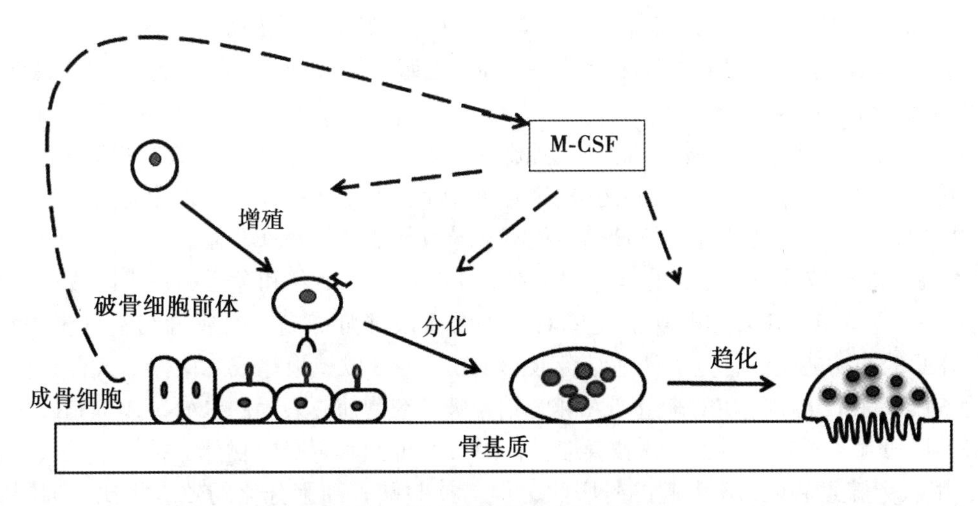

图 6-6　成骨细胞与破骨细胞的关系

（一）成骨细胞参与破骨细胞在骨表面附着的调节

成熟骨质的表面被覆一层扁平的成骨细胞——骨衬里细胞。如果将破骨细胞与被覆有骨衬里细胞的骨组织相接触，不能发生骨吸收现象。只有当这层骨衬里细胞发生移动，暴露了矿化的骨表面，破骨细胞才可以附着于骨表面，形成骨吸收陷窝。覆盖在骨表面的骨衬里细胞受到骨代谢调节因子的作用之后，胞体变圆，从矿化的骨表面移开。同时分泌蛋白酶，消化骨表面的类骨质，暴露矿化的骨面，为破骨细胞的附着提供条件。在成骨细胞合成的非胶原蛋白中，骨唾酸蛋白及骨桥蛋白等物质含有 Arg-Gly-Asp 氨基酸序列。该序列可与破骨细胞膜上的整合素结合，从而提供破骨细胞与骨基质附着的位置。

（二）成骨细胞参与破骨细胞分化成熟的调节

目前认为，破骨细胞来源于造血组织中的破骨细胞前体。须田实验室进行了一个有趣的实验，将小鼠的脾细胞与成骨细胞混合培养，在1α,25-二羟维生素D_3［1α,25（OH）$_2$$D_3$］的作用下，经过7天的培养可以形成大量抗酒石酸磷酸酶（tartrate resistant acid phosphotatase，TRAP）染色阳性、降钙素受体阳性、多核的破骨样细胞。但是如果将脾细胞与成骨样细胞分别种植于细胞培养皿的两侧，中间用一层可以使培养基自由通过的膜分开，即使有1α,25（OH）$_2$$D_3$存在，也不能形成破骨样细胞。说明在破骨细胞前体的分化成熟过程中，破骨细胞前体与成骨细胞的胞体接触是必不可少的。推测成骨细胞膜上存在诱导破骨细胞前体分化的因子。

1997年，人们成功地分离出一种可溶性蛋白质，命名为骨保护因子（osteoprotegerin，OPG）。骨保护因子由成骨细胞或骨髓基质细胞产生，具有抑制破骨细胞分化、抑止成熟破骨细胞被激活以及诱导成熟破骨细胞凋亡的作用。OPG是一种肝素结合糖蛋白，由401个氨基酸组成，N端的前21个氨基酸为信号肽（signal peptide），其余380个为成熟肽。

过度表达OPG的转基因鼠出现严重的骨硬化症，组织学表现为矿化的骨小梁增加，骨髓腔窄小。靶向敲除OPG的小鼠发生严重的骨质疏松症，股骨生长板破坏，出生后2个月内常发生复合型骨折，出生后死亡率升高。

随着OPG的发现，学者们推测OPG的配体可能就是一直在寻找的促破骨细胞生成因子，终于人们在成骨细胞膜上分离出一种跨膜蛋白——核因子κB受体活化因子配体（RANKL），并在破骨细胞前体的胞膜表面发现了膜受体RANK，RANK与RANKL结合发挥作用，使破骨细胞前体分化成为具有功能活性的破骨细胞。

人RANKL是由317个氨基酸组成的多肽，为Ⅱ型膜蛋白，无信号肽。胞质部分在N端，由第1～48位氨基酸组成，跨膜部分为第49～69位氨基酸，胞外部分在C端为70～317位氨基酸。RANKL存在两种生物活性形式：一种为细胞膜结合型，分子量为40～46 kD；另一种为可溶型，分子量为31 kD。

RANKL在骨代谢中的主要功能为：刺激破骨细胞分化，增强成熟破骨细胞的活性，抑制破骨细胞凋亡等。RANKL基因敲除小鼠发生严重骨硬化症，长骨短小，牙齿萌出障碍，成熟破骨细胞缺乏。由于骨化增加，长骨髓腔狭窄，导致代偿性骨髓外造血。

RANKL参与破骨细胞形成的全过程，在分化、融合、活化和存活的每个阶段都有促进作用，而OPG作为RANKL的非功能受体对每一个阶段都可抑制。由成骨细胞分泌的OPG作为RANKL的非功能受体，竞争性地结合RANKL。OPG以单聚体或二聚体形式存在，分子量分别为60 kD和120 kD。OPG阻止RANKL结合破骨细胞前体表面的RANK，抑制破骨细胞分化的最后阶段（图6-7）。对于成熟破骨细胞，OPG可抑制其骨吸收功能，拮抗1,25（OH）$_2$$D_3$、$PGE_2$、甲状旁腺素和IL-1α引起的骨吸收，但与抑制破骨细胞分化的效应相比，抑制成熟破骨细胞的活性需要更高的浓度。

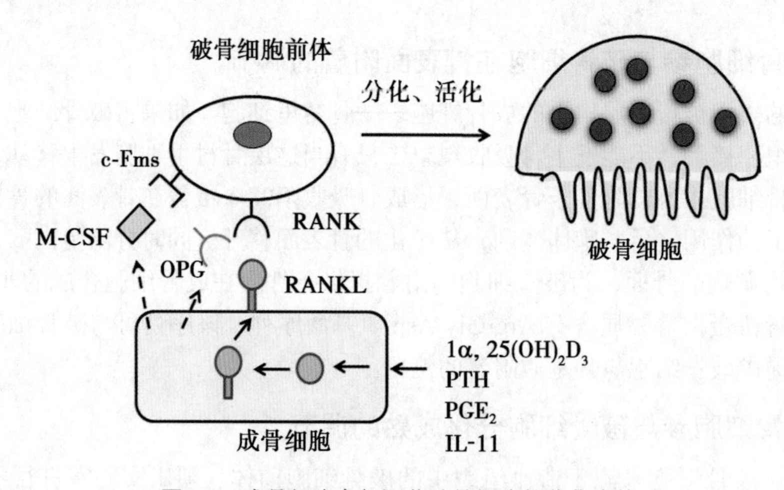

图6-7 成骨细胞参与调节破骨细胞的分化成熟

另外，成骨细胞参与破骨细胞分化成熟的调节，还表现在通过其表达的 WNT5a 促进破骨细胞的 RANK 的表达。WNT 蛋白是一组富含半胱氨酸的糖基化蛋白，参与细胞的增殖、分化、凋亡以及控制细胞的定位等过程。WNT5a 类蛋白可以刺激细胞内 Ca^{2+}的释放而被称为非经典途径或 WNT/Ca^{2+}通路。成骨细胞表达的 WNT5a 与其在破骨细胞前体上的 Ror2 膜受体和卷曲蛋白（frizzled protein）受体结合，激活 c-Jun 氨基末端激酶（c-Jun N-terminal kinases，JNK）信号传导通路，促进破骨细胞的 RANK 表达，从而促进破骨细胞从前体向成熟破骨细胞的分化和活化（图 6-8）。

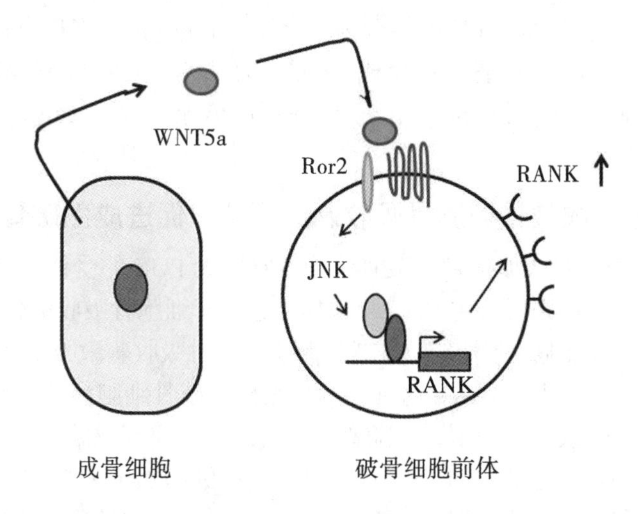

图 6-8　成骨细胞调节破骨细胞 RANK 的表达

作用于成骨细胞的细胞外信号主要是通过不同的三个信号传导通路（signal transduction pathway）向细胞内传递的（图 6-9），诱导成骨细胞表达破骨细胞分化因子（RANKL），参与破骨细胞分化和成熟。这三个信号传导通路分别为 cAMP、1α,25（OH）$_2$ 维生素 D_3 和 gp130 信号传导通路。

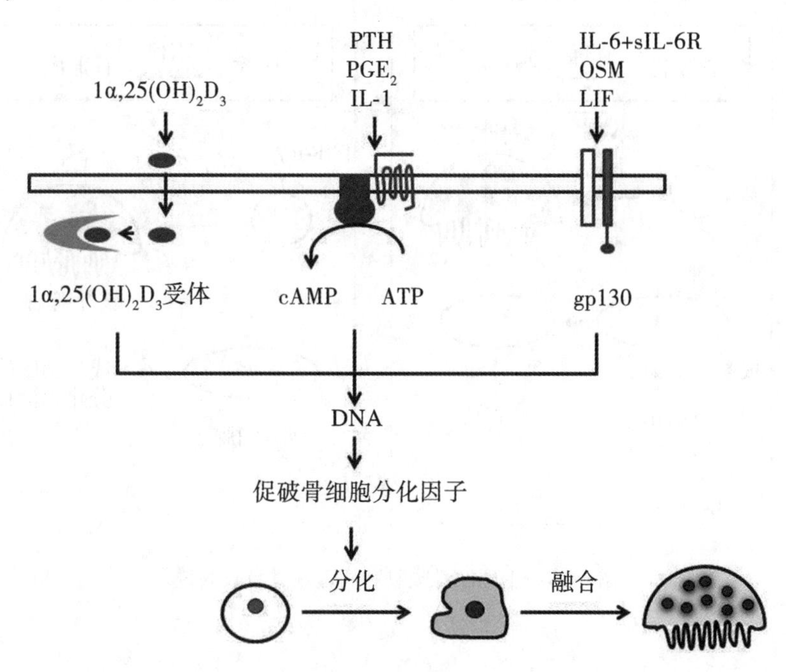

图 6-9　成骨细胞膜内外的信号传导通路

甲状旁腺素（parathyroid hormone，PTH）和 PGE_2 均通过升高细胞内 cAMP 水平，促进破骨细胞生成，而 $1\alpha,25(OH)_2D_3$ 促进破骨细胞的生成作用与胞内 cAMP 水平无关。IL-1 促进破骨细胞分化的作用是通过前列腺素来实现的，其促进破骨细胞分化的作用可以被前列腺素合成酶的抑制剂吲哚美辛（消炎痛）阻断。

白介素 6（interleukin-6，IL-6）是一种多功能的细胞因子。成骨细胞膜表面的 IL-6 受体分为 gp80 和 gpl30 两部分。gp80 是与胞外因子结合的部分，但 gpl30 不与胞外因子结合，而是向细胞内传递信号。在人与鼠的体内都发现一种可溶性 IL-6 受体（sIL-6R）游离于组织液中，其附着于细胞膜的结构缺失。sIL-6R 与 IL-6 结合为复合体，通过 gpl30 将信息传入细胞内，改变成骨细胞的功能状态，使其促进破骨细胞生成。gpl30 信号传导通路与 cAMP 和 $1\alpha,25(OH)_2D_3$ 传导通路之间是相互独立的。除 IL-6 外，gpl30 还可以传导 IL-11、LIF 及 OSM 等生物因子对破骨细胞生成的诱导作用。

（三）成骨细胞合成破骨细胞骨吸收刺激因子，促进成熟破骨细胞的骨吸收

PGE 是一种很强的骨吸收促进剂，破骨细胞本身既无 PGE 的受体，又不产生 PGE，而成骨细胞受到机械力作用后，则可产生 PGE_2，起到促进破骨细胞骨吸收的作用。

在生理状态下，破骨细胞的形成需要成骨细胞受各种骨吸收刺激因子，如 $1\alpha,25(OH)_2D_3$、PTH 和 PGE_2 等刺激后，表达 RANKL 这种膜结合蛋白与破骨细胞前体的胞体接触，从而启动骨吸收进程。在正常的骨改建过程中，伴随骨吸收的还有相应部位的骨形成，因而骨量并不减少。而在病理性骨吸收的状态下，如炎症状态时，炎症细胞因子如 TNF-α 和 IL-1，可以直接作用于破骨细胞前体和成熟的破骨细胞，不通过与成骨细胞之间的胞体连接。这种状态下的骨吸收没有相应的骨形成，导致病理性骨量绝对减少和骨缺损等。这种假说还需要更多的实验验证，但能解释病理性骨吸收时骨量减少的机制（图 6-10）。

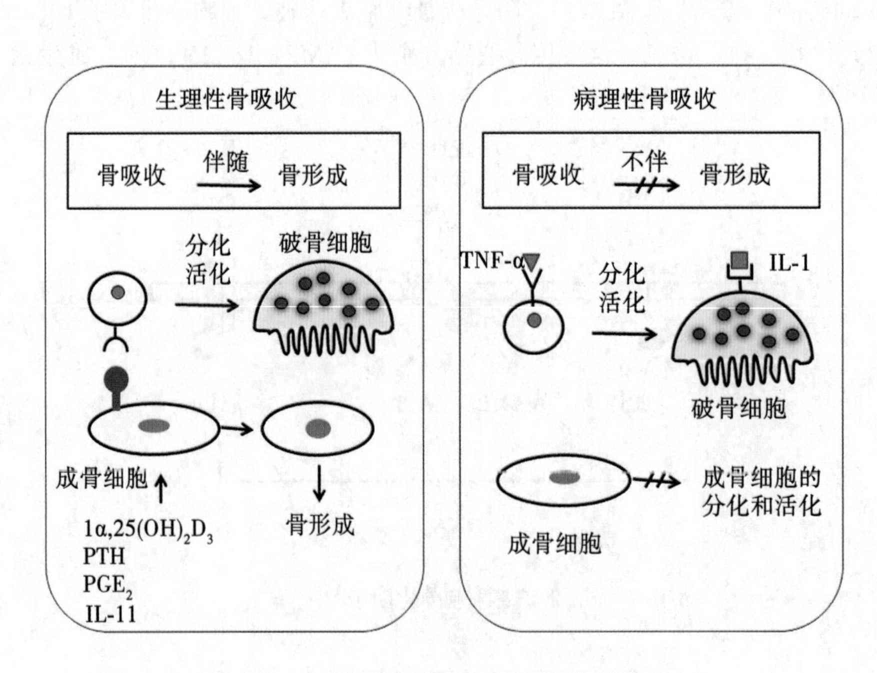

图 6-10 生理性骨吸收和病理性骨吸收假说

第三节　影响牙周组织改建的生物学因素
Biological Factors Affecting the Remodeling of Periodontal Tissues

一、骨组织改建的全身调节因素

（一）激素

1. 甲状旁腺素　甲状旁腺素的主要作用是调节钙、磷代谢，使血钙升高，血磷降低，维持组织液中的钙离子于恒定水平。甲状旁腺素对骨组织的作用是激活骨细胞、破骨细胞和成骨细胞，加强骨更新或骨改建过程。

2. 降钙素（calcitonin）　降钙素是甲状腺滤泡周围的 c 细胞分泌的一种多肽，主要作用是通过抑制骨吸收降低血钙，维持钙平衡。在破骨细胞上有降钙素受体，因而降钙素对破骨细胞的骨吸收呈直接抑制作用，而对骨形成无明显影响。

3. 甲状腺素 T_3、T_4　甲状腺素对骨骼有直接作用，使骨吸收和骨形成均增强，而以骨吸收更为明显。T_3 和 T_4 增加钙、磷的转换率，促进其从尿和粪便排泄。

4. 生长激素　生长激素能促进蛋白质合成和软骨及骨的生成，从而促进全身生长发育。

5. 雌激素（estrogen）　成骨细胞和破骨细胞都有雌激素受体（estrogen receptor，ER）。雌激素通过抑制成骨细胞释放各种细胞因子，如 IL-1、IL-6、TNF-α 和 M-CSF 等，使破骨细胞前体的分化和成熟受到抑制。雌激素缺乏时，刺激 IL-1、IL-6、TNF-α 和 M-CSF 等细胞因子的分泌增加，促进破骨细胞分化，激活其功能，促进骨吸收。同时，雌激素缺乏还抑制成熟破骨细胞的凋亡而促进骨吸收（图 6-11）。Tanaka 等通过去除大鼠卵巢引起雌激素缺乏的实验发现，雌激素缺乏将导致持续的骨吸收，但对骨形成没有明显影响，拔牙创的愈合没有明显延迟。

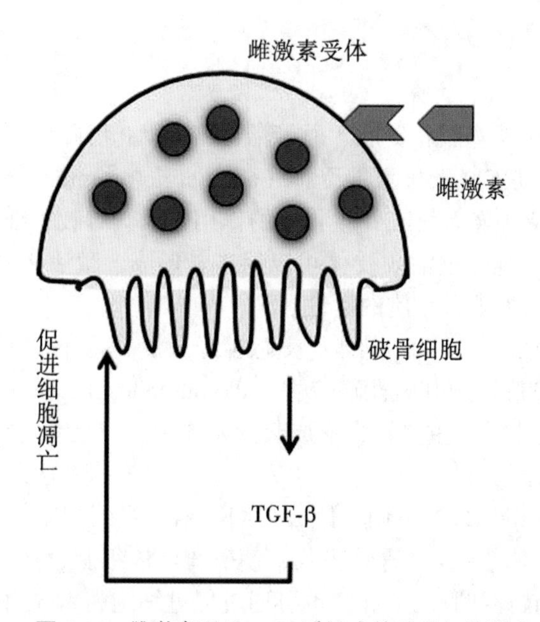

图 6-11　雌激素通过 TGF 诱导成熟破骨细胞凋亡

6. 糖皮质激素 糖皮质激素对骨和矿物质代谢有明显作用。体内糖皮质激素过多（如库欣综合征或长期使用糖皮质激者）可引起骨质疏松，可能与其增加骨吸收和减少骨形成有关。体外糖皮质激素对骨代谢影响的机制还不明确。

7. $1\alpha,25(OH)_2D_3$ 机体能合成维生素D，而且研究表明维生素D不是直接作用于靶器官，而是通过与维生素D受体（vitamin D receptor，VDR）结合发挥作用。VDR的配体为$1\alpha,25(OH)_2D_3$，受体与配体相结合形成激素-受体复合物，因此，维生素D是一种激素而不是维生素。$1\alpha,25(OH)_2D_3$是体内生物活性最强的维生素D活性形式，通过对成骨细胞和破骨细胞的作用，参与骨形成和骨吸收的代谢调节。$1\alpha,25(OH)_2D_3$对骨的合成和分解代谢起着双向调节作用，而该双向作用的取向则取决于$1\alpha,25(OH)_2D_3$的含量。成骨细胞是$1\alpha,25(OH)_2D_3$的重要靶细胞，生理量的$1\alpha,25(OH)_2D_3$可刺激成骨细胞活性，促进骨桥蛋白及骨钙素等的合成，参与骨形成和矿化。$1\alpha,25(OH)_2D_3$又是破骨细胞形成所必需的激素，是一种很强的骨吸收刺激因子，通过成骨细胞上的受体，促进成骨细胞合成和分泌各种集落刺激因子及细胞因子，促进破骨细胞的分化成熟。因而，$1\alpha,25(OH)_2D_3$在骨代谢研究中取得的进展表明，其既能增强成骨细胞活性，对骨的矿化和形成有促进作用，同时又可增加破骨细胞的活性，促进旧骨吸收，从而在骨代谢过程中起重要作用。

（二）维生素

1. 维生素A 维生素A能协调成骨细胞和破骨细胞的活性，保证骨生长和改建的正常进行。维生素A严重缺乏时，骨吸收和改建滞后于骨形成，导致骨骼畸形发育。

2. 维生素C 维生素C可影响骨原细胞的分裂增殖，并与成骨细胞、软骨细胞和成纤维细胞合成骨基质的功能有关，但并不影响软骨基质的钙化及骨盐沉积。严重缺乏维生素C可引起坏血病，使软骨、骨和骨膜的纤维和黏蛋白形成发生障碍。

（三）年龄和性别

目前有关年龄和骨代谢的研究更多见于中老年，尤其是绝经后女性。中老年人骨质疏松和牙周病的发病率很高。绝经后的女性由于体内雌激素水平降低，对骨质疏松的易感性远远高于男性。年龄和性别对牙槽骨密度有显著影响。随着年龄的增长，男性牙槽骨的愈合速度高于女性。

（四）神经系统

随着骨内神经肽（降钙素基因相关肽、血管活性肠肽、P物质和神经肽Y）和神经递质的发现以及破骨细胞和成骨细胞肾上腺素能受体（adrenergic receptor，AR）的观察，包括交感神经和感觉神经在内的外周神经系统在骨吸收中的作用，及其对破骨细胞和成骨细胞在机械刺激下的影响不容忽视。交感神经激活α受体可以促进骨形成，激活β受体后又抑制骨形成。P物质既能促进成骨，又能增加破骨细胞的活性。

在人成骨细胞表面存在着α_1和β_2受体。交感神经激活α_1受体，可分别通过ERK通路和p38MAPK通路调节成骨细胞增殖和碱性磷酸酶（alkaline phosphatase，ALP）的活性，促进骨形成。交感神经激活β_2受体后，主要对骨形成起抑制作用，并且β_2受体是交感神经作用于成骨细胞的主要受体，调节下游基因OCN、ALP和Ⅰ型胶原等的表达，抑制c-MYC基因表达，导致细胞周期蛋白D1（cyclin D1）下调，使成骨细胞增殖受到抑制，骨量降低。交感神经对破骨细胞的作用通过β受体，主要促进骨吸收，使破骨前体细胞表达组织蛋白酶K等破骨细胞成熟特异性因子，增加破骨细胞的活性，也可通过促进细胞内氧自由基的生成，从而促进破骨细胞成熟。另一方面，NE或E也可间接地通过β_2AR活化PKA信号转导通路，进而激活磷酸化C反应元件活化转录因子-4（activating transcription factor 4，ATF4）。ATF4直接结合到

RANKL 的启动子上，促进 RANKL 基因的表达，从而促进破骨细胞活化，促进骨吸收。

感觉神经末梢分泌的一些神经肽对骨代谢发挥着重要作用。P 物质（substance P，SP）阳性的感觉神经末梢广泛分布于骨骼。SP 与其受体 NK1 的亲和力最强。在成骨细胞和破骨细胞中都表达有 NK1 受体。SP 通过影响骨髓间充质干细胞源性成骨细胞分化过程，促进成骨细胞功能。对于破骨细胞，SP 既可以促进破骨细胞的形成，又可以增加破骨细胞活性，从而促进骨吸收。

有关神经系统与骨组织的一些研究和假设存在很多争议，对神经系统复杂的调控功能仍不完全清楚，需要进一步研究和探索。

二、骨组织改建的局部调节因素

影响骨组织改建的局部调节因素包括局部细胞激肽、生长因子、局部组织创伤和机械力等，与全身因素综合作用，影响到局部骨组织改建的程度。其中前列腺素是一个特殊的影响因素。它既是局部组织细胞产生的骨吸收刺激因子，也是其他影响因素的中间介质。

（一）前列腺素

花生四烯酸（arachidonic acid）存在于细胞膜上，被磷脂酶 A_2 从细胞膜释放，通过过氧化酶作用可以生成前列腺素（prostaglandin，PG）和血栓凝集素，通过脂氧化酶代谢可以产生白三烯（leukotriene）和羟基花生四烯酸（HETEs）。

前列腺素物质是一组化学结构十分相似、都含有 20 个碳原子的多氧不饱和脂肪酸。根据环戊烷上取代基和侧链双键的位置和数目的不同，可以将 PG 分为 A、B、C、D、E、F、G、H、I 九个系列。PGE 和 PGF 首先从羊的精囊中提出，因此称之为前列腺素。但随着研究的深入，人们发现 PG 并非单一地来源于前列腺，而是广泛地存在于哺乳动物的机体组织和体液中，并具有多种生物效应。

前列腺素具有激素样作用，但并不储存于细胞内，只是在需要时在组织中合成，在局部发挥作用。前列腺素的半衰期短，可在机体内迅速代谢而被灭活，如静脉注射［^{3}H］-PGE_2，1 min 后人体内只残存 4%。

与骨代谢密切相关的前列腺素种类有 PGE_1 和 PGE_2。PGE_1 和 PGE_2 可以通过促进钙离子内流和激活磷脂酶 C 促进骨细胞增殖；还可以促进成骨细胞产生血管内皮生长因子（vascular endothelial growth factor，VEGF），以利于血管生成，保证新生骨有充足的血供，从而可促进新骨形成。PGE_2 有促进破骨细胞骨吸收的作用。这种作用是通过影响成骨细胞，使其暴露骨的表面来实现的。由于前列腺素的半衰期很短，只有 2～3 min，因此它的作用主要在局部发挥。

前列腺素促进破骨细胞的产生。局部注射前列腺素和实验性正畸牙齿加力后，可以增加鼠齿槽骨的破骨细胞数量，而吲哚美辛作为前列腺素合成酶的抑制剂，阻断前列腺素的产生，可以阻止破骨细胞的出现。前列腺素可以升高细胞内环磷酸腺苷（cAMP）水平，而 cAMP 也可以促进细胞产生前列腺素，这样就形成一个正反馈。PGF_2 也可促进 PGE_2 的产生，这种自身放大作用在炎症性的骨丧失和机械力应力引起的骨组织改建中十分重要。

前列腺素是其他细胞激肽和生长因子引起骨吸收的中间介质。影响全身骨组织改建的激素，如甲状旁腺素、1α,25（OH）$_2$ 维生素 D_3 和甲状腺素都可以促进前列腺素的产生。IL-l 是重要的局部骨代谢调节因子和炎性介质。IL-l 的骨吸收促进作用是通过 PGE_2 介导的。吲哚美辛可阻断 IL-1 的骨吸收促进作用，而并不影响 IL-1 的代谢。转化生长因子（transforming growth factor，TGF）、成纤维细胞生长因子（fibroblastic growth factor，bFGF）、表皮生长因子（epidermal growth factor，EGF）、血小板衍化生长因子（platelet-derived growth factor，PDGF）

及缓激肽等也有促进前列腺素产生的作用，进而介导骨吸收。

（二）细胞因子和生长因子

1. 白介素（interleukine，IL） 免疫调节细胞因子又称白介素，是一个细胞因子家族，主要由被激活的淋巴细胞和巨噬细胞产生，调节免疫系统的细胞分化。由于炎症所引起的骨吸收很可能是因局部产生的细胞激肽和前列腺素影响到 ODF/RANKL 的表达，从而影响破骨细胞的生成。

IL-1 是最先被发现可以调节骨吸收的免疫细胞产生的多肽介质，也是目前发现的最强骨吸收促进因子，可以促进骨组织合成前列腺素，抑制骨形成。目前认为牙周病所致的牙槽骨吸收与有炎症的局部牙龈所产生的 PGE_2 和 IL-1 有关。前列腺素合成酶的抑制剂吲哚美辛可以阻断 IL-1 促进骨吸收的作用，说明 IL-1 的骨吸收促进作用是通过促进前列腺素的产生来实现的。IL-1 还可以促进成骨细胞胶原酶的产生，从而使胶原降解增加。因此，IL-1 主要通过两种方式促进骨吸收：①诱导破骨细胞前体分化。②作用于成骨细胞，使其分泌某种生物活性物质，间接作用于成熟破骨细胞，活化其功能。

IL-6 和 IL-11 可以促进前破骨细胞的增殖，阻断 IL-6 和 IL-11 就会影响甲状旁腺素、维生素 D_3、IL-1 和 TNF 的骨吸收促进作用。

IL-4 和 IL-13 降低骨吸收，但是 IL-10 与骨吸收的关系似乎存在矛盾。

IL-4 可以增加成骨细胞中碱性磷酸酶和Ⅰ型胶原的表达。

2. 肿瘤坏死因子（TNF） TNF 由多种癌细胞和骨细胞产生，为骨吸收促进因子，抑制骨胶原合成。大多数骨吸收促进因子是以成骨细胞为靶细胞，而 TNF 可以直接作用于破骨细胞。TNF 可以促进破骨细胞前体向破骨细胞的分化，但促进成熟破骨细胞的骨吸收作用必须通过成骨细胞介导。TNF 通过直接作用或增加 IL-6 的表达促进破骨细胞吸收。TNF 也存在 1、2 两种受体，均可发挥生物学作用。骨保护因子（osteoprotegerin，OPG）是由成骨细胞产生的可溶性蛋白，是 TNF 的受体家族，可以阻断破骨细胞生成。

3. 转化生长因子 β_1（TGF-β_1） 在众多的细胞激肽中，TGF-β_1 是涉及骨沉积及骨吸收偶联过程的关键细胞因子之一，成纤维细胞和成骨细胞均可产生。TGF-β_1 是重要的结缔组织改建的调节剂，涉及牙周组织的迅速改建，通过促进基质蛋白（胶原和纤维黏接素）的形成、蛋白酶抑制剂的生成及减少金属蛋白酶的合成，达到促进组织基质生成的目的。TGF-β_1 由成骨细胞产生并储存于骨基质，在骨吸收时被释放。高浓度时成骨细胞直接受到 TGF-β_1 的调节，产生旁分泌作用，增加前成骨细胞的分裂，促进成骨细胞的分化与增殖，抑制破骨细胞前体的形成，同时通过自分泌作用、降低成骨细胞 RANKL 的表达，抑制破骨细胞、降低骨基质的降解。

4. 胰岛素样生长因子 胰岛素样生长因子（IGF）是胰岛素的衍生物，为Ⅰ、Ⅱ两型的多肽分子，由成纤维细胞和成骨细胞等产生。沉积在骨基质中与 IGF 结合蛋白偶联。在骨吸收过程中，IGF 从骨基质中释放并与 IGF 结合蛋白分离，产生迟缓的旁分泌作用，与 TGF-β 一起，促进成骨细胞增殖，增加胶原合成、碱性磷酸酶、骨钙素及整合素的表达，促进成骨细胞活性和新骨形成。

IGF 与破骨细胞的关系，目前认为是间接作用。IGF 通过成骨细胞介导，促进单核的破骨细胞前体分化，并促进成熟破骨细胞的骨吸收功能。由于 IGF 的这种双重作用，一般认为它参与骨组织改建的调节。

5. 成纤维细胞生长因子 成纤维细胞生长因子（fibroblast growth factor，FGF）家族目前已发现了 9 名成员，为具有多种生物学功能的多肽，成骨细胞和肥大软骨细胞层表达 FGF 的受体，骨基质中存在 FGF-1 和 FGF-2。FGF 对成骨细胞的作用较为复杂，FGF 处理体外培养的成骨细胞 24 h 后，可以促进其胶原合成，但持续长时间的 FGF 处理可以抑制成骨细胞Ⅰ型胶原的合成能力。FGF 促进破骨细胞的分化与 PGE 有关，FGF 可增加鼠顶骨培养基中钙离子的释放，目前认为 FGF 是一个骨吸收的局部调节因子。

6. 集落刺激因子 集落刺激因子（CSF）控制造血功能，因而增加破骨细胞前体。单核细胞集落刺激因子（CSF-1）调节单核细胞的增殖，促进破骨细胞前体的分化。CSF-1 由成骨细胞产生，附着在细胞膜或分泌于骨基质中。

第四节 机械力在牙周组织骨改建的作用

Roles of Mechanical Force in the Remodeling of Periodontal Tissues

一、机械力对牙周组织生物学行为的影响

正畸治疗的一个最基本现象就是牙齿受力后牙周组织发生改建，牙齿移动。在这一生物变化过程中，机械力对组织细胞的作用类似激素和其他生物活性物质。压力侧牙槽骨吸收，牵张侧牙槽骨沉积。Davcdovitch 用免疫组化法检测到倾斜移动的猫尖牙的牙周组织中存在 IL-1，首次证明了细胞因子参与正畸治疗中牙周组织的改建。临床病例观察也发现正畸治疗患者龈沟液内 PGE、IL-1β、IL-6、TNF-α、TGF-β 和 EGF 的含量均升高。机械力可以使牙周组织中胶原的代谢率发生改变，诱导牙周膜中成骨细胞的前体向成骨细胞分化。受正畸力作用，大鼠齿槽骨的内源性 PGE_1 含量升高。Saito 等用免疫组化的方法证实机械力作用后，内源性 PGE 主要存在于鼠牙槽骨及牙周膜中。用吲哚美辛阻断前列腺素的产生，则破骨细胞的数目相应减少，说明机械力诱导破骨细胞生成的作用是通过局部组织产生前列腺素来实现的。IL-1 和 PDGF 等骨吸收促进因子的作用也是通过前列腺素的介导来实现。离体培养的成骨细胞受到机械牵引，PGE_2 的分泌量上升，同时 cAMP 水平上升，DNA 合成率发生变化，碱性磷酸酶含量增加。人牙周膜细胞在机械力作用下，PGE_2、cAMP 和 IL-6 水平也升高。

大量实验结果说明，机械力可以导致牙周组织中生物活性物质的产生，并通过这些生物活性物质来调节和控制牙周组织的改建，从而完成牙齿的移动。

但是作为细胞是如何区分压力与牵引力的呢？1986 年 Sandy 等提出了细胞因子生物学假说，认为引起骨组织受力后是沉积还是吸收取决于以下两点：①组织局部被机械力激活的细胞所产生的细胞因子种类。②细胞因子的作用取决于靶细胞的功能状态，而机械力作用转换成局部因子物质的活性差异，还得从生物力学的角度分析和解释。

骨生物学中一个最基本的现象就是负重可以增加长骨的骨密度。如果失重状态存在一定时间，宇航员的骨密度会降低。牙齿缺失患者也会因为缺少局部的功能刺激而导致牙槽骨的萎缩。但是正畸临床中牙槽骨组织对力的反应正好相反，压力侧牙槽骨吸收，张力侧牙槽骨沉积。如何来解释这一现象？

目前被广泛接受的是机械阈值理论（mechanostat theory）。力作用于牙齿，通过牙周膜传导到牙槽骨，力在牙槽骨中分布产生应变。骨组织处于一种动态平衡中。如果应变量很小，骨代谢处于负平衡状态，以吸收为主，会导致骨量丢失。随着应变值增加，骨代谢进入正平衡状态，骨沉积增加。如应变继续增大超过一定界限，则骨代谢又表现为负平衡，这时骨组织中出现微小损伤，而修复的速度不能赶上损伤的速度，则骨量减少（图 6-12）。

骨的机械应力是以微应变（microstrain，με）为单位来计算的。1 个 microstrain 相当于 1 m 长的骨组织发生 1 μm 形变。骨受到的应力过低，骨吸收会超过骨沉积而导致骨量的丢失。当应力水平达到生理范围（200～2500 με）时就会形成骨吸收与骨沉积的平衡。更高的应力水

平从2500～4000 με，骨沉积会超过骨吸收。应力超过4000 με会发生病理性超负荷，表现为沿着骨膜表面迅速出现编织骨沉积。超负荷状态是一个修复过程所必需的。

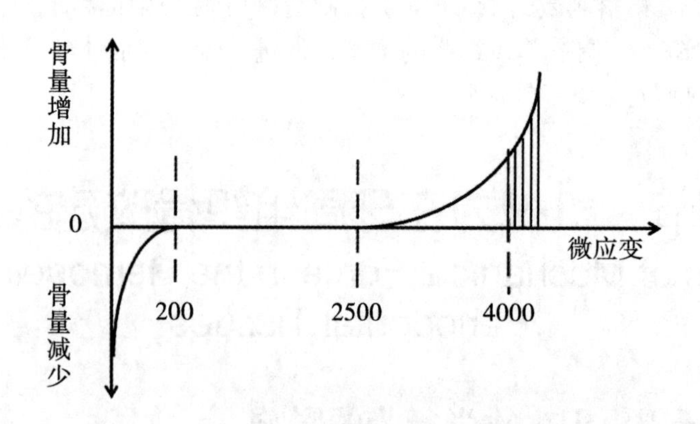

图6-12 应变量与骨吸收-骨沉积变化关系曲线

Frost提出对于层板状骨，可以引起骨沉积的最低有效应变量（minimum effective strain, MES）为2500 με。如果应变低于200 με，骨吸收就会出现。而对于松质骨，引起骨沉积的应变量应更大一些。根据这一理论，正畸过程中压力侧牙槽骨吸收是由于负荷不足，或者是由于负荷过大所致。这就引出一个问题，对于牙周支持组织的生物学反应而言，牙周膜中正畸力的应力和应变是如何分布的。通过有限元分析，Frost发现，沿牙齿移动方向，压力侧牙槽骨发生的形变低于最低有效应变量（MES），而张力侧牙槽骨发生的形变高于最低有效应变量，因此表现为压力侧骨吸收，张力侧骨沉积（图6-13）。

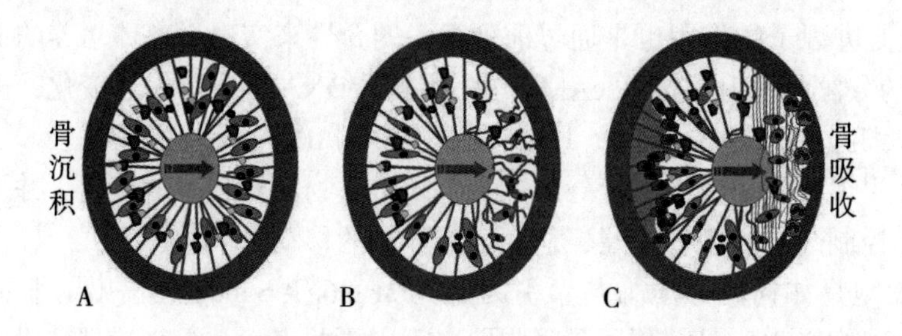

图6-13 牙齿受力移动形成的应力分布和骨改建示意图。应力方向，从左向右左侧：牵张侧，骨形成；右侧：受压侧，骨吸收。**A.** 受力初始；**B.** 受力后牙齿即刻移位，牙周纤维牵张和受压；**C.** 牵张侧骨形成，受压侧骨吸收，完成骨改建

根据这一理论，引起牙槽骨改建的关键不是力值的大小，而是力在组织中的分布。因此，牙根的形状、面积、牙槽骨的致密度以及牙齿移动的方式都会影响牙齿移动的速度。

二、正畸牙齿移动的生物学基础

在正畸临床中常常要做的是对牙齿施以一定强度的足够长时间的力，牙齿发生移动，包绕牙根的牙槽骨和牙周膜会发生改建和重组，从而使牙齿得以“平移”到新的位置上。1904年Sandstedt通过狗牙齿移动实验研究，阐明了牙齿移动机制在于破骨细胞和成骨细胞是牙周组织改建的功能细胞，受压侧破骨细胞活动而骨吸收，牵张侧成骨细胞活跃而骨形成。这一理论到今天已经超过100年。

正畸牙齿移动影响牙齿及其支持结构（牙周膜和牙槽骨），正是各组织的特点决定了正畸牙齿移动的生物学基础。

牙周膜的健康完整性在正畸牙齿移动过程中起着十分重要的作用。牙周膜是一层厚度约0.25 mm富含血管和细胞成分的纤维结缔组织。成束状的胶原纤维有规律地分布在牙周膜内，将牙齿悬吊在牙槽窝中。这一结构使生理状态下牙周膜可以有效地缓冲和吸收外力，避免创伤。在正畸加力过程中牙周膜形成相应的应力区——受压侧和牵张侧，从而启动牙槽骨的改建过程。如果没有牙周膜，牙根与牙槽骨直接接触，发生骨性粘连，则牙齿不能正常萌出和不能发生正畸牙齿移动（图6-14）。同时，牙周膜的重组能力能保证内环境的稳定，也是正畸牙齿移动的基础。

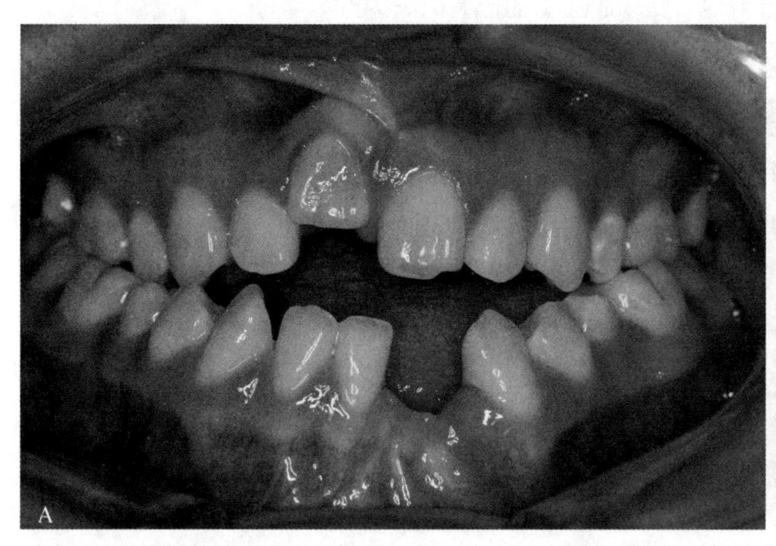

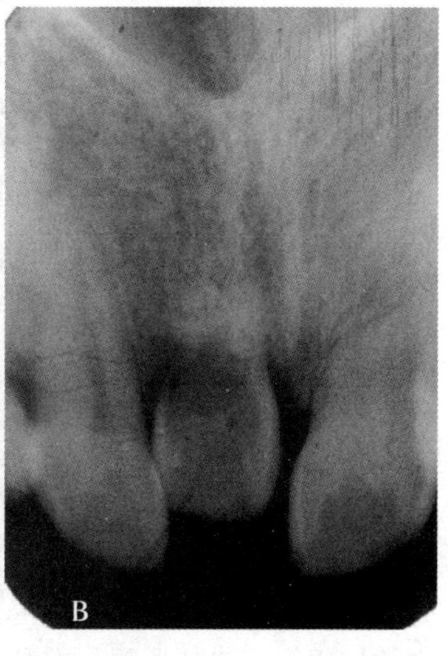

图6-14　根骨粘连的牙齿不能正常萌出和移动。**A.** 正面牙𬌗像（右上中切牙低于𬌗平面）；**B.** 根尖片（右上中切牙根周膜影像消失）

牙槽骨是高度可塑性组织，也是全身骨骼中变化最活跃的部分。在牙齿萌出和移动的过程中受压侧的牙槽骨骨质发生吸收，而牵张侧的牙槽骨骨质新生。两者不断调整，进行质和量的变化，以达到新的平衡。在正畸临床上即利用牙槽骨的可塑性进行牙齿错𬌗畸形的矫治。牙齿移动过程中牙槽骨的变化主要是破骨与成骨的平衡的生理过程。如果牙槽骨无可塑性，则根本谈不上正畸治疗。

牙根表面的牙骨质是一层特殊的矿化组织，与骨组织有许多相似之处。正畸治疗启动牙槽骨改建的同时也造成根吸收，发生率甚至可达到90%。根吸收常发生于受压侧，在牵张侧根吸收几乎没有，根吸收反应的时间也与骨吸收同步。牙骨质的抗压性也使正畸牙齿移动过程中牙骨质吸收程度相比骨吸收轻微得多，虽然目前机制尚不明确，但提供了正畸治疗的生物学基础。

三、机械力引起细胞骨架的改变

机械传导是一个复杂的动态过程，将生物力学刺激转化为细胞内生物化学信号，引起组织反应。在牙周组织的局部微环境中，由于施加正畸负荷而产生的压应力、拉应力或剪应力在局部微环境中引起细胞外基质和细胞骨架的动态变化，介导牙周膜和牙槽骨中成骨细胞、破骨细胞和其他细胞的增殖、分化、运动和形态，以及细胞因子和生长因子的产生，共同决定了骨吸收与形成之间的平衡，最终介导骨的吸收和形成、牙齿移动。

细胞骨架通过跨越细胞膜的整合素与细胞外基质发生关系，任何由于机械力或生物学因素所导致的细胞变形、细胞膜牵拉、细胞外基质的改变都可以通过细胞骨架传导到细胞内，使蛋白质大分子的亚单位结构发生改变，从而使细胞的生物学活性发生变化。例如，转化生长因子β（TGF-β）可使成骨细胞的形态改变，从而抑制成骨细胞碱性磷酸酶活性的表达，提示我们TGF-β是通过影响细胞外基质与细胞骨架的相互作用来表现其生物学功能的。对附着于弹性底面的牙龈纤维细胞施以机械牵拉力。当细胞的拉伸长度达到胞体的2.8%时，细胞内钙离子的浓度发生波动。这种钙离子浓度变化的持续时间可达1000 s，而拉伸长度相当于胞体的1%时，则没有细胞内钙离子浓度的变化。细胞松弛素D（cytochalasin D）作为肌动蛋白聚集的抑制剂，可以通过阻断肌动蛋白的聚合，进而阻止机械变形所引起的细胞内钙离子浓度的变化。由此可见，机械形变引起的细胞生物学反应是通过细胞骨架来传导的。

第五节　口腔骨改建的临床应用及生物学基础
Clinical Application and Biological Foundation of Bone Remodeling in Oral Medicine

一、牵张成骨术

牵张成骨术（distraction osteogenesis）是指通过逐渐施加牵张力使被断开的骨段逐渐分离，从而促进断端之间新骨生成的一个生物过程。在这一过程中开始是骨段被牵引分离。随着骨痂形成，新生骨痂也被拉伸，并且这种牵张力还可以分布到连接骨断端的其他组织，从而促进新骨沿着施力的方向形成。很重要的一点是所施加的机械力不仅作用于骨组织，同时也影响到周围的软组织，包括牙龈、血管、韧带、软骨、肌肉和神经，使软组织也发生适应性再生。这种软组织的适应性改建保证了骨骼大范围变化后不发生复发。

在骨骼自然发育的生长过程中机械牵张是一个关键的信号，牵张成骨术就是利用了这个原理。现代牵张成骨术的奠基人Ilizarov根据大量临床实践，总结出两个生物学规律，被称为Ilizarov效应：①牵张力影响组织的新生和生长。②血供和负荷影响骨与关节的形状。根据这两条规律，缓慢地施加牵张力可以刺激并维持活体组织的生长或再生，而新形成的骨组织也会迅速地改建以形成骨的生理结构。如果血供不充分，会导致骨组织的萎缩或退行性变。反之，如果血供充分，随着机械负荷的增加，骨组织会发生代偿性肥大。

从临床角度，牵张成骨术包括以下五个阶段的生物学反应：

1. 骨切开阶段的生物学反应　骨切开术（osteotomy）或皮质骨切开术（costicotomy），根据治疗设计将骨离断，但保留骨膜及软组织附着和骨段的血供。术中骨组织被分割为两段，皮质骨的连续性被破坏，激活了骨折愈合过程。这包括成骨细胞的聚集，骨的断端形成血痂，血痂逐渐被机械强度更好的层板状骨替代。

2. 间歇期的生物学反应　间歇期为骨被离断到开始加力前的这段时间，借助牵张器将断开的骨段原位固定5～7天。首先，血管断裂，形成血肿，聚集血凝块。在骨断端出现细胞坏死，新生的毛细血管开始向血肿中侵入以恢复血供，大量细胞增殖，类似于炎症反应。这一时期持续1～3天，血凝块逐渐被炎症细胞、成纤维细胞、胶原和毛细血管替代。随后进入软痂期。手术后5天在骨折线周围形成毛细血管网。一些成骨细胞前体聚集在新生的毛细血管周围。成纤维细胞形成纤维样组织，替换炎症组织，软骨逐渐形成。由于骨痂的形成速度快于毛细血管壁的增生，软骨组织耗氧量低，在血供尚不充分的情况下，软骨组织可以暂时起到支撑断端的桥梁作用。

3. 牵张期的生物学反应　牵张期为牵张成骨术的关键时期，利用牵张器施力，骨断端被逐渐分离，断端之间新骨形成。牵张期由于持续的牵张力作用，正常骨折愈合过程被打破，持续性的牵张力影响到细胞水平和亚细胞水平，表现为生长刺激作用（growth-stimulating effect）和塑形作用（shape-forming effect）。生长刺激作用包括刺激结缔组织中生物活性物质的释放，增加成纤维细胞的增殖和生物合成；塑形作用改变成纤维细胞的形态，使其细胞体肥大，发生极化，形成胶原，并沿着施力的方向排列，纺锤状的成纤维细胞也以相同方向排列在胶原之间。在牵张期的第 3～7 天，新生的毛细血管迅速向纤维性骨痂中心生长，其生长速度快于断端被牵张分离的速度，比一般骨折愈合过程中毛细血管的生长速度快 10 倍。在毛细血管的末端迅速有纤维组织填入以提供低分化的细胞。这些细胞分化为成纤维细胞、成软骨细胞和成骨细胞。

在牵张的第 2 周，编织骨形成，位于胶原周围的成纤维细胞分泌类骨质。在第 2 周末，类骨质开始矿化。牵张期骨断端的中心矿化度低，是牵张应力最大的区域，胶原纤维、成纤维细胞及未分化的间充质细胞沿牵引力方向排列于基质中。在这一区域的两端为成纤维细胞增殖直达中心。纤维组织和软骨组织交织存在，说明在骨形成过程中既有膜性成骨，也存在软骨成骨。再向外周，可见到初期骨小梁的排列，并覆盖一层成骨细胞。这一区域为生长区，在整个牵张过程中不断形成新骨。

4. 固定期的生物学反应　固定期不再施加牵张力，利用牵张器将断端固定，以利于新骨改建，形成生理性骨小梁和皮质骨。这一期间在牵张期新生的组织完全钙化。虽然牵张成骨主要为膜性化骨，但仍可以见到一些独立的软骨岛，说明有软骨成骨。

5. 改建期　改建期开始对新骨施以功能性负荷直至完成骨组织结构的改建，皮质骨和骨髓腔恢复，哈佛系统形成。新形成的骨完全改建为正常骨的结构大约需一年的时间。

二、口腔种植学

在种植技术的发展过程中，种植体埋于牙槽骨中的形态曾有很多种类。如根形种植体和叶状种植体等，根据不同的用途选用不同的种植体。认为种植体植入牙槽骨后，与牙槽骨组织的结合表现为三种形式——骨结合（osteointegration）、骨保存和骨膜结合。但是，随着临床实践，学者们的观点逐渐趋于统一，只有根形种植体形成的骨结合形式才能保证种植的成功。

骨结合指种植体愈合后，在承载负荷的种植体表面与活性骨组织发生直接的有结构和有功能的结合，是唯一可以用于根形种植体的愈合方式。如果根形种植体的界面直接骨沉积不充分，纤维组织进行性增加，就会导致种植失败。所谓骨结合并非 100%地在界面有骨组织沉积。电镜观察，在种植体表面与骨组织之间存在一些有机成分，为骨髓或纤维胶原组织。由于这种愈合方式应力缓冲能力有限，在承受较大功能性负荷时，由于骨组织的黏弹性较差，容易造成界面的断裂，因此种植体的材料宜选择弹性相对比较大的，而不宜采用生物陶瓷。同时，对骨结合愈合的种植体而言，由于没有牙周膜，其特征就是没有动度，因此，从理论上不能将骨融合的种植体与自然的基牙一起做冠桥修复，否则易产生杠杆作用而导致种植体失败或冠桥失败。

现比较一个骨性固连（ankylosis）的牙齿 A 和一个正常的牙齿 B 在受力后的反应。作为一个正常有牙周膜的牙齿，牙齿 B 受到咬合作用后，牙齿会发生下沉，牙周膜中的液体会被排出，因此牙齿 B 所受到的实际力值相对较低，并且在一个相对较长的时间内被分散，如图 6-15 所示。而固连的牙齿 A 由于无牙周膜缓冲，牙齿受力的峰值较高，外力去除后牙齿受力又迅速消失。

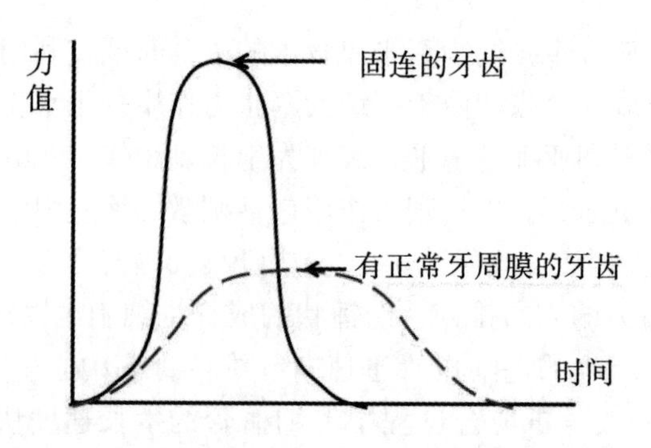

图 6-15　固连牙齿与正常牙齿受力后的反应

三、引导组织再生生物膜技术的发展

牙周炎是导致牙周组织退缩、牙齿松动及脱落的疾病。临床系统治疗在于去除牙菌斑和局部炎症控制，如刮治和根面平整等，能防止疾病进展，但不能恢复牙槽骨缺损和牙周组织的附着。1976 年，Melcher 在牙周病病损的手术治疗中提出了引导组织再生的概念（guided tissue regeneration，GTR），首先采用不可吸收的微孔滤膜获得牙周组织的新附着和骨再生。

骨组织缺损的修复通常是从缺损的边缘开始的。骨细胞在骨的表面形成网状骨，逐渐向缺损的中央扩展和修复，而修复速度取决于再生血管化和成骨形成的速度以及骨缺损区域的大小。由于纤维结缔组织和上皮组织的生长速度往往快于骨组织的生长速度，如果骨缺损的空间主要由纤维结缔组织占据，则影响缺损的骨修复。因此，在骨修复的过程中用生物膜覆盖新鲜骨缺损创面，形成一道屏障，阻止成纤维细胞和上皮细胞长入，同时固定血凝块使其稳定不脱落，维持骨生成空间，允许骨生成细胞缓慢生长完成骨缺损修复。这就是 GTR 的生物学基础。

但临床实践中 GTR 治疗的结果可能只适用于狭窄骨内缺损和下颌骨Ⅱ型分叉缺损，效果比较肯定。而且 GTR 有两种类型的屏障膜——不可吸收膜和可吸收膜，最初用于 GTR 的不可吸收膜，必须进行第二次手术以将其从缺损区域移除，这会增加感染的风险和手术负担。因而，引导牙周组织再生技术得以扩大适用范围，取得更好的疗效，得益于之后生物材料、组织工程技术的发展，比如无机生物材料由于其相似的组成和力学性能而成为骨和牙骨质再生的组分，聚合物生物材料则用于 PDL 再生；无机材料和高分子材料的结合被用于制造仿生骨和牙骨质再生材料。近年来，为了提供一种模拟细胞外基质的微环境，仿生纳米结构和多层膜已经被用于牙周组织再生。一些研究试图用适当的结构再生牙周组织，如定向的 PDL 纤维。为了重建牙周组织的层次结构，需要设计完善的再生系统，人们仍在努力，希望能做到既能引导细胞迁移、增殖、分化和组织形成遵循时间顺序的自然过程，又能同时诱导牙槽骨、牙周膜和牙骨质形成。

四、牙周骨增量手术

研究发现皮质骨切开术引起创伤直接影响局部组织的愈合过程。这种创伤加速骨质的改建过程，并将此现象称为“局部加速现象”（regional acceleratory phenomenon，RAP）。这种“局部加速现象”一般在皮质骨切开术后数天内出现，1～2 个月达到高峰，持续 3～4 个月，因而提出了牙周加速成骨正畸治疗（periodontally accelerated osteogenic orthodontics，PAOO）的概念，即通过皮质骨切开术、引导牙周组织再生术与牙槽骨植骨相结合以加速成骨和正畸治疗。

牙周植骨材料的发展，PAOO 不再局限于加速正畸牙齿移动，而更多地在增加牙槽骨高度、厚度、稳定性，以及在牙周骨缺损、修复种植和局部骨缺陷条件下牙齿移动方面获得更多关注，提出牙周骨增量手术的概念。理想的牙周植骨材料应具有修复现有骨缺损、诱导新骨形成的作用，并有良好的生物相容性，要考虑材料的骨整合、骨传导、骨诱导及成骨能力。自体骨取自患者本身，可来自口腔内的拔牙创或无牙区牙槽嵴等处。自体骨植入骨缺损处可以获得新的结缔组织附着，融合速度快，是骨移植的“金标准”，但因为自体取骨增加了手术创伤，获得量有限，有一定的坏死率而限制了它的应用。异种骨是指来自不同的物种，一般是对动物骨经过特殊处理后，只剩下骨的无机成分支架结构。Bio-oss 骨粉是较常见的牙周骨移植材料。它是将有机成分从牛的松质骨中彻底去除，而骨小梁结构和内部空隙被保存留下来，含羟基少，而碳酸盐多，有助于与患者的自体骨迅速整合。骨整合后，由于其保留了与人体骨相同的无机成分，从而具有与骨组织相似的机械强度和硬度。

（李小彤　张　丁）

中英文专业词汇索引

主要参考文献

[1] 边专，王松灵．口腔生物学．4 版．北京：人民卫生出版社，2012.

[2] 邱蔚六．口腔颌面外科学．北京：人民卫生出版社，2003.

[3]（英）Edgar M，Dawes C，O'Mullance D，等著．唾液和口腔健康．4 版．俞光岩译．北京：北京大学医学出版社，2017.

[4] 俞光岩，马大权．唾液腺病学．2 版．北京：人民卫生出版社，2014.

[5] 张筱林．口腔生物学．2 版．北京：北京大学医学出版社，2013.

[6] Gronthos S，Mankani M，Brahim J，et al. Postnatal human dental pulp stem cells（DPSCs）in vitro and in vivo. PNAS，2000，97（25）：13625-13630.

[7] Henneman S，Von den Hoff JW，Maltha JC. Mechanobiology of tooth movement. Eur J Orthod，2008，30（3）：299-306.

[8] Katagiri T，Takahashi N. Regulatory mechanisms of osteoblast and osteoclast differentiation. Oral Diseases，2002：8，147-159.

[9] Gnecchi M. Mesenchymal stem cells methods and protocols. 2nd Ed. New York：Human Press，2016.

[10] Miura M，Gronthos S，Zhao M，et al. SHED：stem cells from human exfoliated deciduous teeth. PNAS，2003，100（10）：5807-5812.

[11] Garant PR. Oral cells and tissues. New York：Quintessence Publishing Co，Inc，2003.

[12] Seo BM，Miura M，Gronthos S，et al. Investigation of multipotent postnatal stem cells from human periodontal ligament. Lancet，2004，364（9429）：149-155.

[13] Singh SR. Somatic stem cells methods and protocols. New York：Human Press，2012.

[14] Takahashi N，Udagawa N，Takami M，et al. Principles of bone biology. 2nd edition. California：Academic Press，2002.

[15] Yamashita T，Takahashi N，Udagawa N. New roles of osteoblasts involved in osteoclast differentiation. World J Orthop，2012，3（11）：175-181.